MRI 阴性癫痫

评估与外科治疗

MRI–Negative Epilepsy

EVALUATION AND SURGICAL MANAGEMENT

主编　Elson L. So　Philippe Ryvlin

主译　赵国光

译者（按姓氏汉语拼音排序）
安　阳　樊晓彤　郭　倩　李超超　卢　洁
林庆堂　刘思祎　朴月善　单永治　王逸鹤
魏宇魁　徐建堃　赵国光

主校　魏鹏虎

U0332787

人民卫生出版社

图书在版编目（CIP）数据

MRI 阴性癫痫：评估与外科治疗 / 埃尔森·L·苏（Elson L. So）主编；赵国光译 . —北京：人民卫生出版社，2017

ISBN 978-7-117-24715-3

Ⅰ. ① M… Ⅱ. ①埃… ②赵… Ⅲ. ①癫痫 – 脑外科手术 Ⅳ. ①R742.1 ②R651.1

中国版本图书馆 CIP 数据核字（2017）第 145183 号

人卫智网	www.ipmph.com	医学教育、学术、考试、健康， 购书智慧智能综合服务平台
人卫官网	www.pmph.com	人卫官方资讯发布平台

版权所有，侵权必究！

图字：01-2016-9324

MRI 阴性癫痫评估与外科治疗

主　　译：赵国光
出版发行：人民卫生出版社（中继线 010-59780011）
地　　址：北京市朝阳区潘家园南里 19 号
邮　　编：100021
E – mail：pmph@pmph.com
购书热线：010-59787592　010-59787584　010-65264830
印　　刷：北京顶佳世纪印刷有限公司
经　　销：新华书店
开　　本：787×1092　1/16　　印张：15
字　　数：365 千字
版　　次：2017 年 8 月第 1 版　2017 年 8 月第 1 版第 1 次印刷
标准书号：ISBN 978-7-117-24715-3/R·24716
定　　价：136.00 元
打击盗版举报电话：010-59787491　E-mail：WQ@pmph.com
（凡属印装质量问题请与本社市场营销中心联系退换）

序

癫痫作为神经科的常见病,是人类自古以来始终与之抗争、试图攻克的疾患。

在过去相当长的一段时间内,癫痫的药物治疗在临床扮演了最为重要的角色。而随着近年来基础研究和临床技术的进步,特别是神经影像学的飞速发展,显著促进了包括癫痫外科在内的整体癫痫治疗的长足发展。

当前,神经影像尤其是常规序列的磁共振成像(MRI)技术,已经广泛地应用于国内的大多数医院,特殊序列的 MRI 检查已经成为癫痫术前评估的必要手段,为揭示病灶与致痫灶的定侧和定位起到了关键性的作用,同时也大大提高了癫痫手术的效果。而临床上更具挑战性的工作,是如何诊治 MRI 不能发现病灶的或称为 MRI 阴性的难治性癫痫。这一挑战已经成为国际上高水平癫痫中心的研究热点。由国际知名的癫痫学专家 Elson L. So 和 Philippe Ryvlin 教授主编的 *MRI-Negative Epilepsy:Evaluation and Surgical Management*,详细地介绍了癫痫外科相关领域的最新理念和前沿技术,选题精到,结构合理,论述严谨,行文流畅,不失为一本值得精读的专业著述。

中国的癫痫治疗水平在国内同仁的努力之下,正全力赶超世界先进水平。宣武医院作为我国神经学科临床与研究的重要单位,在癫痫诊疗方面积极探索,勇于创新,取得了可喜的成绩。神经外科赵国光教授所率领的癫痫诊疗团队紧跟癫痫外科发展的热点与难点,组织相关专家精心翻译了此书,为国内同道提供了最新的学习资料。同时,作为宣武医院的院长,他也为即将投入使用的中国国际神经科学研究所(China INI)送上了一份开业贺礼。

我愿将本书推荐给国内抗癫痫领域的同行,希望能进一步促进我国癫痫外科的发展;也特别推荐给志在癫痫外科的青年医师们,医学技术和理念的发展日新月异,也希望此书能帮助他们夯实基础、开阔眼界、启发思路。

李世绰

中国抗癫痫协会名誉会长

译者序

据统计药物难治性癫痫术前评估中，有近 20%~40% 的患者 MRI 检查未能发现可见的病灶，而这类 MRI 阴性癫痫病例的数量还在不断增加。如何提高 MRI 阴性癫痫的诊断和手术效果？这一实际问题摆在了癫痫治疗团队的面前，我们亟须系统性的知识梳理和方法学上的优化。目前国内尚无相关专著，我们翻阅了 Elson L. So 和 Philippe Ryvlin 教授主编的 *MRI-Negative Epilepsy: Evaluation and Surgical Management* 一书，读后感觉收获颇丰，遂萌生了翻译此书的想法，希望将它介绍给国内从事癫痫专业的同道。

《MRI 阴性癫痫：评估与外科治疗》一书，分 21 个章节全面介绍了 MRI 阴性癫痫的诊断方法和手术技术。书写主线紧紧围绕癫痫外科手术结果而展开，并通过数据、图表和病例分析进行深入浅出的分析。第 1 章介绍了 MRI 阴性癫痫的定义、患病率、影响手术的因素、有创评估方法以及结果。第 2 章重点描述了癫痫症候学。接下来的章节从脑结构和功能、电生理评估以及影像学检查分别论述。第 3 章重点讨论了如何优化 MRI 检查序列以更好的识别脑内病灶，并介绍了 7.0TMRI、DTI 和定量技术。第 4 章有关 PET 定位致痫灶的价值以及各种分子探针的应用。第 5 章讨论了 SPECT 与 MRI 图像融合技术。第 6、7、8 章分别介绍了一些临床上尚未广泛应用的技术如 MEG、电源成像、EEG-MRI 融合。第 9 章总结了上述技术的图像融合。接下来，书中全面对比了不同方法的颅内脑电图优缺点和适应证，硬膜下电极脑电图（第 10 章），立体定向脑电图（第 11 章）。第 12 章讨论了脑电慢波以及高频快波的临床意义。第 13 章利用 ECoG 定位脑皮层功能区。第 14、15、16 章节按照 MRI 阴性癫痫手术部位分别论述了颞叶 – 颞叶癫痫叠加，额叶以及后头部皮层癫痫手术。以病例分析形式重点论述 MRI 阴性癫痫的诊治过程。第 17 章讨论了儿童癫痫，第 18 章有关手术入路和方法，第 19 章讨论了 MRI 阴性癫痫组织病理学改变，包括脑皮层发育不良各个亚型和海马硬化。第 20 章神经心理学评估与手术预后。最后一章作者总结了前 20 章的重要论述，为读者全面认识 MRI 阴性癫痫起到了提纲挈领的作用。

本书的每一章节由在癫痫领域得到国际公认的专家撰写，不仅通过临床证据论述了 MRI 阴性与 MRI 阳性癫痫手术结果的对比，其独特的临床指导意义还表现为：1. 描述了癫痫症候学与致痫灶的关系，特别适合于准备从事癫痫诊治工作和研究的训练用书；2. 本书还包括后头部癫痫这一少见的病例的介绍，为丰富临床工作经验提供了帮助；3. 书中特别介绍了一些具备潜力的诊断技术，如 SEEG、MEG 和 PET-MRI，为今后 MRI 阴性癫痫的诊断与治疗提出了技术方向。

本书全面介绍了 MRI 阴性癫痫的诊治，内容翔实，易于阅读，特别适合成为专门从事癫痫诊治工作团队的工具书。

衷心感谢参与本书翻译的各位医生，他们在繁忙的临床和科研工作之余认真完成了翻译工作。由于译者水平有限，加之时间仓促，难免存在疏漏、错误与不足，恳请广大同行和读者不吝赐教。

赵国光
首都医科大学宣武医院
2017 年 3 月 20 日　春分

原著序

在药物难治性癫痫人群中，MRI 阴性患者被广泛地认为在定位致痫灶和制定手术策略上最具有挑战性。世界上很多癫痫中心的研究显示，MRI 阴性癫痫患者接受术前评估的数量越来越多，特别是随着神经影像学技术的快速发展，有关评估经验和手术预后的报告不断涌现，初步形成了对这一特殊患者群的诊治共识。20 世纪 70 年代，MRI 的问世标志着一种新的多功能影像技术的诞生，几十年来其技术还在不断发展之中，与此同时，其他研究人类大脑功能的技术与 MRI 发展并驾齐驱，为更好地定位致痫灶提供了有效的方法。电生理学和组织病理学的发展，也丰富了临床医生认识 MRI 阴性癫痫的经验。

MRI 阴性癫痫并不是单一的一种疾病，也不是一种特殊的癫痫发作类型，对于此类癫痫患者的术前评估和手术方法没有统一的规范。全球范围内的癫痫中心中，没有一家能够包罗目前所有可用的评估方法。由于各中心的评估策略的不同，目前缺乏统一的 MRI 阴性癫痫手术效果的评判标准。因此，为了制定标准的诊断和治疗方法，非常有必要来清晰地界定手术评估、预后以及心理影响的各种因素。

作者撰写此书的目的，就是希望从以下几个方面帮助临床医生和研究人员：

- 本书校对、收集了当前有关 MRI 阴性癫痫研究的最新进展。
- 按照诊断与治疗、研究方法以及不同的癫痫类型等内容分别进行清晰的论述。
- 每章节的撰写者都是当今在该领域研究颇有建树的专家。
- 分析每一项诊断技术和手术方法的优势与不足。
- 列举患者病历资料，特别是 MRI 影像，以阐述作者观点。

Elson L.So and Philippe Ryvlin
赵国光　译

编者名录

Gonzalo Alarcón MD, PhD
Department of Clinical Neuroscience, King's College London; Department of Clinical Neurophysiology, King's College Hospital, London, UK

Christoph Baumgartner MD
Karl Landsteiner Institute for Clinical Epilepsy Research & Cognitive Neurology, 2nd Neurological Department, General Hospital Hietzing with Neurological Center Rosenhügel, Vienna, Austria

Andrea Bernasconi MD
Neuroimaging of Epilepsy Laboratory, Department of Neurology and McConnell Brain Imaging Center, Montreal Neurological Institute, McGill University, Montreal, Quebec, Canada

Neda Bernasconi MD, PhD
Neuroimaging of Epilepsy Laboratory, Department of Neurology and McConnell Brain Imaging Center, Montreal Neurological Institute, McGill University, Montreal, Quebec, Canada

William Bingaman MD
Section of Epilepsy Surgery, Neurologic Institute, Cleveland Clinic, Cleveland, OH, USA

Ingmar Blümcke MD
Department of Neuropathology, University Hospital Erlangen, Erlangen, Germany

Benjamin H. Brinkmann PhD
Mayo Systems Electrophysiology Laboratory, Mayo Clinic, Rochester, MN, USA

Roland Coras MD
Department of Neuropathology, University Hospital Erlangen, Erlangen, Germany

Daniel L. Drane PhD
Departments of Neurology and Pediatrics, Emory University School of Medicine, Atlanta, GA, USA

Michael Duchowny MD
Department of Neurology and the Brain Institute, Miami Children's Hospital and the Department of Neurology, Florida International University College of Medicine, Miami, FL, USA

Rosana Esteller PhD, EE
NeuroPace Inc., Mountain View, CA, USA

Marc Guénot
Department of Functional Neurosurgery, Neurological Hospital, Lyon, France

Alexander Hammers MD, PhD
Neurodis Foundation, c/o CERMEP – Imagerie du Vivant, Lyon, France; PET Imaging Centre, Division of Imaging Sciences & Biomedical Engineering, King's College London, London, UK

Elisabeth Hartl, MD
Epilepsy Center, Department of Neurology, University of Munich, Munich, Germany

Akira Hashizume MD, PhD
Epilepsy Center, Department of Neurosurgery, Hiroshima University Hospital, Hiroshima, Japan

Koji Iida MD, PhD
Epilepsy Center, Department of Neurosurgery, Hiroshima University Hospital, Hiroshima, Japan

Prasanna Jayakar MD, PhD
Department of Neurology and the Brain Institute, Miami Children's Hospital and the Department of Neurology, Florida International University College of Medicine, Miami, FL, USA

Sang Kun Lee MD
Department of Neurology, Seoul National University Hospital, Seoul, Korea

David W. Loring PhD
Departments of Neurology and Pediatrics, Emory University School of Medicine, Atlanta, GA, USA

Kimford J. Meador, MD
Stanford Comprehensive Epilepsy Center, Department of Neurology & Neurological Sciences, Stanford University School of Medicine, Stanford, CA, USA

Christoph M. Michel PhD
Department of Fundamental Neurosciences, University of Geneva, Geneva, Switzerland

Friederike Möller MD
University Hospital of Pediatric Neurology, Christian Albrecht's University of Kiel, Kiel, Germany

Alexandra Montavont
Department of Functional Neurology & Epilepsy, Neurological Hospital, Lyon, France

Hye-Jin Moon
Department of Neurology, Keimyung University Hospital, Daegu, Korea

Soheyl Noachtar MD
Epilepsy Center, Department of Neurology, University of Munich, Munich, Germany

Terence J. O'Brien MD, FRACP
Department of Medicine, Royal Melbourne Hospital, University of Melbourne, Parkville, Victoria, Australia

Karine Ostrowsky-Coste MD
Department of Epilepsy, Sleep, and Pediatric Neurophysiology, Femme-Mère-Enfant Hospital, Lyon, France

Hiroshi Otsubo MD
Neurophysiology Laboratory, Division of Neurology, Hospital for Sick Children, Toronto, Ontario, Canada

Susanne Pirker MD
Karl Landsteiner Institute for Clinical Epilepsy Research & Cognitive Neurology, 2nd Neurological Department, General Hospital Hietzing with Neurological Center Rosenhügel, Vienna, Austria

Kurupath Radhakrishnan MD, DM
R. Madhavan Nayar Center for Comprehensive Epilepsy Care, Sree Chitra Tirunal Institute for Medical Sciences and Technology, Trivandrum, Kerala, India

Chaturbhuj Rathore MD, DM
R. Madhavan Nayar Center for Comprehensive Epilepsy Care, Sree Chitra Tirunal Institute for Medical Sciences and Technology, Trivandrum, Kerala, India

Philippe Ryvlin MD, PhD
Department of Clinical Neurosciences, CHUV, Lausanne, Switzerland

Margitta Seeck MD
EEG & Epilepsy Unit, Department of Clinical Neurosciences, University Hospital Geneva, Geneva, Switzerland

Christopher T. Skidmore MD
Jefferson Comprehensive Epilepsy Center, Department of Neurology, Thomas Jefferson University, Philadelphia, PA, USA

Elson L. So MD
Section of Electroencephalography, Department of Neurology, Mayo Clinic College of Medicine, Rochester, MN, USA

Michael R. Sperling MD
Jefferson Comprehensive Epilepsy Center, Department of Neurology, Thomas Jefferson University, Philadelphia, PA, USA

Vlastimil Sulc MD
Mayo Systems Electrophysiology Laboratory, Mayo Clinic, Rochester, MN, USA; International Clinical Research Center, St. Anne's University Hospital, Brno, Czech Republic

Stephan Ulmer MD
Medical Radiological Institute, Zürich, Switzerland; Institute of Neuroradiology, University Hospital Schleswig-Holstein Campus Kiel, Kiel, Germany

Sumeet Vadera MD
Department of Neurosurgery, University of California Irvine, CA, USA

Antonio Valentín MD, PhD
Department of Clinical Neuroscience, King's College London; Department of Clinical Neurophysiology, King's College Hospital, London, UK

Gregory A. Worrell MD, PhD
Mayo Systems Electrophysiology Laboratory, Divisions of Epilepsy & Clinical Neurophysiology, Department of Neurology, Mayo Clinic, Rochester, MN, USA

致我的父母

—Elson

致我心爱的妻子和孩子

—Philippe

目录

9

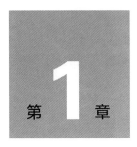

MRI 阴性的难治性局灶性癫痫的范畴及含义

第 1 章　赵国光　译

MRI 阴性癫痫的定义

当癫痫起源相关的病灶不可见时,往往称之为"无病灶性癫痫"。而在本书中,我们更愿意以"MRI 阴性的癫痫"来替代"无病灶性癫痫"。这种选择的理由在于:在药物难治性癫痫患者中,MRI 上出现病灶或结构异常但却并不直接引起癫痫的情况并不常见。这种非致痫性的病灶或异常改变的情况包括脑萎缩、非特异性白质信号改变、脑内某些区域大小形态的轻度不对称。此时,MRI 不能称之为正常。因此,我们一直避免使用"MRI 正常的癫痫"这一术语。

我们愿意使用"MRI 阴性的癫痫"这一概念的另一个原因在于:在所谓无病灶癫痫患者的术后组织病理学检查中,发现在将近 50% 的患者中存在病理性改变,特别是神经元异常迁移,比如微发育不良和局限性皮质发育不良[1]。相反的情况下,病理证实为皮层发育异常的癫痫患者中有 30% 在 MRI 上不能被发现[2]。因此,"无病灶性癫痫"这一概念在字面本身和技术层面都存在不准确性。"MRI 阴性的癫痫"这一术语可以更好地代表相关的情况,即术前 MRI 缺乏结构异常的提示而无法解释癫痫的病因,而此时应该考虑进行癫痫的手术评估。

文献中也有用"隐源性癫痫"指代 MRI 阴性癫痫[3]。但是,在隐源性癫痫和 MRI 阴性癫痫的患者人群中虽然存在部分重叠,癫痫人群中这两种情况并不总是共存的。隐源性癫痫这一术语的来源可溯及癫痫病因学的不同分类[4]。家族性局灶性癫痫是一个很好的例子,可以更好地反映癫痫病因学

和 MRI 结果之间的复杂关系。除非通过临床和实验室检查证实癫痫的家族性遗传,家族性颞叶或额叶癫痫可以被归为"隐源性癫痫"。患者家族中一些癫痫患者可以表现为 MRI 阴性,另一些则显示致痫病灶,如内侧颞叶结构萎缩[5],同时手术对一些 MRI 阳性和阴性的家族性癫痫都有一定效果。尽管如此,总体而言,在判断患者是否宜手术以及手术预后方面,MRI 检查的发现要比癫痫病因学更为重要。

MRI 阴性癫痫的含义

即便在常规 MRI 检查技术优化的情况下,各大不同癫痫中心中,MRI 阴性患者在符合癫痫手术适应证的人群中仍占 20%~40%。而且,美国的数据显示过去 20 年内各大癫痫中心的住院患者有下降趋势[6],一些大的癫痫中心口头报告增加了 MRI 阴性病患的比例,而减少了切除性手术的量。目前有一项旨在确认这些现象的研究正在进行之中。

通常癫痫外科更愿意选择 MRI 阳性的患者作为手术对象,而非 MRI 阴性的癫痫患者。在有经验的癫痫外科中心内,预评估的患者中不考虑手术的可高达 30%,其主要原因就是 MRI 没有发现病灶或缺乏定位证据[7]。一项单中心研究显示,经过主流 MRI 评估结果,按照颞叶和颞叶以外癫痫的手术分类,MRI 阴性患者中仅有 15% 决定手术,而这一比例在 MRI 阳性人群中为 73%[8]。

MRI 阴性的难治性癫痫患者中只有一小部分最终接受手术的原因主要是缺乏明确

的致痫灶定位。癫痫症状学对致痫灶的定位准确性大概为34%,发作间期头皮脑电图29%,发作期头皮脑电图28%,PET29%,以及 SISCOM15%。同时,对于 MRI 阴性的患者而言,上述检查定位致痫灶的一致性很低。这种整体上的癫痫定位结果的不一致性常常导致需要放置颅内电极以帮助定位发作的起源区域。一项关于癫痫患者手术评估的回顾性研究显示:所有 MRI 阴性的患者都进行了颅内电极的放置,而在 MRI 阳性组中,50%的患者接受了电极植入[9]。就电极的植入范围、广度和复杂程度而言,MRI 阴性的癫痫患者都要超过 MRI 阳性的患者,因为在后者,颅内病灶有助于限定颅内电极的放置范围。颅内电极植入的并发症与其植入范围相关。据文献报告,每增加 20 个硬膜下电极的放置,并发症风险增加40%[10]。然而,广泛的电极植入也许并不能确保术后癫痫控制率变得更高。文献报告电极的放置范围以及记录到的发作期脑电的类型这两者均不能预示MRI 阴性癫痫患者术后的癫痫治愈[11]。

决定癫痫预后的最有利因素在于颅内致痫病灶存在且位于手术可达到的安全区域。一直以来,大量文献已经就 MRI 阳性与阴性癫痫的手术预后进行对比。相关的各个荟萃分析显示:在 MRI 阳性或是有病理学阳性发现的病例中,术后癫痫治愈的机会是 MRI 阴性患者的 2.5 倍。选择有病灶的颞叶癫痫进行手术后取得良好控制的比例可达到 90%,相比而言,MRI 阴性的颞叶癫痫的治愈率仅为65%[12]。类似地,有病灶的额叶癫痫手术治愈率为 72%,而无病灶的手术治愈率为41%[13]。一项针对颞叶以及颞叶以外癫痫的预后研究显示,MRI 阴性癫痫的治愈率仅为 38%,而 MRI 阳性的治愈率为76%[8]。但是,许多研究也显示,在 MRI 阴性的癫痫患者中,现行的先进诊断方法的确提高了治愈率,部分病例中预后好的比例接近 MRI 阳性的癫痫患者[14]。因此,本书的主要目的之一就是严格筛选出可改善 MRI 阴性癫痫手

术预后的方法并对其进行评价。

较之 MRI 阳性的相关手术,MRI 阴性癫痫的手术在术后功能受损方面的风险也更高。MRI 显示的病灶诸如肿瘤或脑软化灶,通常认为没有固有的皮层功能。因此,其边缘为功能和非功能区域提供了虽不完美但却足够好的界限。而在 MRI 阴性癫痫中却没有这样的解剖标志。此外,较之 MRI 可见病灶的情况,MRI 阴性时致痫组织的皮层固有功能的保留程度更高。Helmstaedter 等观察到,在颞叶切除后,MRI 阴性的患者较之阳性患者出现更显著的记忆缺失[15]。

但 MRI 阴性的难治性癫痫患者仍然可能从手术中获益[16,17],尤其是在患者可接受非治愈性的部分预后改善的情况下。Alarcon 等发现,MRI 阴性癫痫术后发作频率控制在每年发作三次或以下的比例与 MRI 阳性的情况接近(74% vs. 73%)[9]。但尽管如此,在颞叶外癫痫的亚组中,MRI 阴性的患者较之阳性患者的治愈率要低得多(16.7% vs. 39.1%)。考虑到术后生活质量的改善与发作的完全控制最为相关,因此药物难治性癫痫手术应以癫痫治愈为既定目标[18]。

有诸多因素可导致 MRI 阴性的癫痫手术预后相对不佳。当可能为发作起源的病灶不被显示的时候,致痫灶可能会被疏漏或是错误地评价。在某些通过颅内脑电记录和术后较好的结局而确认为颞叶外癫痫的患者中,其 MRI 为阴性,而术前头皮 – 视频脑电图记录将癫痫的起始错误地定位于颞叶[19]。目前对 MRI 阴性癫痫的病理基础尚未充分理解,相关病理改变可能分布广泛或是呈多灶性。尽管 MRI 阴性癫痫手术切除的脑组织检出皮层发育不良的比例越来越多,仍有占比高达 50% 的患者,其组织病理基础呈现非特异性的改变,例如所谓的胶质增生。事实上,许多 MRI 阴性患者经手术治疗后,癫痫发作仍存在,而致痫病灶在组织病理上缺乏清晰的异常 – 正常边界,究其原因就在于切除范围不正确,未能完全涵盖癫痫起源的

组织病理学病灶,或是对所切除的致痫病灶边界勾勒不准确。在后一种情况中,癫痫起源的病理生理过程可能涉及各个受累脑区在分子水平或细胞水平上的异常,相比那些在 MRI 上可以明确看见病灶或是病灶可通过组织病理检查确认的癫痫患者,这种异常所构成的癫痫起源网络的分布可能更加广泛。印证这一理念的例子包括烟碱乙酰胆碱受体亚单位突变相关的局灶性癫痫(伴听觉表现的常染色体显性的局灶性癫痫),或是多灶性皮层发育不良 I 型。

因此,MRI 阴性的难治性癫痫术前评估的关键问题在于发展并验证用于定位致痫灶、确认切除性的手术入路相关的诊断方案。相应地,发展生物学标记物来甄别 MRI 阴性的患者中手术预后好的那部分,比如 MRI 不可见的局灶性发育不良。未来,临床信息、头皮脑电图、MEG、SPECT、PET 的单独或联合使用将可能在术前鉴别 MRI 不可见的 II 型局灶性皮质发育不良和 I 型多灶性 / 弥漫性皮层发育不良,前者预后好而后者差。同时也期望随着目前及日后诊断技术的进展,对于每一个 MRI 阴性癫痫病例的病理生理学基础能有全面综合的认识,与目前辨别发作起始区域的策略相比较,前者对于手术预后更为重要。

研究范围

当 MRI 显示可疑的局灶性异常,就其是否导致难治性癫痫存疑或有争议时,此类情况也包涵在我们关于 MRI 阴性癫痫的术语所指范围内[20,21](图 1.1)。究其原因,无论 MRI 是否能呈现微小或有争议的病灶,癫痫手术的评估都一样的复杂和严格。定位发作起始区域可用的相关检查方案适用于相关病例。

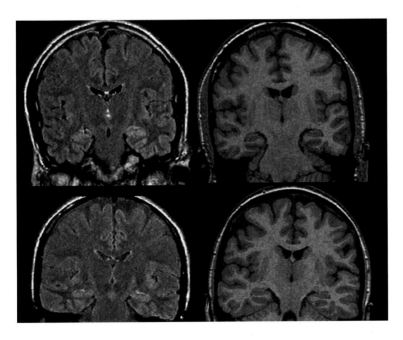

图 1.1　MRI 回顾而显示可疑性异常的例子。上方图框为 FLAIR(左)和 T1-SPGR(右)的影像,提示左侧海马信号可疑异常,而萎缩不明显。下方图框亦为 FLAIR(左)和 T1-SPGR(右)的影像,左侧海马可疑萎缩而信号无异常(见参考文献[20];经出版商 John Wiley and Sons 授权转录)

还有些情况下,尽管术前 MRI 判定为阴性,当切除组织的病理学检查提示病灶的存在时,则意味着有必要对于术前 MRI 再次评估[20]。当对于术前 MRI 再次评估时,可能辨别出可疑的病灶或是修正手术定位。

有文献报道,在 9 例术前 MRI 判定为阴性而术后组织检测显示病理学改变的患者中,有 8 例通过 MRI 的再次目测结合形态学分析,可以回顾性地辨识出可疑的病灶[8]。这些情况仍应该考虑为 MRI 阴性的癫痫,这是因为术前对 MRI 结果的认识是制定方案来辨别和切除发作起始区域、判断手术预后的基础。

研究提示在各个 MRI 阴性的癫痫患者中,可疑的局灶性改变可能与术后癫痫的有效控制相关[8,20],所以,术前和术后发现的 MRI 可疑改变都应该进一步开展科学研究。随着 MRI 影像技术的不断提高,在癫痫手术评估中,目前 MRI 上表现为阴性、可疑或是有争议的地方,可能最终能作为有潜在致痫性的解剖学病灶而被发现和识别。退一步来讲,在此之前,功能影像和电生理的进步也使得确认影像学上可疑性的改变是否为高度可能的发作起始区域成为可能,相关的异常改变可能作为下一步的发作定位研究和之后的手术切除的目标靶点。在 MRI 存在可疑改变的患者中,随着手术经验的积累,将可能更好地理解其组织病理学本质[3]。

MRI 阴性癫痫中有许多类型系全面性或(起源)不确定性发作,但本书重点在于难治性*局灶性癫痫*的手术评估和治疗。即便如此,当癫痫起始可能呈全面性或特发性时,在追踪癫痫起源区域并进行局灶性切除手术时所用到的很多方法和手段,也可以用于患者的评估。当评估程序能更加确定地除外局灶性的难治性癫痫,确认癫痫系全面性起源时,可以开始考虑非局灶性癫痫所适宜的药物或手术治疗。

本书侧重于难治性局灶性癫痫的论述,各位作者并未就癫痫灶的大小和范围进行假设性的限定。在 MRI 阴性癫痫中,癫痫灶的范围以及其与中央区的联系是复杂而精妙的手术评估的关键。我们也特意在本书中纳入了颞叶叠加癫痫和后头部癫痫的讨论部分,在这些情况下,临床和头皮脑电图提示顶叶、枕叶、颞叶的累及或是各脑叶的联合累及,而相应的颅内监测记录确认了癫痫起始区域位于单一脑叶还是多个脑叶。

参考文献

1. Siegel, A., et al., *Medically intractable localization-related epilepsy with normal MRI: Presurgical evaluation and surgical outcome in 43 patients. Epilepsia*, 2001. **42**: 883–888.

2. Hauptman, J. and G. Mathern, *Surgical treatment of epilepsy associated with cortical dysplasia: 2012 update. Epilepsia*, 2012. **53** (Suppl 4): 98–104.

3. Bernasconi, A., et al., *Advances in MRI for "cryptogenic" epilepsies. Nature Reviews*, 2011. 7: 99–108.

4. *Commission on Classification and Terminology of the International League Against Epilepsy. Proposal for Classification of Epilepsies and Epileptic Syndromes. Epilepsia*, 1985. **26**: 268–278.

5. Kobayashi, E., et al., *Outcome of surgical treatment in familial mesial temporal lobe epilepsy. Epilepsia*, 2003. **44**(8): 1080–1084.

6. Englot, D.J., et al., *Epilepsy surgery trends in the United States, 1990–2008. Neurology*, 2012. **78**(16): 1200–1206.

7. Berg, A., et al., *The multicenter study of epilepsy surgery: Recuitment and selection of patients for surgery. Epilepsia*, 2003. **44**(1): 1425–1433.

8. Bien, C., et al., *Characteristics and surgical outcome of patients with refractory magnetic resonance imaging-negative epilepsies. Archives of Neurology*, 2009. **66**(12): 1491–1499.

9. Alarcon, G., et al., *Is it worth pursuing surgery for epilepsy in patients with normal neuroimaging? Journal of Neurology, Neurosurgery & Psychiatry*, 2006. **77**(4): 474–480.

10. Hamer, H., et al., *Complications of invasive video-EEG monitoring with subdural grids. Neurology*, 2002. **58**: 98–103.

11. Lee, S.K., et al., *Surgical outcome and prognostic factors of cryptogenic neocortical epilepsy. [see comment]. Annals of Neurology*, 2005. **58**(4): 525–532.

12. Radahkrishnan, K., et al., *Predictors of outcome of anterior temporal lobectomy for intractable epilepsy. A multivariate study. Neurology*, 1998. **51**: 465–471.

13. Mosewich, R., et al., *Factors predictive of the outcome of frontal lobe epilepsy surgery. Epilepsia*, 2000. **41**: 843–849.

14. Carne, R.P., et al., *MRI-negative PET-positive temporal lobe epilepsy: a distinct surgically remediable syndrome. Brain*, 2004. **127**(Pt 10): 2276–2285.

15. Helmstaedter, C., I. Petzold, and C. Bien, *The cognitive consequence of resecting nonlesional tissues in epilepsy surgery: Results from MRI-negative and histopathology-negative patients with temporal lobe epilepsy. Epilepsia*, 2011. **52**(8): 1402–1408.

16. Wetjen, N., et al., *Intracranial electroencephalography seizure*

onset patterns and surgical outcomes in nonlesional extratemporal epilepsy. *Journal of Neurosurgery*, 2009. **110**(6): 1147–1152.

17. Fong, J., et al., *Seizure outcome and its predictors after temporal lobe epilepsy surgery in patients with normal MRI. Epilepsia*, 2011. **52**(8): 1393–1401.

18. Seiam, A., H. Dhaliwal, and S. Wiebe, *Determinants of quality of life after epilepsy surgery: Systematic review and evidence summary. Epilepsy and Behaviour*, 2011. **21**: 441–445.

19. Lee, S., et al., *Intracranial ictal onset zone in nonlesional lateral temporal lobe epilepsy on scalp ictal EEG. Neruology*, 2003. **61**: 757–764.

20. Bell, M., et al., *Epilepsy surgery outcomes in temporal lobe epilepsy with a normal MRI. Epilepsia*, 2009. **50**(9): 2053–2060.

21. Pillay, N., et al., *Parahippocampal epilepsy with subtle dysplasia: A cause of "image negative" partial epilepsy. Epilepsia*, 2009. **50**(12): 2611–2618.

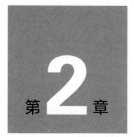

MRI 阴性的难治性局灶性癫痫的发作症状学和头皮脑电图表现

第2章　樊晓彤　赵国光　译

癫痫外科干预的基础在于对癫痫起源区域的定位以及完全切除[1]，而确定致痫灶的方法具体如下[2]：

- 发作类型描述和患者的病史
- MRI 成像
- 发作间期脑电图
- 发作期的同步视频脑电
- 发作期（及间期）的 SPECT
- 发作间期的 PET
- 神经心理评估

多项研究均显示，当 MRI 不能发现任何异常时，致痫灶的辨别将更困难[2,3]。总体而言，无病灶的、MRI 阴性的患者，较之 MRI 存在病灶的患者，其癫痫术后不再发作的机会更小[3]。然而，受益于 MRI 技术的发展，近二十年来，MRI 在显示癫痫起源相关病灶的敏感性方面得到了显著的提高[4]。因此，当评估特定患者的病情时，在诊断 MRI 阴性的癫痫之前，完善 MRI 各种序列的检查是必备的前提。

通常认为，当各种无创的检查结果一致指向脑内某一区域，而该区域又属可切除的范围时，就具备了癫痫外科手术的指征。在各癫痫外科中心最常见的局灶性颞叶癫痫，就符合上述手术条件。然而，在大量未经筛选的颞叶外癫痫的患者中，脑电和 MRI 的定位结果之间更多见的是不一致[5]。当然，这种不一致性并不一定代表着癫痫外科治疗的预后不佳[5]。

当无创性检查结论不明确或是互不一致时，有创性检查可以有效验证对致痫灶的假定推测是否正确。在这种情况下，按照假定

的致痫灶范围适当的植入电极后，可进一步获得有关癫痫起源及致痫范围的有用信息。对于 MRI 阴性患者而言，确定致痫灶更加依赖于发作症状学及脑电图等方法所提供的定位信息，也往往需要采用有创的方法来确定致痫灶的位置。

发作间期脑电图

脑电图是确定癫痫起源最具特异性的方法。发作间期的癫痫样放电，尤其是持续放电，可以提供有益的信息[6]。在颞叶癫痫中，位于单侧颞部的持续性间期癫痫样放电（interictal epileptiform discharges，IED）较之双侧间期癫痫样放电，预后无发作的机会更大。在局灶性癫痫中，尤其是颞叶以外的癫痫，若脑电图显示活动性的局部多棘波而非其他类型的间期癫痫样放电，则其癫痫病因与皮层发育不良的相关性更显著[7]。与困倦时的波形不同，中线节律性 θ 波罕见于颞叶癫痫，却在额叶癫痫中尤其明显[8]。特别有趣的是，这样的额叶癫痫患者中约有四分之一在无创性的长程脑电监测中无任何间期的癫痫样放电，节律性的中线 θ 波是仅有的间期脑电异常表现[8]。

发作期视频脑电监测

发作期视频脑电记录对于定位致痫灶很重要。仔细分析最初的临床迹象、发作症状以及癫痫症状学的演化后，可获得致痫灶相关的重要线索[9-11]。然而，我们需要谨记，癫痫性的发作往往始于皮层的"哑"区并保持无症状性，直到累及"功能"区，比如初级

运动区、初级感觉区或是辅助感觉运动区（图 2.1）。很不幸，在颞叶以外的癫痫中，发作期脑电图往往会得出矛盾性的结果[5]。MRI 显示的病灶与间期脑电仅仅在颞叶癫痫中表现出良好的一致性[5]。

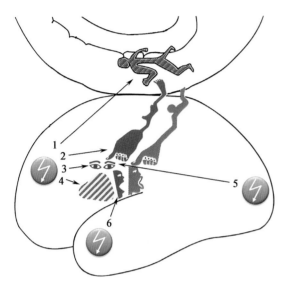

图 2.1　发作起始区与症状区之间相关性说明。起源于额前部的发作很可能在癫痫电活动扩展到产生症状的皮质之前都难以察觉：

1. 扩展至辅助感觉 / 运动区而导致双侧不对称性的强直发作
2. 扩展至手部体感区导致右侧面部阵挛发作
3. 扩展至额部眼区导致右侧偏转发作
4. 扩展至额部语言区导致失语发作

发作始于左侧枕叶导致下述发作的演变：
5. 右侧视觉先兆⇒右侧偏转发作

发作始于颞叶导致如下发作：
6. 听觉先兆 / 腹部先兆⇒自主运动发作⇒右侧面部阵挛发作

癫痫症状学

十八世纪以来，由患者或是目击者来进行细致的临床观察、记录发作症状的细节，并据此对癫痫发作与癫痫综合征进行分类已经形成传统。发作症状学的详细分析对于癫痫患者的合理诊疗始终是必要的。清晰界定发作类型对患者癫痫综合征的分类也很重要。

癫痫的综合征及其病因学与最优化的药物治疗方案一样，均是影响预后的重要因素。发作症状学，尤其是独立于其他术前检查（脑电图监测、神经放射学等）的症状学分析，在癫痫的术前评估中扮演了重要的角色。此外，癫痫症状学对于区分痫性和非痫性的发作也非常有效。

需要着重强调这样一个原则：除非位于功能性区域，否则，仅仅囿于起源区的癫痫样电活动并不会导致临床症状（图 2.1）。这是因为致痫灶与症状起源区未必重合[1]。癫痫样电活动可以导致特定的临床症状，对应地，产生这些症状的皮质区域则可定义为症状起源区。比方讲，源自额叶凸面的发作，在扩散、累及症状起源区之前都是无症状的。当癫痫电活动累及初级运动区时，可导致全面性或局灶性的阵挛发作（图 2.1）。当辅助感觉运动区被激活，则出现局灶性强直发作或者过度运动性发作，当电活动扩展至边缘系统（扣带回）时，则呈现自动症样发作的特点[12]（图 2.1）。特定的发作类型与具体脑区之间存在某些联系：比如以口部或手部自动症（自动症性发作）[13,14]为特点的发作更常见于颞叶癫痫而非颞叶外的癫痫[15]。而在自动症发作之前若有上腹部（腹部）先兆，则对颞叶癫痫的特异性更高[15]。类似的，单侧面部的阵挛发作常见于旁中央区癫痫的患者，然而，同样的发作类型也可以出现在颞叶癫痫患者中，但此时往往有前驱的手部或口部自动症（自动症性发作）。事实上，这种演化更可能出现在颞叶外侧型癫痫而非颞叶内侧型癫痫[16]。额叶癫痫和颞叶癫痫都可能出现单侧的阵挛发作，但是，发作的演化顺序却存在显著的不同。在颞叶癫痫中，单侧面部阵挛发作之前通常有手部和口部的自动症，而在额叶癫痫中却很罕见。因此，较之某种发作类型与特定的致痫区域间的关联性，癫痫发作类型的演化与特定的脑区之间的关联性更显著。有些研究的结论之所以认为癫痫发作症状学的定位价值十分有限，可能正是由于对以上事实的忽略[17]。当然，这同时也可能是因为相当多的研究更多地依赖对发作的描述，而没有就发作视频进行充分的解析[17]。患者本人或目击者对于癫痫发作的描述易于出现偏倚，可靠性不高。

表 2.1 总结了无病灶性癫痫患者的相关研究。通过 MEDLINE（自 PubMed 在线之始到 2013 年 4 月）按搜索词 "nonlesional epilepsy" 进行计算机检索，检出 121 项研究，其中 78 项被剔除，这包括综述 16 篇、荟萃分析 1 篇、评论 1 篇、动物实验 2 篇、基因研究 4 篇、症状性癫痫相关研究 10 篇、未对病灶的有无作明显区分的癫痫研究 19 篇。另有 7 项研究因为纳入了癫痫持续状态或是全面性癫痫综合征的患者，无法早期定位，故也在剔除之列。此外，有 6 项研究因为未使用 MRI 成像、有 9 项研究因为以德语等非英语成文、有 2 项研究因为无法自网上获得原文而被剔除。总共有 43 篇研究文献满足我们的入选标准。

通过对这 43 篇文献进行的荟萃分析，我们发现文章中使用了不同的术语来描述癫痫症状学分类或记录发作类型。最常见的是按照不同脑叶来划分，比如颞叶癫痫或额叶癫痫，而这种描述不能可靠地提供反映发作特点的临床信息。此外，国际抗癫痫联盟的发作分类体系也被采用，相应的术语包括复杂部分性发作（complex partial seizure/CPS）、简单部分性发作（simple partial seizure/SPS）等。这些术语罔论实际的癫痫症状学，仅仅反映了局灶性癫痫患者中意识是否受影响。仅有很少一部分病例报告类的文献，对发作症状学和脑电图结果进行了详细的记载[18-20]。在此我们使用症状学的癫痫发作分类为临床提供定位信息[13-14]。借助视频脑电对癫痫发作的记录，业已明确部分征象对定侧有可靠的意义，其准确率可达 80%~100%（表 2.2）[12,21]。

脑电图所示痫样放电部位与其他诊断性检查结果的一致或不一致性是最常见诸报道

的（表 2.1）。在致痫灶定位及发作定侧中，发作期头皮脑电图诊断敏感性最高。在这方面，手术预后较好的病例组的一致程度要高于预后不良的病例组。

关于发作症状学的定位及定侧价值，以及其在 MRI 阴性病例的手术治疗中所扮演的角色，我们将在本书的其他章节进一步讨论。第 14、15、16、18 章涉及不同脑叶癫痫的定位，第 17 章讨论儿童癫痫，第 13 章将对 MRI 阴性癫痫的脑功能定位进行论述。

病例分析

以下两个病例旨在说明：当患者的 MRI 影像呈阴性时，癫痫发作症状学及脑电图是如何帮助我们就致痫灶提出假设的。

患者 1：女性，27 岁银行职员，右利手，癫痫病程始于 8 岁（病史 19 年）。主要表现为频繁的夜间过度运动及非对称性双侧强直发作，有时存在前驱的恐惧先兆。MRI 成像正常。发作间期脑电图显示其右侧及左侧颞叶内侧的间期癫痫样放电及慢波呈均匀分布。发作期脑电图显示额部无侧别差异的癫痫样波形。发作之后，患者有时有失语，而在全面的强直－阵挛发作之前，有右侧偏转发作。既往病史无特殊。单一服用或联合使用多种抗癫痫药物均不能控制发作。

此病例特点：MRI 阴性，发作期脑电图显示无侧别差异的额部异常，间期脑电图显示双颞部的异常放电。然而，症状学支持左侧半球起源，可能为额叶癫痫发作（主要出现于睡眠期，包括过度运动发作、双侧不对称的强直发作、右侧偏转发作、发作后的失语）。综合分析这些无创性检查结果后，该患者接受了有创性的评估，以硬膜下栅状电极覆盖了左侧额叶凸面，以条状电极覆盖左侧额叶内侧区域及右额叶的侧面。皮层电极监测显示，除语言区和运动区之外，在左侧额叶内侧及外侧面的较广泛区域内均可见癫痫起源。在皮层电刺激辨别语言和运动区之后，患者接受了左侧额叶的广泛切除，仅保留中央前

表 2.1 （本书）选定的 MRI 阴性癫痫研究的相关信息

作者（年份）	试验类型	患者数（男/女）	症状学	EEG 间期	EEG 发作期	EEG 有创性（病例数）	PET/SPECT	侧别 右侧	侧别 左侧	侧别 双侧	侧别 半球	位置	手术（例数）	病理学（例数）
Helmstaedter et al. (1993)[23]	CCT	8 (5/3)	5 CPS, 3 GTC	n.a.	—	—	N	—	—	—	—	—	N	N
Blum (1994)[24]	pUCT	57 (-/-)	—	n.a.	n.a.	n.a. (-)	N	—	—	—	—	57 TL	N	N
Stanley et al. (1998)[25]	pCCT	20 (10/10)	20PS	n.a.	n.a.	n.a. (10)	N	8	12	0		16 FL, 5 CR	N	N
Swearer et al. (1999)[26]	pUCT	23 (12/11)	23 PS	n.a.	—	n.a. (13)	N	11	8	4		23 TL	Y (19)	Y (18)
Velasco (2000)[19]	pUCT	22 (11/11)	22 CPS, 1 GTC, 12 SGC	a.	a.	a. (22)	N	12	10	0		22 TL	Y (22)	Y (20)
Matheja et al. (2001)[18]	pCCT	62 (26/36)	—	a.	—	—	Y	15	26	7		62 TL	N	N
Mendonça et al. (2001)[27]	pCCT	19 (10/9)	19 PS	n.a.	—	—	N	10	9	0		19 TL	N	N
Hong et al. (2002)[22]	rUCT	41 (27/14)	—	n.a.	a.	n.a. (-)	Y	—	—	—		11 TL, 16 FL, 7 OL, 4 PL	Y (41)	Y (36)
Hori et al. (2001)[28]	pUCT	20 (-/-)	—	—	—	—	N	—	—	—		20 TL	Y (20)	N
Wieshmann et al. (2003)[29]	pCCT	16 (7/9)	—	a.	a.	a. (16)	N	0	1	5		16 TL	Y (1)	N
Leutmezer et al. (2003)[30]	pCCT	18 (-/-)	—	n.	n.a.	—	Y	—	—	—		8 TL, 7 FL, 3 OL	N	N
Merlet et al. (2004)[31]	pCCT	5 (5/0)	—	n.a.	n.a.	a. (5)	Y	2	3	0		5 TL	N	N
Carne et al. (2004)[32]	rCCT	30 (16/14)	30 CPS, 30 SGC	a.	a.	—	Y	16	14	0		30 TL	Y (20)	Y (20)
Oh et al. (2004)[33]	pUCT	8 (6/2)	6 CPS, 3 SGC	n.a.	n.a.	—	N	3	5	0		6 TL, 2 FL	N	N

续表

作者（年份）	试验类型	患者数（男/女）	症状学	EEG			PET/SPECT	侧别			位置	手术（例数）	病理学（例数）
				间期	发作期	有创性（病例数）		右侧	左侧	双侧半球			
Brázdil et al.（2006）[34]	CR	1（1/0）	1 SPS	a.	a.	a.（1）	Y	0	1	0	1 CR	Y（1）	Y（1）
Najm et al.（2006）[35]	CR	1（1/0）	1 CPS, 1 SGC	a.	a.	a.（1）	Y	0	1	0	1 TL	Y（1）	N
Ito et al.（2007）[36]	pCCT	13（8/5）	4 SPS, 13 CPS, 5 SGC	a.	n.a.	a.（3）	Y	6	7	0	13 TL	N	N
Boëx et al.（2007）[37]	pUCT	3（2/1）	3 CPS, 1 GTC, 1 SGC	a.	a.	a.（3）	N	2	1	0	3 TL	N	N
Shields et al.（2007）[38]	CR	1（1/0）	1 PS	a.	a.	a.（1）	Y	0	1	0	1 FL	Y（1）	Y（1）
Kaczmarek et al.（2007）[39]	pCCT	89（-/-）	89 PS	—	—	—	N	—	—	—	—	N	N
Adams et al.（2008）[40]	pUCT	91（41/50）	91 PS	n.a.	n.a.	—	N	31	46	8	74 TL	N	N
Chocha et al.（2009）[41]	pCCT	13（5/8）	13 CPS	n.a.	n.a.	n.a.（4）	N	2	6	5	13 TL	N	N
Nakayama et al.（2009）[42]	CR	1（1/0）	1 CPS, 1 GTC	a.	—	—	Y	0	1	0	1 FL	Y（1）	Y（1）
Tanriverdi et al.（2009）[43]	rUCT	393（191/202）	—	—	—	—	N	185	208	0	349 TL, 36 FL, 10 CR	Y（393）	Y（393）
Velasco et al.（2009）[44]	CR	2（1/1）	2 SPS, 2 SGC	a.	—	a.（2）	N	2	0	0	1 FL, 1 CR	N	N
Aubert et al.（2009）[45]	rUCT	8（3/5）	—	n.a.	n.a.	a.（8）	N	5	3	0	1 TL, 4 FL, 1 OL, 2 CR	Y（8）	Y（8）
Poon et al.（2010）[46]	CR	1（0/1）	1 CPS	a.	a.	a.（1）	Y	1	0	0	1 TL	Y（1）	Y（1）
Lowe et al.（2010）[47]	rUCT	76（-/-）	—	n.a.	—	n.a.（24）	N	—	—	—	76 TL	Y（76）	Y（76）
Oliva et al.（2010）[48]	pUCT	12（4/8）	—	a.	—	—	N	4	8	0	12 TL	Y（12）	Y（3）
Mankinen et al.（2011）[49]	pCCT	21（10/11）	—	a.	—	—	N	3	5	1	21 TL	N	N
Boëx et al.（2011）[50]	rUCT	6（3/3）	6 CPS	a.	a.	a.（5）	Y	2	4	0	6 TL	N	N

续表

作者（年份）	试验类型	患者数（男/女）	症状学	EEG 间期	EEG 发作期	EEG 有创性（病例数）	PET/SPECT	侧别 右侧	侧别 左侧	侧别 双侧	侧别 半球	位置	手术（例数）	病理学（例数）
Kim et al.（2011）[51]	rUCT	55（31/24）	4 SPS, 7 CPS, 16 GTC, 28 SGC	n.a.	n.a.	n.a.（55）	Y	25	30	0	0	8 TL, 27 FL, 10 PL, 10 multilobar	Y（55）	Y（51）
Hindi-Ling et al.（2011）[52]	rUCT	33（-/-）	—	n.a.	n.a.	n.a.（-）	Y	—	—	—		—	Y（33）	N
Au et al.（2011）[20]	pUCT	4（2/2）	2 SPS, 3 CPS, 2 GTC	n.a.	a.	a.（4）	Y	1	3	0		2 TL, 2 FL	Y（3）	Y（3）
Tyrand et al.（2012）[53]	pUCT	4（3/1）	4 CPS, 1 SGC	n.a.	n.a.	a.（4）	N	2	2	0		4TL	N	N
Wang et al.（2012）[54]	CR	1（1/0）	1 SPS	a.	—	a.（1）	Y	1	0	0		1FL	Y（1）	Y（1）
Mankinen et al.（2012）[55]	pCCT	21（10/11）	—	a.	—	—	N	3	5	1		—	N	N
Schneider et al.（2012）[56]	rUCT	14（10/4）	—	n.a.	n.a.	a.（14）	Y	6	7	1		5 TL, 5 FL, 4 PL	Y（14）	Y（14）
Kovac et al.（2012）[57]	CR	1（0/1）	1 PS, 1 GTC	a.	a.	a.（1）	Y	1	0	0		1 FL	Y（1）	Y（1）
Sun et al.（2012）[58]	CR	1（1/0）	1 PS, 1 GTC, reflex ep.	a.	a.	a.（1）	N	0	1	0		1 FL	Y（1）	Y（1）
Chaudhary et al.（2012）[59]	pUCT	8（6/2）	8 PS, 3 reflex ep.	a.	a.	—	N	1	4	3		2TL, 3FL, 2 CR, 1 medial hemisphere	N	N
Bien et al.（2013）[60]	rUCT	567（297/270）	—	n.a.	n.a.	n.a.（-	N	—	—	—		—	Y（160）	Y（80）
Mueller et al.（2013）[61]	pCCT	36（13/23）	—	n.a.	n.a.	n.a.（6）	N	12	20	4		22 TL, 14 FL	N	N

n=对象数目，m=男性，f=女性，bihem.=双侧半球，histop.=组织病理学，r=回顾性，p=前瞻性，UCT=无对照临床试验，CCT=临床对照试验，CR=病例报道，SPS=简单部分性发作，CPS=复杂部分性发作，GTC=全面强直 - 阵挛发作，SGC=继发性全面发作，a.=数据可获得，n.a.=数据不可获得，TL=颞叶，FL=额叶，PL=顶叶，OL=枕叶，CR=中央区，Y=是，N=否。

表 2.2　偏侧的发作症状

偏侧的发作症状	发作起源的半球	作者
头眼偏转	对侧	[62-64]
肌张力障碍性手姿	对侧	[63, 65]
4 字征	外展手臂的对侧	[66]
自动症 + 应答能力保留	非优势半球	[67, 68]
发作性言语	非优势半球	[69]
发作后失语	优势半球	[69]
发作性呕吐	非优势半球	[70]
发作性吐涎	非优势半球	[71]
围发作期的尿急	非优势半球	[72]
发作后的揉鼻	同侧	[73]
发作后咳嗽	非优势半球	[74]
单侧阵挛发作	对侧	[75]
单侧强直发作	对侧	[76]
单侧眨眼	同侧	[77-79]
非对称性结束	阵挛的同侧	[80]

回、额下回以及眶额区的一部分。组织学检查结果为广泛皮层发育不良（I 型）。在服用抗癫痫药物的情况下，患者术后 5 年未见癫痫发作。术后患者的神经心理表现也得到了改善。

患者 2：男性，34 岁会计师，右利手，癫痫发作始于 24 岁（病史 10 年）。可有听觉先兆，并逐渐进展为包括口部及手部自动症在内的自主运动发作。腹部先兆亦偶有出现。在发作进一步演变至全面性强直 - 阵挛之前有时会有右侧面部的阵挛发作。MRI

检查结果呈阴性。间期脑电图显示的癫痫样放电主要出现在睡眠期，以左侧颞叶为主（85%），而右侧颞叶内侧较少（15%）。发作期脑电图始终表现为左侧颞叶癫痫的形式。发作间期的 PDG-PET 显示在左侧颞叶存在代谢降低，其外侧部分较内侧更为显著。发作期的 SPECT 显示左侧颞叶外侧及内侧的高灌注。将间期 PET 和发作期 SPECT 的结果相减，可见左侧颞叶外侧部的高灌注占优势。患者非文字记忆能力高于平均水平，但自觉在过去的若干年内记忆力有减退。多种抗癫痫药物未能控制发作。既往史中有一点值得注意，即其在 22 岁的时候出现过高热伴意识模糊及头痛，但当时缺乏进一步的诊断。无家族性癫痫史。

此病例特点：MRI 阴性，脑电图、PET、SPECT 指向左侧颞叶起源。而听觉先兆的发作症状学则提示为颞叶外侧部新皮层起源。MRI 并未显示左侧颞叶内侧结构硬化，PET 和 SPECT 代谢变化以颞叶外侧为主。非文字记忆仍高于平均水平（尽管主观觉得有显著的受损），上述检查结果也支持这一点。针对左侧颞叶内侧及外侧区域，以立体定向深部电极植入进行有创性评估，结果显示癫痫起源自左侧颞叶的上中回，遂予以颞叶新皮层切除，而颞叶内侧结构则予以保留。组织学检查显示轻度的胶质增生。患者术后继续服用抗癫痫药物，8 年内无癫痫发作。术后非文字记忆能力的受损程度出现轻度的加重，虽在数月后有所改善，但未恢复到术前水平。

参考文献

1. Rosenow F, Luders H. Presurgical evaluation of epilepsy. *Brain* 2001; **124**: 1683–700.

2. Noachtar S, Borggraefe I, Rémi J. When to consider epilepsy surgery, and what surgical procedure?. In Schachter SC, editor. *Evidence-based Management of Epilepsy*. Shrewsbury, UK: TFM Publishing Ltd. 2011. pp. 33–53.

3. Tellez-Zenteno JF, Hernandez Ronquillo L, Moien-Afshari F, et al. Surgical outcomes in lesional and non-lesional epilepsy: a systematic review and meta-analysis. *Epilepsy Res* 2010; **89**: 310–18.

4. Duncan JS. Neuroimaging for epilepsy: quality and not just quantity is important. *J Neurol Neurosurg Psychiatry* 2002; **73**: 612–13.

5. Remi J, Vollmar C, de Marinis A, et al. Congruence and discrepancy

of interictal and ictal EEG with MRI lesions in focal epilepsies. *Neurology* 2011; **77**: 1383–90.

6. Noachtar S, Borggraefe I. Epilepsy surgery: a critical review. *Epilepsy Behav* 2009; **15**: 66–72.

7. Noachtar S, Bilgin O, Remi J, et al. Interictal regional polyspikes in noninvasive EEG suggest cortical dysplasia as etiology of focal epilepsies. *Epilepsia* 2008; **49**: 1011–17.

8. Beleza P, Bilgin O, Noachtar S. Interictal rhythmical midline theta differentiates frontal from temporal lobe epilepsies. *Epilepsia* 2008; **50**: 550–5.

9. Noachtar S. Seizure semiology. In Lüders HO, editor. *Epilepsy: Comprehensive Review and Case Discussions*. London: Martin Dunitz Publishers. 2000. pp. 127–40.

10. Lüders HO, Noachtar S. Atlas of *Epileptic Seizures and Syndromes*. Philadelphia: Saunders. 2001.

11. Lüders H, Noachtar S, editors. *Epileptic Seizures: Pathophysiology and Clinical Semiology*. New York: Churchill Livingstone. 2000.

12. Noachtar S. Video analysis in the definition of the symptomatogenic zone. In Daube J, Mauguiere F, editors. *Handbook of Clinical Neurophysiology*. Amsterdam: Elsevier. 2004. pp. 187–200.

13. Lüders H, Acharya J, Baumgartner C, et al. Semiological seizure classification. *Epilepsia* 1998; **39**: 1006–13.

14. Noachtar S, Lüders HO. Classification of epileptic seizures and epileptic syndromes. In *Textbook of Stereotactica and Functional Neurosurgery*. 1997. pp. 1763–74.

15. Henkel A, Noachtar S, Pfander M, et al. The localizing value of the abdominal aura and its evolution: a study in focal epilepsies. *Neurology* 2002; **58**: 271–6.

16. Pfander M, Arnold S, Henkel A, et al. Clinical features and EEG findings differentiating mesial from neocortical temporal lobe epilepsy. *Epileptic Disord* 2002; **4**: 189–95.

17. Manford M, Fish DR, Shorvon SD. An analysis of clinical seizure patterns and their localizing value in frontal and temporal lobe epilepsies. *Brain* 1996; **119**: 17–40.

18. Matheja P, Kuwert T, Ludemann P, et al. Temporal hypometabolism at the onset of cryptogenic temporal lobe epilepsy. *Eur J Nucl Med* 2001; **28**: 625–32.

19. Velasco AL, Boleaga B, Brito F, et al. Absolute and relative predictor values of some non-invasive and invasive studies for the outcome of anterior temporal lobectomy. *Arch Med Res* 2000; **31**: 62–74.

20. Au L, Leung H, Kwan P, et al. Intracranial electroencephalogram to evaluate refractory temporal and frontal lobe epilepsy. *Hong Kong Med J* 2011; **17**: 453–9.

21. Leutmezer F, Baumgartner C. Postictal signs of lateralizing and localizing significance. *Epileptic Disord* 2002; **4**: 43–8.

22. Hong KS, Lee SK, Kim JY, et al. Pre-surgical evaluation and surgical outcome of 41 patients with non-lesional neocortical epilepsy. *Seizure* 2002; **11**: 184–92.

23. Helmstaedter C, Wagner G, Elger CE. Differential effects of first antiepileptic drug application on cognition in lesional and non-lesional patients with epilepsy. *Seizure* 1993; **2**: 125–30.

24. Blum D. Prevalence of bilateral partial seizure foci and implications for electroencephalographic telemetry monitoring and epilepsy surgery. *Electroencephalogr Clin Neurophysiol* 1994; **91**: 329–36.

25. Stanley JA, Cendes F, Dubeau F, et al. Proton magnetic resonance spectroscopic imaging in patients with extratemporal epilepsy. *Epilepsia* 1998; **39**: 267–73.

26. Swearer JM, Kane KJ, Phillips CA, et al. Predictive value of the intracarotid amobarbital test in bihemispheric seizure onset. *Neurology* 1999; **52**: 409–11.

27. Mendonça PB, Piccinin LC, Capucho CM, et al. Effect of lateralized epileptic discharges on the thought flow. *Arq Neuropsiquiatr* 2001; **59**: 318–23.

28. Hori T, Yamane F, Takenobu A. Microanatomy of medial temporal area and subtemporal amygdalohippocampectomy. *Stereotact Funct Neurosurg* 2001; **77**: 208–12.

29. Wieshmann UC, Denby CE, Eldridge PR, et al. Foramen ovale recordings: a presurgical investigation in epilepsy. *Eur Neurol* 2003; **49**: 3–7.

30. Leutmézer F, Schernthaner C, Lurger S, et al. Electrocardiographic changes at the onset of epileptic seizures. *Epilepsia* 2003; **44**: 348–54.

31. Merlet I, Ostrowsky K, Costes N, et al. 5-HT1A receptor binding and intracerebral activity in temporal lobe epilepsy: an [18F] MPPF-PET study. *Brain* 2004; **127**: 900–13.

32. Carne RP, O'Brien TJ, Kilpatrick CJ, et al. MRI-negative PET-positive temporal lobe epilepsy: a distinct surgically remediable syndrome. *Brain* 2004; **127**: 2276–85.

33. Oh JB, Lee SK, Kim KK, et al. Role of immediate postictal diffusion-weighted MRI in localizing epileptogenic foci of mesial temporal lobe epilepsy and non-lesional neocortical epilepsy. *Seizure* 2004; **13**: 509–16.

34. Brázdil M, Mikl M, Chlebus P, et al. Combining advanced neuroimaging techniques in presurgical workup of non-lesional intractable epilepsy. *Epileptic Disord* 2006; **8**: 190–4.

35. Najm IM, Naugle R, Busch RM, et al. Definition of the epileptogenic zone in a patient with non-lesional temporal lobe epilepsy arising from the dominant hemisphere. *Epileptic Disord* 2006; **8 Suppl 2**: S27–35.

36. Ito S, Suhara T, Ito H, et al. Changes in central 5-HT(1A) receptor binding in mesial temporal epilepsy measured by positron emission tomography with [(11)C] WAY100635. *Epilepsy Res* 2007; **73**: 111–18.

37. Boëx C, Vulliemoz S, Spinelli L, et al. High- and low-frequency

electrical stimulation in non-lesional temporal lobe epilepsy. *Seizure* 2007; **16**: 664–9.

38. Shields DC, Costello DJ, Gale JT, et al. Stereotactic cortical resection in non-lesional extra-temporal partial epilepsy. *Eur J Neurol* 2007; **14**: 1186–8.

39. Kaczmarek I, Winczewska-Wiktor A, Steinborn B. Neuropsychological assessment in newly diagnosed cryptogenic partial epilepsy in children – a pilot study. *Adv Med Sci* 2007; **52 Suppl 1**: 158–60.

40. Adams SJ, O'Brien TJ, Lloyd J, et al. Neuropsychiatric morbidity in focal epilepsy. *Br J Psychiatry* 2008; **192**: 464–9.

41. Concha L, Beaulieu C, Collins DL, et al. White-matter diffusion abnormalities in temporal-lobe epilepsy with and without mesial temporal sclerosis. *J Neurol Neurosurg Psychiatry* 2009; **80**: 312–19.

42. Nakayama T, Otsuki T, Kaneko Y, et al. Repeat magnetoencephalography and surgeries to eliminate atonic seizures of non-lesional frontal lobe epilepsy. *Epilepsy Res* 2009; **84**: 263–7.

43. Tanriverdi T, Al-Jehani H, Poulin N, et al. Functional results of electrical cortical stimulation of the lower sensory strip. *J Clin Neurosci* 2009; **16**: 1188–94.

44. Velasco AL, Velasco F, Velasco M, et al. Neuromodulation of epileptic foci in patients with non-lesional refractory motor epilepsy. *Int J Neural Syst* 2009; **19**: 139–47.

45. Aubert S, Wendling F, Regis J, et al. Local and remote epileptogenicity in focal cortical dysplasias and neurodevelopmental tumours. *Brain* 2009; **132**: 3072–86.

46. Poon TL, Cheung FC, Lui CH. Magnetoencephalography and its role in evaluation for epilepsy surgery. *Hong Kong Med J* 2010; **16**: 44–7.

47. Lowe NM, Eldridge P, Varma T, et al. The duration of temporal lobe epilepsy and seizure outcome after epilepsy surgery. *Seizure* 2010; **19**: 261–3.

48. Oliva M, Meckes-Ferber S, Roten A, et al. EEG dipole source localization of interictal spikes in non-lesional TLE with and without hippocampal sclerosis. *Epilepsy Res* 2010; **92**: 183–90.

49. Mankinen K, Long XY, Paakki JJ, et al. Alterations in regional homogeneity of baseline brain activity in pediatric temporal lobe epilepsy. *Brain Res* 2011; **1373**: 221–9.

50. Boëx C, Seeck M, Vulliemoz S, et al. Chronic deep brain stimulation in mesial temporal lobe epilepsy. *Seizure* 2011; **20**: 485–90.

51. Kim YH, Kim CH, Kim JS, et al. Resection frequency map after awake resective surgery for non-lesional neocortical epilepsy involving eloquent areas. *Acta Neurochir (Wien)* 2011; **153**: 1739–49.

52. Hindi-Ling H, Kipervasser S, Neufeld MY, et al. Epilepsy surgery in children compared to adults. *Pediatr Neurosurg* 2011; **47**: 180–5.

53. Tyrand R, Seeck M, Spinelli L, et al. Effects of amygdala–hippocampal stimulation on interictal epileptic discharges. *Epilepsy Res* 2012; **99**: 87–93.

54. Wang ZI, Jones SE, Ristic AJ, et al. Voxel-based morphometric MRI post-processing in MRI-negative focal cortical dysplasia followed by simultaneously recorded MEG and stereo-EEG. *Epilepsy Res* 2012; **100**: 188–93.

55. Mankinen K, Jalovaara P, Paakki JJ, et al. Connectivity disruptions in resting-state functional brain networks in children with temporal lobe epilepsy. *Epilepsy Res* 2012; **100**: 168–78.

56. Schneider F, Alexopoulos AV, Wang Z, et al. Magnetic source imaging in non-lesional neocortical epilepsy: additional value and comparison with ICEEG. *Epilepsy Behav* 2012; **24**: 234–40.

57. Kovac S, Nachev P, Rodionov R, et al. Neck atonia with a focal stimulation-induced seizure arising from the SMA: pathophysiological considerations. *Epilepsy Behav* 2012; **24**: 503–6.

58. Sun YP, Zhu HW, Zhang SW, et al. Seizure-free after surgery in a patient with non-lesional startle epilepsy: a case report. *Epilepsy Behav* 2012; **25**: 700–3.

59. Chaudhary UJ, Carmichael DW, Rodionov R, et al. Mapping preictal and ictal haemodynamic networks using video-electroencephalography and functional imaging. *Brain* 2012; **135**: 3645–63.

60. Bien CG, Raabe AL, Schramm J, et al. Trends in presurgical evaluation and surgical treatment of epilepsy at one centre from 1988–2009. *J Neurol Neurosurg Psychiatry* 2013; **84**: 54–61.

61. Mueller SG, Young K, Hartig M, et al. A two-level multimodality imaging Bayesian network approach for classification of partial epilepsy: preliminary data. *Neuroimage* 2013; **71C**: 224–32.

62. Wyllie E, Lüders H, Morris HH, et al. The lateralizing significance of versive head and eye movements during epileptic seizures. *Neurology* 1986; **36**: 606–11.

63. Bleasel A, Kotagal P, Kankirawatana P, et al. Lateralizing value and semiology of ictal limb posturing and version in temporal lobe and extratemporal epilepsy. *Epilepsia* 1997; **38**: 168–74.

64. O'Dwyer R, Silva Cunha JP, Vollmar C, et al. Lateralizing significance of quantitative analysis of head movements before secondary generalization of seizures of patients with temporal lobe epilepsy. *Epilepsia* 2007; **48**: 524–30.

65. Kotagal P, Lüders H, Morris HH, et al. Dystonic posturing in complex partial seizures of temporal lobe onset: a new lateralizing sign. *Neurology* 1989; **39**: 196–201.

66. Kotagal P, Bleasel A, Geller E, et al. Lateralizing value of asymmetric tonic limb posturing observed in secondarily generalized tonic–clonic seizures. *Epilepsia* 2000; **41**: 457–62.

67. Ebner A, Dinner DS, Noachtar S, et al. Automatisms with preserved responsiveness (APR): a new lateralizing sign in psychomotor seizures. *Neurology* 1995; **45**: 61–4.

68. Noachtar S, Ebner A, Dinner DS. Das Auftreten von Automatismen bei erhaltenem Bewusstsein. Zur Frage der Bewusstseinsstörung bei komplex-fokalen Anfällen. In Scheffner D, editor. *Epilepsie 91.* Reinbek: Einhorn-Presse Verlag. 1992. pp. 82–7.

69. Gabr M, Luders H, Dinner D, et al. Speech manifestations in lateralization of temporal lobe seizures. *Ann Neurol* 1989; **25**: 82–7.

70. Kramer RE, Luders H, Goldstick LP, et al. Ictus emeticus: an electroclinical analysis. *Neurology* 1988; **38**: 1048–52.

71. Voss NF, Davies KG, Boop FA, et al. Spitting automatism in complex partial seizures: a nondominant temporal localizing sign? *Epilepsia* 1999; **40**: 114–16.

72. Baumgartner C, Groppel G, Leutmezer F, et al. Ictal urinary urge indicates seizure onset in the nondominant temporal lobe. *Neurology* 2000; **55**: 432–34.

73. Leutmézer F, Serles W, Lehrner J, et al. Postictal nose wiping: a lateralizing sign in temporal lobe complex partial seizures. *Neurology* 1998; **51**: 1175–7.

74. Wennberg R. Postictal coughing and nose rubbing coexist in temporal lobe epilepsy. *Neurology* 2001; **56**: 133–4.

75. Jackson JH. The Lumleian lectures on convulsive seizures. *Br Med J* 1890; **1**: 821–7.

76. Werhahn KJ, Noachtar S, Arnold S, et al. Tonic seizures: their significance for lateralization and frequency in different focal epileptic syndromes. *Epilepsia* 2000; **41**: 1153–61.

77. Wada JA. Unilateral blinking as a lateralizing sign of partial complex seizure of temporal lobe origin. In Wada JA, Penry JK, editors. *Advances in Epileptology, Xth Epilepsy International Symposium.* New York: Raven Press. 1980. p. 533.

78. Henkel A, Winkler PA, Noachtar S. Ipsilateral blinking: a rare lateralizing seizure phenomenon in temporal lobe epilepsy. *Epileptic Disord* 1999; **1**: 195–7.

79. Benbadis SR, Kotagal P, Klem GH. Unilateral blinking: a lateralizing sign in partial seizures. *Neurology* 1996; **46**: 45–8.

80. Trinka E, Walser G, Unterberger I, et al. Asymmetric termination of secondarily generalized tonic–clonic seizures in temporal lobe epilepsy. *Neurology* 2002; **59**: 1254–6.

难治性局灶性癫痫的优化 MRI 方案中的临床先进技术

第3章　卢洁　译

引言

由内侧颞叶硬化引起的颞叶癫痫和皮层发育不良引起的外侧颞叶以及颞叶以外新皮质的癫痫是最常见的可手术治疗的两大药物难治性癫痫。对于这两类癫痫，早期发现这些异常有助于及时的进行手术切除治疗，减少癫痫的远期复发和治疗干预，并且对认知和大脑的发育起到积极的作用。

磁共振成像（MRI）在显示脑内病变方面具有独一无二的优势，对于各种类型的癫痫都是至关重要的检查手段。MRI 对致痫灶中的结构性病灶的准确检出改变了药物难治性癫痫患者的临床评估和治疗方案，也由此提高了外科手术的治愈率[1]。然而，尽管 MRI 设备的硬件和成像序列不断改进，即便是最优化的 MRI 成像手段也往往有疏漏，因此，仍有约 50% 的患者不能发现潜在的手术病灶[2]。值得注意的是，许多癫痫中心具有高效的脑电图（EEG）检测，却由放射科负责 MRI 检查，而放射科对这种癫痫患者通常只进行常规成像。我们有理由坚持，癫痫病学必须包含高质量的先进的 MRI 成像方案来针对患者的独特问题进行优化。

目前越来越清晰的是，海马硬化和新皮质发育不良的组织病理学、临床症状和影像学的特征谱比早期预想的更宽[3-9]。事实上，MRI 检查阴性的癫痫并非没有致痫灶，有 30% 到 50% 此类患者手术标本的组织学检查结果提示存在皮层发育不良[2,3]，轻微的海马硬化[10-12]，或者是新皮质或海马区的微小的局灶性胶质增生[13-14]。但重要的是，回顾术前 MRI 扫描结果，对结构像进行定量分析常常能发现病灶。这些结果进一步强调了进行高质量 MRI 检查的重要性，如果需要，还要有 MRI 专业人士对"MRI 阴性"癫痫患者的多图像数据集进行综合分析。

"MRI 阴性"癫痫的定义随着诊断技术的不断发展而在不断的变化中。目前普遍认为由于缺少统一的评价结构影像改变的方法，原本组织病理学表现为轻微海马硬化和皮层发育不良的病灶其 MRI 信号尚未完全定义。本章节将综述对药物难治性癫痫患者脑内微小病灶的检测有显著帮助的 MRI 成像方法。首先阐述能够达到最佳可视化的临床扫描方案，然后对包括图像采集和后处理定量分析方法在内的先进的 MRI 成像技术进行讨论分析。

传统结构 MRI 成像方案的优化

一般地说，随着场强的提高，图像的信噪比（Signal-to-Noise Ratio, SNR）也近似线性提高。随即，相比 1.5T MRI，高场强 3T MRI 配上取代传统正交线圈的相控阵线圈能够加快图像采集速度、提高信噪比和对比度－噪声比，从而更为精细且全面地显示海马或新皮层区域的特征性结构改变。虽然这已逐渐成为新的高场强 MRI 配备标准，但其临床价值主要还是依赖于图像判读者的专业知识。重要的是，有证据显示，有经验的图像判读专家在癫痫扫描序列的基础上，结合临床信息，对于微小的致痫灶的检测可以达到最佳的敏感性[15,16]。

理想的 MRI 扫描序列具有高空间分辨率、高对比度并且覆盖全脑。提高体素分辨率则是一个经验性的选择,该选择基于可接受的图像质量参数和临床允许的采集时间。然而,提升体素分辨率会降低图像的信噪比。近期,已经可以投入商业化使用的 32 通道相控阵头线圈能够解决上述矛盾从而显著提升信噪比,并消除了小型单通道表面线圈的使用。虽然此类多阵列在新皮层的敏感性较高,但在内侧颞叶,与 8 通道头线圈相比,其敏感性也提高了 30%,与传统正交线圈相比,其敏感性则提高了 60%。所以,现在安装在 3T MRI 扫描仪上的很多序列能够获得亚毫米级别分辨率的优质的解剖影像(图 3.1)。

T1 加权 (1mm³)　　　　T1 加权 (0.6mm³)　　　　T2 加权 (0.4×0.4×2mm)

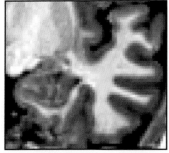 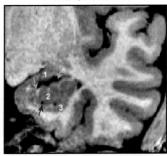 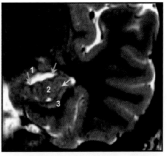

海马槽(绿色箭头)为覆盖于海马头的一薄层白质,对于区分杏仁核(1)和海马的 CA1 区(2)极为重要。海马沟(T1 上的红色箭头)和分子层(T2 上的黄色箭头)可区分 CA1 区和下托(3)

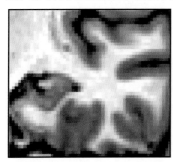 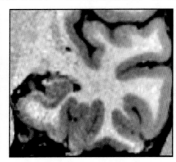 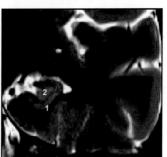

在海马体的层面,CA 区的分子层(1)和齿状回(2)贯穿整个斜行的海马沟都是相混的。这一分子层在 T2(红色箭头)上尤为明显,可区分 CA 亚区和齿状回

图 3.1　在装有 32 通道相控阵线圈的 3.0T MRI 上获取的高清亚毫米图像。与 1mm 等体素 T1 加权像相比(左列),微尺度的 T1 和 T2 加权图像(中列和右列)可显现内侧颞叶的解剖细节,这些细节对于可靠的定量研究,如容积测量极为重要

在我们的经验中,高分辨的磁化强度预备梯度回波(Magnetization prepared rapid acquisitions with gradient echo, MPRAGE)序列能够获得优质的对比度、显著减少部分容积效应;被文献推荐作为数字影像后处理的首选序列。T1 加权反转回复(IR)也能提供优质的灰白质对比,在视觉上能区分正常组织与胶质增生,区分可见的髓静脉和扩大的血管周围间隙。T2 加权图像用于发现信号异常改变,通常是与胶质增生有关的高信号。目前的 3TMRI 系统提供了灵活的并行成像性能,比如全局自动校准部分并行采集(Generalized autocalibrating partially acquisitions, GRAPPA)技术,能够在 30 分钟内采集各向同性分辨率小于或等于 1mm³ 体素的多频谱容积图像(T1, IR, T2 和 FLAIR),操作者可进行任意方向的调整和重置而不损失分辨率,癫痫专用扫描方案因此不再必要。然

而,当评价颞叶,尤其是内侧颞叶结构时,除了上述提到的容积序列外,还要采集垂直海马长轴的 2D T2 加权图像,其层面内分辨率为 0.4 到 0.5mm³,层厚为 2 到 3mm,多数设备能在 5 分钟内完成采集。高场强设备的应用越来越多的现实意义在于 1.5T MRI 检查结果正常的患者可再次进行 3T MRI 扫描。然而可惜的是,临床放射医师为了减少判读

图像的层数,会选择判读分辨率降低了的重建后的层厚图像而不是原始的高分辨率容积采集图像。例如,将 T1 或 FLAIR 原始的 1mm³ 各向同性分辨率图像重新采样为有层间隔的 3mm 层厚图像。显然这种做法对患有药物难治性癫痫的受检者是不利的,因为只有高分辨图像才能减少部分容积效应,才有利于微小异常的检出(图 3.2)。

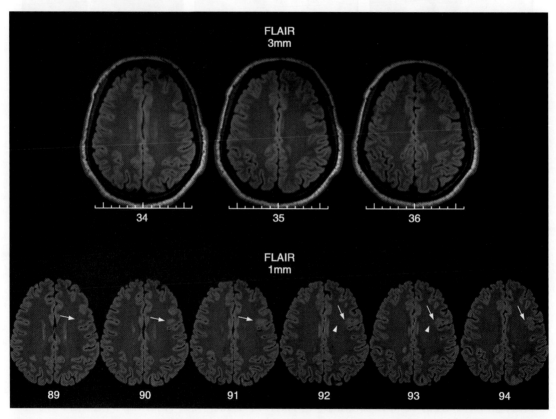

图 3.2　重采样图像与原始分辨率图像的对比。一位经过病理证实的局灶性皮层发育不良(ILAE 型 IIb)的患者的 3T FLAIR 轴位像。影像学评估最初是在 3mm 的厚层图像上进行的(第一行),该厚层图像是用 3D 高分辨 1mm 采集重建而来,初始报告为未见显著改变。然而,再次观察原始的 1mm 等体素图像(第二行),发现了一个微小的皮层发育不良。主要表现为病灶区域界限不清(可见于所有层面,箭头)和一个微小的穿通征(Transmantle Sign)(三角形)。各数据的层号已标出

对于更细节的致痫灶特征,7T 设备表现得非常可靠[17],目前尚不确定 7T 是否将取代优化的 3T 系统成为结构 MRI 成像的新临床标准。超高场成像面临的不利挑战包括,射频信号不均一性更大,以比吸收率(Specific Absorption Rate,SAR)作为定量评价指标

的组织内能量沉积也更大,静磁场不均引起的软组织 - 空气以及软组织 - 骨骼交界面的图像伪影也更为显著。为了保证 SAR 位于限度内,每次采集的层数常常不得不减少,尤其是 T2 自旋回波和 FLAIR 加权序列。因此,在 7T 上,覆盖全脑的高层面内分辨率图

像目前还不能通过单个自旋回波序列获得。但用合适的线圈、调整脉冲序列以及优化的扫描方案,低场条件下获得的关键信息在 7T 设备中也不会丢失。

结构 MRI 图像后处理

在许多患者中,依据常规的图像肉眼观察对致痫灶作出诊断往往没有足够的可信度或者不具有显著性。这一临床难题推动了计算机辅助技术在脑形态学和信号强度分析方面的发展。这种技术在不增加扫描时间或电离辐射的情况下,通过定量分析获得不同的信息。尽管大的趋势是结果不受人为因素影响、可重复性强的自动分析技术,我们仍然建议基本的图像预处理步骤(如,信号强度的非均一性校正,配准,图像分割)仍然由操作者掌握以达到质量控制的目的。

颞叶癫痫

海马硬化是一个组织病理学词汇,描述的是海马本体发生的神经元丢失和星形胶质细胞增生,尤其是在 CA1 区、CA4 区和齿状回部位[4,18]。虽然通常在海马体的中部来测量这些特征,但它们的程度和严重性仍然存在着显著的差异。另外,由于在手术切除中,部分切除或软膜下吸引可使组织碎片化,组织可能并不完整,所以限制了内侧颞叶结构的全面评估;对同一患者进行的完整的海马、杏仁核和内嗅皮质区的全面的神经病理学评价因此很难实现。然而,已经得到的外科手术切除标本和尸体解剖资料都证实病变能累及内嗅皮质区和杏仁核[19]。由于获得尸检标本困难,人类除颞叶之外的新皮层异常的病理学资料也很少。Margerison 和 Corsellis 的研究[20]显示,他们报告的患者中,22% 有额叶和枕叶的神经元丢失和胶质增生。另有一患者生前进行了颞叶切除术,死后的尸检报告显示其大脑全部脑叶几乎都有不同程度的结构异常[21]。

内侧颞叶定量分析

在近 20 年,MRI 容积测定法由于比肉眼分析更加敏感而成为评价内侧颞叶病变最常用的定量分析技术。对于颞叶癫痫,海马萎缩被认为是海马硬化的标识性改变;萎缩的程度与阿蒙角(海马角,cornu ammonis),尤其是 CA1 区神经元丢失的程度相关[22]。海马容积测量的应用是由于它可以使大约 70% 的患者在个体病人水平实现侧别判定[23]。然而,由于手动勾画不但耗时而且需要由熟悉解剖的专家操作,手动容积测定这一常常仅包含海马的方法在临床工作中并不常用。对于颞叶癫痫,自动海马分割研究较少,而且迄今结果仍不甚满意[24-26]。我们开发出一种有效并可靠的算法,它将可变形的参数曲面和多模板整合到一个统一框架下[27]。我们的方法可很好的与手动标记相重合,无论其海马萎缩程度如何,在病人中达到了亚毫米的精度,与在健康对照中达到的精度几乎完全相同。重要的是,其产生的各种结构的标记可用于更高级的处理,下文将详细介绍。

由于容积法是对整个大脑半球进行萎缩的判定,所以其对于微小的弥漫性或局灶性异常的敏感性是有限的。这可能解释了为什么有 30%~40% 具有明确的临床电生理特征的药物难治性颞叶癫痫患者中,即使组织病理学结果为微小的组织硬化,海马容积测定的结果也没发现显著异常。事实上,MRI 阴性颞叶癫痫的术后组织标本证实海马 CA1 区有 20% 细胞丢失[4,12]或有局灶性胶质增生。神经元丢失以内嗅皮层或杏仁核[19]最为显著。鉴于这些观察,内嗅皮层容积测定很有价值,在 25% 海马体积正常的患者中通过内嗅皮层容积测定可以做出侧别判定[11]。形态学分析将进一步加强 MRI 与海马病理学的关联[28]。我们开发并验证了一种基于 3D 表面的方法,这种方法依赖于球面谐波形状描述子(Spherical Harmonic Shape Descriptors)来定位一个特定结构和模板之间的亚毫米水平的容积改变,同时还保证了不同个体之间的解剖一致性[29],这是可靠的统计学分析的前提。根据我们的经验,这一技术可以有效的检出海马容积正常患者的微小萎缩灶(图3.3)。

与T2加权MRI肉眼分析相比较,T2弛豫测量能对T2加权信号进行定量分析,提高了检出内侧颞叶胶质增生的敏感性[30-32]。我们发现,海马T2弛豫测量能对82%海马体积正常的癫痫患者做出侧别判定[31]。我们同时发现,在70%的此类患者中,颞干区域的T2信号存在延长;其中一半病例延长的T2弛豫时间为双侧的对称的。白质T2弛豫测量能对三分之一的致痫灶做出正确的

侧别判定,说明此种方法能够为癫痫定位提供辅助的信息[32]。

新皮层定量分析

自2000年初始,基于体素的形态学分析(Voxel-Based morphometry, VBM)因其不需要预先的解剖分割就能进行自动全脑结构分析而被广泛应用于颞叶癫痫结构异常的评估。然而,VBM对于内侧颞叶局灶病变的检出不敏感,特别是当病理形态学改变很微小的时候,比如海马硬化[33]。而在另一方面,VBM[34]和皮质厚度测量[35,36]为全脑结构的评估提供了灵敏的手段。药物难治性颞叶癫痫中存在着广泛的脑萎缩,并且有证

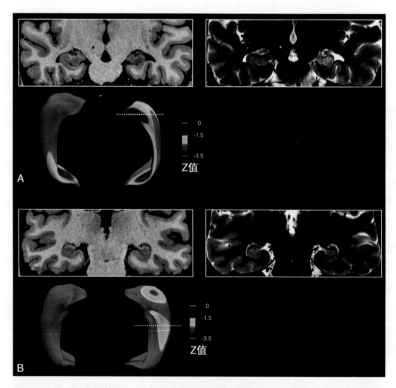

图3.3　海马形态分析。2名右侧颞叶癫痫患者的3T冠状位T1、T2加权图像和相对于健康对照经过标准化的海马萎缩分布图(Z值,以色带显示)。第一个患者(A)表现为右侧海马萎缩、T1低信号和T2高信号。基于表面的分析确定并定位出了萎缩的区域,在右侧海马沿着吻侧-尾侧的方向延伸。第二个患者(B)常规MRI结果的报告是正常的。然而,基于表面的分布图显示右侧海马头部和体部有微小萎缩。组织学证实为微小的海马硬化。表面图上的虚线标记的是MRI冠状图像截取的位置。图像中的右侧为患者的右侧

据表明这些病变存在进展,尤其在额叶中央区[37]。需要注意的是,我们发现,海马显著萎缩和海马体积正常的患者在远离癫痫灶的新皮层区域具有相似的静态和动态病理学改变[35]。尽管在内侧颞叶的病理学程度不相同,但二者在新皮层具有相似的动态。这一发现支持一种观点,即这两种颞叶癫痫是同一疾病谱的不同部分,纵向演变可能是癫痫的继发性改变。鉴于有功能数据显示药物难治性颞叶癫痫患者存在认知的进行性下降,并且复发癫痫放电与致痫网络的扩大相关,这些结果强有力的说明药物难治性颞叶癫痫,无论其海马萎缩程度如何,是一种进展性疾病,需要早期外科介入。

评估新皮质的大多数研究是分组进行的。数据初步显示,可全脑自动分割的机器学习技术能对 MRI 肉眼分析正常的单个癫痫患者做出致痫灶的侧别判定[38]。然而,由于分类器提取的特征会挑战传统合理的生物学理解,其临床应用尚需独立研究间的交叉验证。

局灶性皮质发育不良

一半以上的儿童癫痫和四分之一的成人癫痫是与局灶性皮质发育不良(Focal Cortical Dysplasia,FCD)相关的新皮质癫痫[3]。FCD 在结构 MRI 上的主要特征性表现包括皮层灰质厚度异常(50%~92% 病例)和皮层灰白质分界模糊(60%~80% 病例)[3,39]。T2 加权像显示 46%~92% 病变区灰质的异常高信号,FLAIR 像的敏感性更是高达 71%~100%。典型的表现是穿通征,是一种受累细胞沿着放射状胶质迁移留下的痕迹,表现为从脑室延伸到病灶的漏斗形高信号,主要见于 FCD Ⅱ 型患者[7,39,40]。

通过 MRI 观察到的皮层发育不良改变与组织病理学紊乱的程度大概一致[3]。然而,即便是 FCD Ⅱ 型患者,由于 MRI 的放射表现在灰白质病变的程度和形式上差别较大,肉眼识别是充满挑战的,尤其是通过 2D 图像观察凸面新皮质的时候。事实上,近期的外科研究资料显示,33% 以上的 FCD Ⅱ 型和 87% 的 FCD Ⅰ 型患者[7,8,39]的常规 MRI 影像未发现显著异常,提示常规 MRI 检出微小皮质发育不良的能力有限。

肉眼能发现的 MRI 异常表现可能仅仅是脑回异常。通过自动沟回形态测量(Automated Sulcogyral Morphometry),我们能够检出 85% 的微小的 FCD 病灶,这些病灶主要是传统放射观察漏诊的,位于较深的异常脑沟底部的病灶[41]。重要的是,这些证据能够引导我们寻找那些大视野 MRI 图像上表现为轻度异常的病变或正常患者的迁移异常。

有几组研究应用 VBM 检测 MRI 上肉眼可见的单病人的 FCD 的结构异常[16]。这种基于体素水平组织密度差异的全自动图像处理方法发现 63%~86% 患者的病灶中存在灰质密度(Grey matter concentration)升高。这些漏过肉眼观察的病灶(尽管面积较大)[42]得到了组织病理学的证实,说明 VBM 可用于 MRI 阴性癫痫患者研究。重要的是,将阈值设为大于健康对照组灰质密度均值 2 个标准差并不能保证结果的特异性,因为以此为阈值,对照组中可能出现假阳性。基于体素的比较研究也可用来分析 MRI 定量对比(Quantitative MRI Contrast)的信号,如 T2 弛豫测量、双反转恢复和磁化传递成像。这些技术对明显的皮质发育形态异常敏感度高(87%~100%)[43-45]。然而,用这些技术检出的异常部位只有在少于三分之一的 MRI 阴性患者中与临床和 EEG 结果一致,特异性低[44,46]。

相对于 FCD 具有的病例特点,VBM 结果缺乏特异性,这促使人们去寻找区分皮层发育不良的形态学影像特点的计算机模型。与传统 MRI 比较,从 3 套 T1 加权图像上提取的皮质厚度、灰白质的模糊交界和组织信号的模型融合到同一个合成图上,其对组织学证实的 FCD 的视觉检出敏感性提高到 40%,同时还具有较高的特异性[48]。而且,将这些模板与肉眼无法分辨的高阶图像纹理特征定量分析结果相结合,我们能自动检出 80% 的发育不良[49,50]。基于体素的测算方法局限在于无法全面顾及复杂的拓扑性质,因此可能将跨脑沟的不相邻皮质脑区容积平均化,从而可能提高了假阳性率。我们的经验是,保留解剖拓扑性质的基于表面的测算方法能有效发现小病灶(图 3.4)。

我们将这种方法应用到基于神经网络的全自动病灶检测,在专家漏诊的病例中,成功检出 89% 的微小 FCD 病灶[41]。

总体来说,图像后处理对临床最重要的影响是,初始考虑 MRI 阴性的癫痫患者越来越多的被后续诊断为 FCD Ⅱ 型,尤其是 FCD Ⅱ a 型。

弥散张量成像

弥散张量成像(Diffusion Tensor Imaging, DTI)通过分析白质纤维束相关的被动水分子弥散来评价轴突和髓鞘的完整性[51]。颞叶癫痫患者颞叶边缘束(Temporolimbic Tracts)的部分各向异性指数(Fractional anisotropy, FA,水分子弥散偏离随机球形位移的指标)持续下降[52-54]。然而,DTI 对癫痫灶做出侧别判定的能力并不理想[55]。而且,传统的全纤维束(Whole-Tract)途径每个纤维束的每个弥散参数都产生了一个值,这降低了对微小局灶性病变的敏感性。各向异性的异常分布比较弥散,而平均弥散率异常(mean diffusivity anomalies,扩散体的一个指标)的分布则较为受限[52]。为了克服这种局限性,我们沿着连接颞叶的纤维束测量了弥散指数的空间分布,结果显示弥散率变化的有效值在减小,该有效值代表到颞

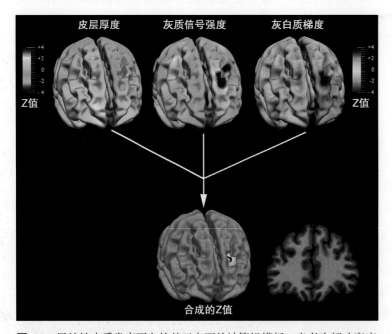

图 3.4 局灶性皮质发育不良的基于表面的计算机模板。患者为额叶癫痫,如 T1 加权冠状位 MRI 断层图像所示(右下角),高分辨 3T MRI 结果正常,可能是因为发育不良病灶很小的原因。第一行是由 T1 加权提取的,经过标准化的,与对照组数据对比(Z 值)的计算机模板。皮质厚度图上未见异常。而灰质密度图和梯度图(灰白质交界模糊程度生成的模板)则发现显著异常。合成图上识别的病灶区是唯一与对照组比较有异常的区域。外科手术标本的组织病理学结果证实是局灶性皮质发育不良 ILAE Ⅱ b 型

叶的解剖连接的功能状态,提示与致痫灶的定位相吻合[56]。重要的是,通过分割分析,我们对 MRI 阴性 TLE 患者(如海马容积正常者)致痫灶侧别判定的准确率高达 100%。而另一方面,全纤维束分析仅在 85% 患者中识别出了致痫灶半球。

对于 MRI 可见 FCD 患者,感兴趣区(Regions of Interest, ROI)[57] 和基于体素的全脑分析[58] 都显示发育不良病变邻近的皮层下白质存在弥散指数异常。然而,在 MRI 视觉分析未能发现病灶的患者,局灶改变应结合 EEG 来定位[58-69](图 3.5)。

此外,病灶常延伸到致痫灶区域和可见的 FCD 之外[61],这凸显了平衡灵敏度和特异度的重要性。并且,由于相关研究目前仅限于单个病人,关于弥散异常背后的本质尚需进一步明确[62]。

磁共振波谱

磁共振波谱(MRS)能够测量体内代谢物浓度,包括 N- 乙酰门冬氨酸(N-acetylaspartate, NAA)、胆碱(Choline, Ch)和肌酸(Creatine, Cr)。空间选择性激发和重聚焦脉冲(Spatially Selective Excitation and Refocusing Pulses)使得 MRS 能够采集单体素波谱,体素大小为 1 到 8cc。波谱成像可以同时从多个位置搜集信息。3TMRI 能提高波谱质量的因素有以下几方面:最主要的是,与 1.5T 波谱结果比较,化学位移在高场强内更强,提高了各个底物峰的播散,从而提高了谱分辨率和对代谢底物的识别,例如 GABA 和谷氨酸盐。其次,提高的信噪比能增加每个代谢物的信号,从而能够更加容易的从背景噪音中将其识别出来。

神经元特异性化合物 NAA 的降低可以对药物难治性 TLE 的癫痫灶做出侧别判定[23],并能预测术后转归[63],拥有一定的临床应用前景。然而,对于目测不存在海马硬化的患者,其癫痫灶侧别判定结果不理想[64]。此外,新皮层癫痫患者通常癫痫灶起源区域不明确,对要研究的脑区的选择和需获取数据的类型(单体素还是化学波谱成像(Chemical Spectroscopic Imaging))提出了明显更高的要求。然而,额叶癫痫的 MRS 结果令人鼓舞[65,66]。应用质子波谱,还有可能在体测量 GABA 和谷氨酸盐,此二者是人脑内最主要的兴奋神经递质,在

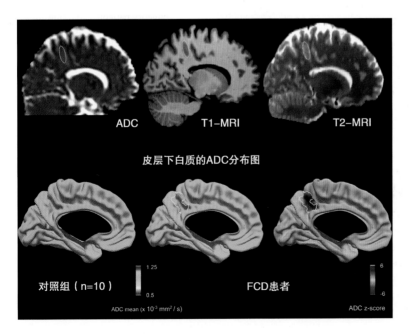

图 3.5　局灶性皮层发育不良基于表面的弥散张量成像。第一行是表观弥散系数图和 T1、T2 图像,图上圈出了病变的灰质部分(黄圈)。第二行是 10 名健康对照者紧邻灰质的皮层下白质的平均 ADC 图。患者的平均 ADC 图和 Z- 值 ADC 图显示 FCD 病灶下方白质 ADC 值异常增高。提示微结构异常延伸到了肉眼可见病灶以外

MRI 阴性 TLE 病变同侧的海马区也观察到谷氨酸盐浓度增高[67,68]。然而由于信噪比低,癫痫灶内 GABA 浓度的测量结果报道不一[69,70]。

总体来看,MRI 阴性癫痫的波谱检查被认为是一种辅助检查。

结论

定量分析,尤其是结构 MRI 图像后处理,能够清晰显示过去肉眼观察遗漏的微小病灶,比常规 MRI 技术敏感性更高。重要的是,由于临床 MRI 可进行先进的图像后处理从而产生 3D 毫米或亚毫米的多重对比图像,这具有重大的经济效益。基于我们的经验和来自文献报道的大量信息,我们提议,

3TMRI 图像经具有神经影像判读经验的癫痫学家视觉分析和图像后处理定量分析后均不能发现显著异常的患者才能用 MRI 阴性来定义。

重要的是,迄今为止,FCD I 型的 MRI 征象并不明确。然而,由于 MRI 无法诊断的病变可能表现为与正常组织的差异很轻微或者表现为目前无法预判的征象,将来用于此类患者的方法应包含形态学统计模型的设计和多变量框架下的信号提取,而不是目前的单模态途径的信号。这些工作可通过理想的相关的组织病理学改进,能够帮助临床医生获取更好的判断标准,从而进行符合时宜的干预,进而达到控制癫痫的目的,把挑战转化为对患者更好的医疗。

参考文献

1. Tellez-Zenteno JF, Dhar R, Hernandez-Ronquillo L, Wiebe S. Long-term outcomes in epilepsy surgery: antiepileptic drugs, mortality, cognitive and psychosocial aspects. *Brain*. 2007; **130**: 334–45.

2. McGonigal A, Bartolomei F, Regis J, Guye M, Gavaret M, Trebuchon-Da Fonseca A, et al. Stereoelectroencephalography in presurgical assessment of MRI-negative epilepsy. *Brain*. 2007; **130**: 3169–83.

3. Lerner JT, Salamon N, Hauptman JS, Velasco TR, Hemb M, Wu JY, et al. Assessment and surgical outcomes for mild type I and severe type II cortical dysplasia: a critical review and the UCLA experience. *Epilepsia*. 2009; **50**: 1310–35.

4. de Lanerolle NC, Kim JH, Williamson A, Spencer SS, Zaveri HP, Eid T, et al. A retrospective analysis of hippocampal pathology in human temporal lobe epilepsy: evidence for distinctive patient subcategories. *Epilepsia*. 2003; **44**: 677–87.

5. Hauptman JS, Mathern GW. Surgical treatment of epilepsy associated with cortical dysplasia: 2012 update. *Epilepsia. (Review)*. 2012; **53 Suppl 4**: 98–104.

6. Blumcke I, Thom M, Aronica E, Armstrong DD, Vinters HV, Palmini A, et al. The clinicopathologic spectrum of focal cortical dysplasias: a consensus classification proposed by an ad hoc Task Force of the ILAE Diagnostic Methods Commission. *Epilepsia*. 2011; **52**: 158–74.

7. Krsek P, Maton B, Korman B, Pacheco-Jacome E, Jayakar P, Dunoyer C, et al. Different features of histopathological subtypes of pediatric focal cortical dysplasia. *Ann Neurol*. 2008; **63**: 758–69.

8. Krsek P, Maton B, Jayakar P, Dean P, Korman B, Rey G, et al. Incomplete resection of focal cortical dysplasia is the main predictor of poor postsurgical outcome. *Neurology*. 2009; **72**: 217–23.

9. Barkovich AJ, Guerrini R, Kuzniecky RI, Jackson GD, Dobyns WB. A developmental and genetic classification for malformations of cortical development: update 2012. *Brain: A Journal of Neurology*. 2012; **135**: 1348–69.

10. King D, Spencer SS, Bouthillier A, Kim J, de Lanerolle NC, Bronen RA, et al. Medial temporal lobe epilepsy without hippocampal atrophy. *J Epilepsy*. 1996; **9**: 291–7.

11. Bernasconi N, Bernasconi A, Caramanos Z, Dubeau F, Richardson J, Andermann F, et al. Entorhinal cortex atrophy in epilepsy patients exhibiting normal hippocampal volumes. *Neurology*. 2001; **56**: 1335–9.

12. Cohen-Gadol AA, Bradley CC, Williamson A, Kim JH, Westerveld M, Duckrow RB, et al. Normal magnetic resonance imaging and medial temporal lobe epilepsy: the clinical syndrome of paradoxical temporal lobe epilepsy. *J Neurosurg*. 2005; **102**: 902–9.

13. Blumcke I, Pauli E, Clusmann H, Schramm J, Becker A, Elger C, et al. A new clinico-pathological classification system for mesial temporal sclerosis. *Acta Neuropathol*. 2007; **113**: 235–44.

14. Thom M, Zhou J, Martinian L, Sisodiya S. Quantitative post-mortem study of the hippocampus in chronic epilepsy:

seizures do not inevitably cause neuronal loss. *Brain.* 2005; **128:** 1344–57.

15. Von Oertzen J, Urbach H, Jungbluth S, Kurthen M, Reuber M, Fernandez G, et al. Standard magnetic resonance imaging is inadequate for patients with refractory focal epilepsy. *J Neurol Neurosurg Psychiatry.* 2002; **73:** 643–7.

16. Bernasconi A, Bernasconi N, Bernhardt BC, Schrader D. Advances in MRI for 'cryptogenic' epilepsies. *Nature Reviews Neurology. (Review).* 2011; **7:** 99–108.

17. Breyer T, Wanke I, Maderwald S, Woermann FG, Kraff O, Theysohn JM, et al. Imaging of patients with hippocampal sclerosis at 7 Tesla: initial results. *Acad Radiol.* 2010; **17:** 421–6.

18. Wyler AR, Dohan FC, Jr., Schweitzer JB, Berry AD. A grading system for mesial temporal pathology (hippocampal sclerosis) from anterior temporal lobectomy. *J Epilepsy.* 1992; **5:** 220–5.

19. Yilmazer-Hanke DM, Wolf HK, Schramm J, Elger CE, Wiestler OD, Blumcke I. Subregional pathology of the amygdala complex and entorhinal region in surgical specimens from patients with pharmacoresistant temporal lobe epilepsy. *J Neuropathol Exp Neurol.* 2000; **59:** 907–20.

20. Margerison JH, Corsellis JA. Epilepsy and the temporal lobes. A clinical, electro-encephalographic and neuropathological study of the brain in epilepsy, with particular reference to the temporal lobes. *Brain.* 1966; **89:** 499–530.

21. Eriksson SH, Rydenhag B, Uvebrant P, Malmgren K, Nordborg C. Widespread microdysgenesis in therapy-resistant epilepsy – a case report on post-mortem findings. *Acta Neuropathol (Berl).* 2002; **103:** 74–7.

22. Cascino GD, Jack CR, Jr., Parisi JE, Sharbrough FW, Hirschorn KA, Meyer FB, et al. Magnetic resonance imaging-based volume studies in temporal lobe epilepsy:

pathological correlations. *Ann Neurol.* 1991; **30:** 31–6.

23. Cendes F, Caramanos Z, Andermann F, Dubeau F, Arnold DL. Proton magnetic resonance spectroscopic imaging and magnetic resonance imaging volumetry in the lateralization of temporal lobe epilepsy: a series of 100 patients. *Ann Neurol.* 1997; **42:** 737–46.

24. Pardoe HR, Pell GS, Abbott DF, Jackson GD. Hippocampal volume assessment in temporal lobe epilepsy: how good is automated segmentation? *Epilepsia.* 2009; **50:** 2586–92.

25. Avants BB, Yushkevich P, Pluta J, Minkoff D, Korczykowski M, Detre J, et al. The optimal template effect in hippocampus studies of diseased populations. *Neuroimage.* 2010; **49:** 2457–66.

26. Akhondi-Asl A, Jafari-Khouzani K, Elisevich K, Soltanian-Zadeh H. Hippocampal volumetry for lateralization of temporal lobe epilepsy: automated versus manual methods. *Neuroimage.* 2011; **54 Suppl 1:** S218–26.

27. Kim H, Mansi T, Bernasconi N, Bernasconi A. Surface-based multi-template automated hippocampal segmentation: application to temporal lobe epilepsy. *Medical Image Analysis.* 2012; **16:** 1445–55.

28. Hogan RE, Wang L, Bertrand ME, Willmore LJ, Bucholz RD, Nassif AS, et al. MRI-based high-dimensional hippocampal mapping in mesial temporal lobe epilepsy. *Brain.* 2004; **127:** 1731–40.

29. Kim H, Mansi T, Bernasconi A, Bernasconi N. Vertex-wise shape analysis of the hippocampus: disentangling positional differences from volume changes. *Med Image Comput Comput Assist Interv.* 2011; **14:** 352–9.

30. Jackson GD, Connelly A, Duncan JS, Grünewald RA, Gadian DG. Detection of hippocampal pathology in intractable partial epilepsy: increased sensitivity with quantitative resonance T2 relaxometry. *Neurology.* 1993; **43:** 1793–9.

31. Bernasconi A, Bernasconi N, Caramanos Z, Reutens DC,

Andermann F, Dubeau F, et al. T2 relaxometry can lateralize mesial temporal lobe epilepsy in patients with normal MRI. *Neuroimage.* 2000; **12:** 739–46.

32. Townsend TN, Bernasconi N, Pike GB, Bernasconi A. Quantitative analysis of temporal lobe white matter T2 relaxation time in temporal lobe epilepsy. *Neuroimage.* 2004; **23:** 318–24.

33. Mehta S, Grabowski TJ, Trivedi Y, Damasio H. Evaluation of voxel-based morphometry for focal lesion detection in individuals. *Neuroimage.* 2003; **20:** 1438–54.

34. Bernasconi N, Duchesne S, Janke A, Lerch J, Collins DL, Bernasconi A. Whole-brain voxel-based statistical analysis of gray matter and white matter in temporal lobe epilepsy. *Neuroimage.* 2004; **23:** 717–23.

35. Bernhardt BC, Bernasconi N, Concha L, Bernasconi A. Cortical thickness analysis in temporal lobe epilepsy: reproducibility and relation to outcome. *Neurology.* 2010; **74:** 1776–84.

36. Bernhardt BC, Worsley KJ, Besson P, Concha L, Lerch JP, Evans AC, et al. Mapping limbic network organization in temporal lobe epilepsy using morphometric correlations: insights on the relation between mesiotemporal connectivity and cortical atrophy. *Neuroimage.* 2008; **42:** 515–24.

37. Bernhardt BC, Worsley KJ, Kim H, Evans AC, Bernasconi A, Bernasconi N. Longitudinal and cross-sectional analysis of atrophy in pharmacoresistant temporal lobe epilepsy. *Neurology.* 2009; **72:** 1747–54.

38. Keihaninejad S, Heckemann RA, Gousias IS, Hajnal JV, Duncan JS, Aljabar P, et al. Classification and lateralization of temporal lobe epilepsies with and without hippocampal atrophy based on whole-brain automatic MRI segmentation. *PLoS One.* 2012; **7:** e33096.

39. Cohen-Gadol AA, Ozduman K, Bronen RA, Kim JH, Spencer DD. Long-term outcome after epilepsy surgery for focal cortical dysplasia. *J Neurosurg.* 2004; **101:** 55–65.

40. Colombo N, Tassi L, Deleo F, Citterio A, Bramerio M, Mai R,

et al. Focal cortical dysplasia type IIa and IIb: MRI aspects in 118 cases proven by histopathology. *Neuroradiology.* 2012; **54**: 1065–77.

41. Besson P, Bernasconi N, Colliot O, Evans A, Bernasconi A. Surface-based texture and morphological analysis detects subtle cortical dysplasia. *Med Image Comput Comput Assist Interv.* 2008; **11**: 645–52.

42. Colliot O, Bernasconi N, Khalili N, Antel SB, Naessens V, Bernasconi A. Individual voxel-based analysis of gray matter in focal cortical dysplasia. *Neuroimage.* 2006; **29**: 162–71.

43. Rugg-Gunn FJ, Boulby PA, Symms MR, Barker GJ, Duncan JS. Whole-brain T2 mapping demonstrates occult abnormalities in focal epilepsy. *Neurology.* 2005; **64**: 318–25.

44. Rugg-Gunn FJ, Eriksson SH, Boulby PA, Symms MR, Barker GJ, Duncan JS. Magnetization transfer imaging in focal epilepsy. *Neurology.* 2003; **60**: 1638–45.

45. Focke NK, Symms MR, Burdett JL, Duncan JS. Voxel-based analysis of whole brain FLAIR at 3T detects focal cortical dysplasia. *Epilepsia.* 2008; **49**: 783–93.

46. Salmenpera TM, Symms MR, Rugg-Gunn FJ, Boulby PA, Free SL, Barker GJ, et al. Evaluation of quantitative magnetic resonance imaging contrasts in MRI-negative refractory focal epilepsy. *Epilepsia.* 2007; **48**: 229–37.

47. Colliot O, Antel SB, Naessens VB, Bernasconi N, Bernasconi A. In vivo profiling of focal cortical dysplasia on high-resolution MRI with computational models. *Epilepsia.* 2006; **47**: 134–42.

48. Bernasconi A, Antel SB, Collins DL, Bernasconi N, Olivier A, Dubeau F, et al. Texture analysis and morphological processing of magnetic resonance imaging assist detection of focal cortical dysplasia in extra-temporal partial epilepsy. *Ann Neurol.* 2001; **49**: 770–5.

49. Antel SB, Collins DL, Bernasconi N, Andermann F, Shinghal R, Kearney RE, et al. Automated detection of focal cortical

dysplasia lesions using computational models of their MRI characteristics and texture analysis. *Neuroimage.* 2003; **19**: 1748–59.

50. Antel SB, Bernasconi A, Bernasconi N, Collins DL, Kearney RE, Shinghal R, et al. Computational models of MRI characteristics of focal cortical dysplasia improve lesion detection. *Neuroimage.* 2002; **17**: 1755–60.

51. Beaulieu C. The basis of anisotropic water diffusion in the nervous system – a technical review. *NMR Biomed.* 2002; **15**: 435–55.

52. Concha L, Beaulieu C, Gross DW. Bilateral limbic diffusion abnormalities in unilateral temporal lobe epilepsy. *Ann Neurol.* 2005; **57**: 188–96.

53. Ahmadi ME, Hagler DJ, Jr., McDonald CR, Tecoma ES, Iragui VJ, Dale AM, et al. Side matters: diffusion tensor imaging tractography in left and right temporal lobe epilepsy. *AJNR Am J Neuroradiol.* 2009; **30**: 1740–7.

54. Concha L, Beaulieu C, Collins DL, Gross DW. White matter diffusion abnormalities in temporal lobe epilepsy with and without mesial temporal sclerosis. *J Neurol Neurosurg Psychiatry.* 2009; **80**: 312–19.

55. Thivard L, Lehericy S, Krainik A, Adam C, Dormont D, Chiras J, et al. Diffusion tensor imaging in medial temporal lobe epilepsy with hippocampal sclerosis. *Neuroimage.* 2005; **28**: 682–90.

56. Concha L, Kim H, Bernasconi A, Bernhardt BC, Bernasconi N. Spatial patterns of water diffusion along white matter tracts in temporal lobe epilepsy. *Neurology.* 2012; **79**: 455–62.

57. Widjaja E, Blaser S, Miller E, Kassner A, Shannon P, Chuang SH, et al. Evaluation of subcortical white matter and deep white matter tracts in malformations of cortical development. *Epilepsia.* 2007; **48**: 1460–9.

58. Eriksson SH, Rugg-Gunn FJ, Symms MR, Barker GJ, Duncan JS. Diffusion tensor imaging in patients with epilepsy and

malformations of cortical development. *Brain.* 2001; **124**: 617–26.

59. Thivard L, Adam C, Hasboun D, Clemenceau S, Dezamis E, Lehericy S, et al. Interictal diffusion MRI in partial epilepsies explored with intracerebral electrodes. *Brain.* 2006; **129**: 375–85.

60. Govindan RM, Asano E, Juhasz C, Jeong JW, Chugani HT. Surface-based laminar analysis of diffusion abnormalities in cortical and white matter layers in neocortical epilepsy. *Epilepsia.* 2013; **54**: 667–77.

61. Fonseca Vde C, Yasuda CL, Tedeschi GG, Betting LE, Cendes F. White matter abnormalities in patients with focal cortical dysplasia revealed by diffusion tensor imaging analysis in a voxel-wise approach. *Front Neurol.* 2012; **3**: 121.

62. Rugg-Gunn FJ, Eriksson SH, Symms MR, Barker GJ, Thom M, Harkness W, et al. Diffusion tensor imaging in refractory epilepsy. *Lancet.* 2002; **359**: 1748–51.

63. Antel SB, Li LM, Cendes F, Collins DL, Kearney RE, Shinghal R, et al. Predicting surgical outcome in temporal lobe epilepsy patients using MRI and MRSI. *Neurology.* 2002; **58**: 1505–12.

64. Willmann O, Wennberg R, May T, Woermann FG, Pohlmann-Eden B. The role of 1H magnetic resonance spectroscopy in pre-operative evaluation for epilepsy surgery. A meta-analysis. *Epilepsy Res.* 2006; **71**: 149–58.

65. Maudsley AA, Domenig C, Ramsay RE, Bowen BC. Application of volumetric MR spectroscopic imaging for localization of neocortical epilepsy. *Epilepsy Res.* 2010; **88**: 127–38.

66. Krsek P, Hajek M, Dezortova M, Jiru F, Skoch A, Marusic P, et al. (1)H MR spectroscopic imaging in patients with MRI-negative extratemporal epilepsy: correlation with ictal onset zone and histopathology. *Eur Radiol.* 2007; **17**: 2126–35.

67. Simister RJ, Woermann FG, McLean MA, Bartlett PA, Barker

GJ, Duncan JS. A short-echo-time proton magnetic resonance spectroscopic imaging study of temporal lobe epilepsy. *Epilepsia*. 2002; **43**: 1021–31.

68. Woermann FG, McLean MA, Bartlett PA, Parker GJ, Barker GJ, Duncan JS. Short echo time single-voxel 1H magnetic resonance spectroscopy in magnetic resonance imaging-negative temporal lobe epilepsy: different biochemical profile compared with hippocampal sclerosis. *Ann Neurol*. 1999; **45**: 369–76.

69. Simister RJ, McLean MA, Barker GJ, Duncan JS. A proton magnetic resonance spectroscopy study of metabolites in the occipital lobes in epilepsy. *Epilepsia*. 2003; **44**: 550–8.

70. Petroff OA, Mattson RH, Rothman DL. Proton MRS: GABA and glutamate. *Adv Neurol*. 2000; **83**: 261–71.

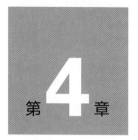

PET 在 MRI 阴性难治性局灶性癫痫中的应用

第 **4** 章　　卢洁　译

总则

对于局灶性癫痫患者来说,影像学检查的主要作用是探究病因。在这种情况下,MRI 仍然是主流检查,它可以在携带有可以解释癫痫病因的手术病灶的病人和 MRI 阴性没有病灶,或仅显示非特异性或偶然病灶的病人之间做出区分(见第 1 和 3 章)。

且不论 MRI 神经影像学指南对于局灶性癫痫患者的实用性如何,临床工作中很多患者可能被归类为"MRI 阴性"[1,2],但事实是专家通过回顾 MRI 图像或重复 MRI 检查可以发现致痫灶[3]。同样的,直到 19 世纪 90 年代后期人们才发现海马硬化和局灶性皮层发育不良这样的最普遍的致痫灶的影像特征,而早期的研究可能忽略了相关的异常情况。在这一章中我们将尽可能只包含 MRI 阴性患者的病例,其图像满足 MR 基本质量标准[1,2]。

正电子发射型体层摄影(Positron Emission Tomography, PET)是一种核医学技术。通常经静脉注射由 ^{18}F(半衰期约 2 小时)或 ^{11}C(半衰期约 20 分钟)等放射性同位素标记的药品,它被神经元作为能量物质([^{18}F]氟代脱氧葡萄糖([18F]fluorodeoxyglucose),FDG)吸收,或者与受体进行可逆性或不可逆性结合。放射核素发出的正电子与组织中的负电子结合发生湮灭辐射,产生两个能量相等、方向相反的 γ 光子。PET 探头内环形排列的晶体探测器可探测 γ 光子,并将其用于重建高质量的断层影像。注射显像剂后采集脑部放射性分布的静态或动态(时间进程)图像。在应用 FDG 的情况下,通常采集静态图像;应用受体显像时通常采集 15~30 张(或帧)图像,采集时长常大于 60~90 分钟。应用数学模型以动脉血中放射性的浓聚程度或局部未进行特异性结合的放射性的时间进程来导出结合参数。依据注射显像剂的不同,可以评估葡萄糖代谢(应用 FDG)和各种受体系统。FDG 是目前应用最广泛的放射性药物。在别的文献中有更多的详细评论(如参考文献 4-6)[4-6]。

无论 MRI 有什么样的发现,评价 PET 发现时参考结构解剖是很重要的,例如将 MRI 和 PET 图像融合[7,8]。否则,由萎缩灶和增宽的脑沟可能造成明显的代谢减低或受体结合减少,由于与周围的白质相似,真正的减低信号(尤其是在脑沟的底部)可能会被忽略(图 4.1)。

这些年另一个方法学的重要进展就是在对 PET 进行标准视觉分析外,进行统计学分析,通常应用统计参数图软件(SPM; www.fli.ion.ucl.ac.uk/spm)或就皮层的不对称性进行分析[9]。

各种各样的方法学误区包括伪影和少数对照组表现的异常[4]、对照组和实验组的年龄差异[10]及定量详情[11]。

PET 血流检查应用 $H_2[^{15}O]$;^{15}O 的半衰期大约是 2 分钟。和 SPECT 相比,发作间期扫描是不可靠的,由于 ^{15}O 的短半衰期,临床中在发作期进行扫描一般来说是不可能的。为了评估脑功能,$H_2[^{15}O]$ PET 检查已经几乎被 fMRI 取代(见第 8 章),即使一些应用领域(例如,对 MRI 中磁敏感伪影易影响的区域的关注;无噪声扫描的需求)仍处于研究中。

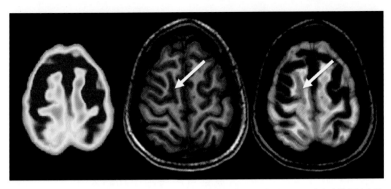

图 4.1　FDG-PET 和 MR 影像联合的附加价值和互补性。一例耐药性局灶性癫痫患者。单独 FDG-PET 不能清晰的显示不对称。单独的 MRI 仅仅显示异常的脑回（箭头）。两种影像配准后叠加揭示了代谢减低的局限区域，限于一条脑沟底部。这名患者在局限于这一脑回的病灶切除术后至今 3 年未再发作。（数据有 F.Chassoux 提供，图片复制自参考文献 58）

FDG-PET

局部代谢减低是致痫灶及其周围区域的标志。自从 20 世纪 80 年代起 FDG-PET 方法一直应用于癫痫的定位[12,13]，即从 MRI 常规应用之前。代谢减低灶通常比病灶部位或致痫灶范围大，但通常与癫痫发作区域和 / 或癫痫蔓延区域有关[14]。FDG-PET 和其他检查之间的差异通常与 MRI 阴性颞叶癫痫预后不良有关[15]。详见最近的综述[16]。

由于 FDG 半衰期大约为 2 小时，所以应用 FDG 显像在商业上是可行的。多亏 FDG-PET/CT 在肿瘤学应用的成功，很多有癫痫手术项目的大学医院都可以使用 FDG-PET。临床中应用静态扫描，通常在注射后 30~50 分钟采集 10~15 分钟；与此同时可应用动脉输入函数和动态扫描将 FDG 摄取量完全量化。在摄取期间观察患者是很重要的，它可以降低癫痫发作导致病灶代谢增高[13]和潜在的错误侧别判定的风险，在这期间有一些推荐，包括脑电图的应用。这可能造成一些逻辑问题，尤其是应用现代 PET/CT 扫描仪，由于测量 CT 衰减的过程中会产生伪影，在扫描过程中不能留置电极。我们的经验是观察和直接询问患者在摄取间期是否已经出现发作可以消除很多风险，特别是很多癫痫患者可能临床症状不是很明显，而且头皮脑电图也可能是正常的。同往常一样，影像结论应该深思熟虑，结合所有可用的信息，以及由发作期高代谢引起错误侧别判定的可能，尤其是在不对称的测量情况下（见下文）。

在本书的通篇之中，FDG-PET 最重要贡献之一就是与 MRI 融合图像综合分析，探测局灶性皮层发育不良（FCD）。通过局部 FDG 代谢减低探测 FCD 代表了 MRI 的显著变化，可将 MRI 阴性患者转变为手术预后良好的 MRI 阳性患者[7,8]。在经组织学确定 FCD 病灶部位的病例中，许多回顾性的系列研究评估了 FDG-PET 的贡献。在一组 14 例 MRI 阴性患者中，只有三例 FDG-PET 阴性，并且异常部位（由 FDG-PET, SISCOM 或颅内脑电图确定）切除术的完整程度与术后结果密切相关[55]。一组 62 名 FCD Ⅱ 型患者中包含 25 名 1.5T MRI 表现正常或可疑者[56]。在这 25 人中，FDG-PET 准确分析出 21 例（84%）患者局灶性皮层发育不良的部位，但也有 2 例表现阴性，另两例错误地定位于前额叶眶面皮层。值得重视的是，有 2 例皮层发育不良患者通过 PET/MRI 融合图像才分辨出病灶部位。这 25 名 MRI 阴性患者手术后效果较好（88%Engel 1 级, 56% 完全未再发作），与另外那 37 名患者（94%Engel

1 级, 75% 完全未再发作) 相比无明显统计学差异。

FDG-PET 技术可以用来回顾性展现 MRI 上病理学变化或者对 MRI 可能出现的细微异常有提升可信度的作用。在一组做过 1.5T MRI 检查最初诊断为 MRI 阴性的 31 名儿童中[57], 21 例 FDG-PET 显示局灶性代谢减低。参考 PET 结果再次观察初始的 MRI 图像, 并将两种模态配准到一起, 其中 7 例结论由正常 MRI 表现变为有细微 MR 异常表现, 另外有两例结论由细微改变, 初始考虑无相关病变, 变为很可能有病理学改变, 而这起初被认为是无关的。只有五名患者进行了细胞组织学检查, 结果均患有局灶性皮层发育不良。

在颞叶癫痫的整个过程中, FDG-PET 也被证明是有用的。比如, 在颞叶癫痫中基于 MRI、视频脑电图均没有证据支持或反对手术的 84 位患者中, 有 72 例患者通过 FDG-PET 可给出意见[18]。鉴于阴性或不确定性的 MRI 结果在 PET 有效的亚组中更普遍, 所以需要重视 MRI 阴性患者手术结局(63% 治愈)与全部 302 例手术患者结局(64% 治愈)相似, 这一点很重要。许多研究强调 "MRI 阴性, PET 阳性" 颞叶癫痫患者预后良好[19, 20]。

癫痫手术评估流程中需要考虑的颞叶癫痫特点之一, 是通过目测检查往往可以发现同侧代谢减低, 但对于更多像 SPM 这样的客观技术仍是 "不可见的"[21]。基于体素技术的收益可能在非颞叶癫痫中更高, 儿童可能有所不同[22]。

此外, 局灶性低代谢的出现相比局灶性 MRI 病变而言, 是一个对术后癫痫缓解度更强大的预测因素[16, 23], FDG-PET 预测病人的术后效果的作用仅次于颅内脑电图[24]。

临床应用的其他放射性配体

很多由 [11]C 标记的放射性配体来自于研究领域。由于所有有机分子均包含碳原子, [11]C 能够取代其中一个碳原子来标记许多物质, 同时不改变其生物学特性。此外, 辐射负担有一些下降的趋势。由于其半衰期约为 20 分钟, 所以应用 [11]C 标记的物质受限于拥有回旋加速器、可现场生产同位素的中心机构。

GABA$_A$ 受体

已经被最广泛应用的配合基是 [11]C 氟马西尼(Flumazenil, FMZ), 它是苯二氮受体的拮抗剂, 包含 α1, 2, 3 和 5 四个亚单位(相关综述文章见参考文献 5 和 25)[5, 25]; γ-氨基丁酸是哺乳动物中枢神经系统中重要的抑制性神经递质, 致痫灶通常 [11]C 氟马西尼结合减少。作为一种规律, [11]C 氟马西尼结合减少的区域比 FDG-PET 所见的代谢减低区域小(图 4.2)。

由于部分容积效应, 颞叶癫痫患者 [11]C 氟马西尼结合减少与海马体积缩小相关, 对于 MRI 表现正常的患者的临床作用是结合减少较体积缩小明显[26]。回顾一篇文献包含 45 例 MRI 阴性颞叶癫痫患者[25], 其中 38 例 [11]C 氟马西尼 PET 扫描异常, 证明 [11]C 氟马西尼 PET 较 MRI 更敏感, 21 例异常被认为对手术是有帮助的。不出所料, 手术组术后病人的数据显示更高比例的 [11]C 氟马西尼 PET 扫描被评价为有效的。

在上述的回顾中, 对于非颞叶起源并且 MRI 阴性的局灶性癫痫患者, [11]C 氟马西尼 PET 比 MRI 更敏感[25]。文献中被确认的总计 73/102 例非颞叶起源且 MRI 阴性患者显示氟马西尼结合异常。27/102 例明确对手术有帮助, 54/102 例明确或可能有帮助(例如, 防止潜在的进一步有创检查)。当然, 在比较手术患者与非手术患者过程中, 有证据表明存在着抽样误差。

现在有 [18]F 标记的氟马西尼类似物, 由于 [18]F 半衰期约 2 小时, 所以有更广泛的作用。然而, 即使获得了普遍可靠的结果, 迄今为止仅仅一小部分研究应用了 [18]F 标记的氟

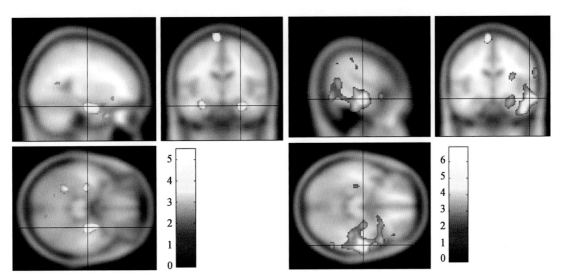

图 4.2　FMZ（左侧）对比 FDG（右侧）在同一患者均减低：FMZ 异常范围较小；FMZ 较
清晰的表明双侧海马受损。由于患者脑部结构，两者均显示同一个旁矢状面的异常

马西尼类似物[16]。

氨基丁酸 A 型受体存在于多数的神经元中。因此，氟马西尼也可以在一定程度上作为神经元标记物，尤其是在白质中（见参考文献 27 及其参考的文献）[27]。颞叶异位白质神经元与脑白质内[11C]氟马西尼分布容积有着紧密的联系。在大部分（11/18）MRI 阴性的颞叶癫痫病例中主要表现为颞叶白质[11C]氟马西尼分布量增加，有 7/44 例非颞叶起源且 MRI 阴性患者主要表现为脑室周围分布增加，这提示隐匿性迁移紊乱可能是在很多此类病人中此现象背后深藏的原因。在两组独立的海马硬化的病人中，脑室周围分布增加与更差的预后相关[27,28]。最近，更大的对照组实验增强了对手术预后预判的准确度，这对个人手术前的咨询可能是有用的[28]。

由于[11C]氟马西尼结合于伽马氨基丁酸 A 型受体的苯二氮位点，因此治疗上给予苯二氮革类药物将使得结合减少。其他含伽马氨基丁酸能作用机制的抗癫痫药使情况不那么明显，但这些考量对临床应用[11C]氟马西尼 PET 检查增加了一项附加的约束条件。

血清素能神经元

α–[11C]甲基–L–色氨酸（AMT）是血清素（5–羟色胺）新陈代谢增强和/或异常的标记物，最早应用于诊断儿童结节性硬化，有时 α–甲基–L–色氨酸在引起癫痫的结节处累积。一组行 FDG 和 AMT PET 检查的 27 名儿童中，19 名 MRI 表现正常[29]。在这 19 名儿童中 9 名 AMT 摄取不对称，其中 2 名儿童[18F]FDG-PET 检查显示没有异常或误认为局部异常。正如文献中讨论的一样[30]，[11C]AMT 摄取增高的区域与致痫灶范围很接近，并且[11C]AMT PET 特异性更高，虽然灵敏性不如[18F]FDG-PET。

蒙特利尔团队研究 18 名局灶性癫痫患者，其中 7 名患有皮层发育不良，11 名 MRI 和[18F]FDG-PET 检查阴性[31]；在这皮层发育不良的 7 人中有 4 人[11C]AMT PET 在推定的致痫灶显示摄取增多，另外 11 名患者中的 3 人也有相同表现。而且，[11C]AMT 摄取量与发作间期痫样放电的次数呈正相关。

在另一组没有显示个体病人数据的研究中，在组的水平，7 名海马体积正常的单侧颞叶癫痫患者显示同侧的海马[11C]AMT 摄取增高[32]。在 7 名伴有海马硬化的单侧颞叶癫痫患者则没有上述发现。如上所述[30]，由于研究中缺乏对部分容积效应的校正，硬化的海马组织摄取增高可能被忽视了；个体病人的数据缺乏使得这项术前评价技术的有效性难以评估。

在既往有皮层切除术失败史的以儿童为主的 33 名患者中，10 人可见局灶性[11C]AMT 摄取异常与脑电图监测到的发作是一致的；7 人重复进行了检查，其中 4 人在第一次检查之前 MRI 阴性；5 人无癫痫发作，其中 3 人之前 MRI 阴性；另两人有所改善[51]。

总的来说，对于棘手的影像学检查阴性的群体这些发现是很有前景的。可以说[11C]AMT PET 有更广阔的临床应用。然而还有一些问题有待解决。首先，致痫灶部位或其周围皮层摄取增强的特异性很高，但在 MRI 阴性患者中的敏感性相当低[29,30]。其次，以一种可靠的形式合成[11C]AMT 相当困难。最后，在集中地合成后11C 同位素阻碍了其广泛的配送，即现在只在三个中心可以应用——美国的底特律，加拿大的蒙特利尔和法国的里昂，这严重限制了其临床应用。

5- 羟色胺 1A（Serotonin）型受体

利用不同的拮抗剂配体可以将 5- 羟色胺受体直观化和量化。[碳酰 -11C]WAY 100635,[18F]FCWAY 和[18F]MPPF 已经应用于诊断癫痫（大量包含方法论争议的讨论回顾见文献 4）。突触后的 5- 羟色胺 1A 型受体分布在边缘系统。小脑蚓部以外的小脑不含 5- 羟色胺 1A 型受体，小脑经常作为定量的参考区域；但是，参考区域的准确定义对求得的结合能力（Binding Potential, BP_{ND}）值有重大影响[33]。

由于脱氟作用，[18F]FCWAY 可能是 5- 羟色胺 1A 型示踪剂中最难应用的，它需要对骨骼中的溢出和可进入脑组织的放射性代谢物进行校正。校正后，12 例颞叶癫痫患者的发作区域即使没有定位，也都正确的做出了侧

别判定[53]。其中包括 3 例海马体积正常的患者。[18F]FCWAY 摄取不对称作为一种指标比测量海马体积或 FDG-PET 更明显[52]。

53 名对照组和 9 名病因不同的颞叶癫痫患者行[18F]MPPF 检查[34]，癫痫患者由于内侧颞叶癫痫特征不典型全部深部植入电极行视频脑电图。7 人结合能力（BP_{ND}）减低最多的区域与发作的区域一致或至少包含在内，2 人与播散区域一致。所有的 3 名 MRI 阴性患者[18F]MPPF PET 正确地确定病变侧；用 SPM 软件按组测量[35]，3 名患者的减低局限于（下）颞极而不包括海马。其中 3 名 MRI 阴性患者中的 2 人经 SPM 证明同侧颞叶减低。

同一个课题组用[18F]MPPF 对更大宗的 42 名不同亚型的颞叶癫痫患者进行了研究，BP_{ND} 的参数分布图通过视觉和 SPM 的手段进行了分析，与 18 名对照组进行对比研究[36]。总体而言，视觉分析较 SPM 更敏感，但 SPM 探测到一些双侧的异常或摄取增高。致痫灶摄取减低之外，经常可以观察到岛叶摄取减低。18 名患者中 16 人可以看到仅海马、杏仁核和颞极摄取减低，这些患者行手术后无癫痫发作。MRI 阴性的 7 名患者中只有两人在视觉分析或 SPM 分析均没有显示[18F]MPPF 的 BP_{ND} 异常。对于颞叶癫痫患者来说，视觉分析[18F]MPPF 的 BP_{ND} 分布图可以提供对手术有用的信息。

通过被试内测量（within-subject measure）标准化，可以产生非常灵敏的测量（如参考文献 29,37,38）。因此，24 名术后结果为 Engel 1 级的颞叶癫痫患者基于体素的不对称分析较视觉分析更敏感，包括 8 名 MRI 阴性患者[39]。

一项应用 5- 羟色胺 1A 拮抗剂[碳酰 -11C]WAY 100635 对 14 名对照组和 14 名患者相应脑区进行分析的研究中，其中 8 名患有海马硬化，6 名 MRI 阴性（其中的 4 名 FDG-PET 阴性）[40]。所有的患者，包括 MRI 阴性的患者，单侧的内侧颞叶[碳酰 -11C]

WAY 100635 结合能力减低。同样可以看到单侧岛叶摄取降低，其临床显著性仍不清楚。在另一组 13 名对照组和 13 名患者（其中 5 人 MRI 阴性）[碳酰 –^{11}C]WAY 100635 研究中有着同样的结果[41]。

先前的研究通常认为 5- 羟色胺 $_{1A}$ PET 对于 MRI 阴性患者有帮助，只有两个研究项目仅针对 MRI 阴性患者。其中一个的个人数据不明（详见参考文献 4）。另一个研究纳入颞叶癫痫并且 MRI 视觉检查阴性的 12 名患者（术后证实 3 人患海马硬化，1 人皮层发育不良）和 15 名对照[42]。[^{18}F]FCWAY 按之前描述进行定量测定。不对称性测量准确的对 11 名单侧病灶患者中 9 人进行了侧别判定，包括一名 FDG-PET 正常的患者；无[^{18}F]FCWAY 不对称的两名患者通过 FDG-PET 的不对称实现了正确的侧别判定；一名双颞发作的患者[^{18}F]FCWAY 难以判定侧别但 FDG-PET 错误的进行了侧别判定。

总而言之，这些研究表明 5- 羟色胺 $_{1A}$ 型受体 PET 可能在颞叶癫痫患者定侧中发挥作用，尤其当其他形式的影像难以确定时。警告是几乎独有的边缘系统摄取；如果诊断要在颞叶病灶或枕叶病灶伴颞叶受累之间鉴别，5- 羟色胺 $_{1A}$ 型受体 PET 很可能没有帮助。

其他一些指标已经被探究过，但还没有发现其临床价值（例如，B 型单胺氧化酶结合位点标记星形胶质细胞和胆碱能受体）。标记的氨基酸或核苷酸示踪剂用于低级别胶质神经元混合肿瘤的表征。在 MRI 可见的局灶性皮层发育不良可能显示摄取增加（见参考文献 53），在 MRI 阴性病例中可能显示相关的异常。但是，这还不是所有研究组的经验[54]，还需要更多的研究来评价这些被认定为低效的示踪剂在 MRI 阴性癫痫中是否有作用。

研究中曾应用的放射性配体

使用 PET 有助于去采用该研究情景中有趣的途径。

目前有开发新配体的尝试，比如谷氨酸 NMDA 受体[43]。

发作期 / 发作后 / 发作间期对比已经阐明神经递质在阻止癫痫中的作用，尤其是阿片类药物（见参考文献 44，综述见文献 4）；这种对比也正在显示 MRI 正常和海马硬化患者之间的区别。不同的图像不能准确描述个体病人的癫痫发作区域。大麻素 1 型（CB1）受体比阿片受体浓度高十倍。现在有证据证明发作后 CB1 受体有效性增高[45]，就决定癫痫发作区域而言，发作后 / 发作间期对比基本上与 SISCOM 是相似的[45]。

现在有多种多样的配体可用于探测多巴胺系统。多巴胺被认为有抗痉挛的调节作用（见参考文献 4）。在各种综合症中已经研究多巴胺能系统，包括一些 MRI 检查是典型阴性的，比如常染色体显性遗传的额叶癫痫。本书的焦点 MRI 阴性癫痫的病人极少被研究，如果这样的话，因为每个研究中的患者数量很小，他们还没有被分别地分析过[46]。然而，最近的形态学研究显示，与伴有和不伴有海马硬化的颞叶癫痫患者的致痫灶同侧的黑质变小[47]；因此期望 MRI 阴性患者同样可以在 PET 显示多巴胺系统异常。

解释癫痫患者耐药性的主要假说之一就是"转运体学说"，假定致痫灶 P- 糖蛋白（P-glycoprotein, P-GP）活性增高。P-GP 是血脑屏障的组成部分，可主动地从脑内清除大量脂溶性分子，包括一些抗癫痫药物。应用 P-GP 载体标记的 PET 有助于证明致痫灶 GPG 作用（见参考文献 48，49）。

探测脑内非均布的受体亚型不能取代"驮马示踪剂（Workhorse Tracers，在西方文化中，驮马泛指愿意承担额外工作的人或事物）"，其可以较普遍的被摄取，从而在术前病情检查中探测全脑的异常。然而，这种高选择性的示踪剂为调查癫痫相关的具体大脑功能障碍提供了可能，比如癫痫记忆损伤可能的分子基础[4]。

典型病例（图 4.3 ）

前景和结论

当 MRI 不能显示潜在的致痫病变时，PET 只是有用的技术之一；FDG-PET 仍是 PET 检查的主要方式，可以通过与结构 MRI 联合解读以及与对照组对比的额外的基于体素的分析以大幅提升作用。

其他示踪剂中，5- 羟色胺 $_{1A}$ 型受体对于颞叶癫痫患者的侧别定位可能是有作用的，在某种程度上说，更进一步描述了颞叶癫痫综合症。然而，非边缘系统的致痫灶很可能被漏掉。FMZ 在选定的案例中可能有用，并且在广泛分布的皮层信号中有优势，但不是广泛可用的，并在最好与有创的定量方面

一起使用。AMT 在 MRI 阴性癫痫中灵敏度低，但可能有时是非常有用的。

取决于临床情况，其他检查可能较 PET 更好。脑磁图与空间滤波技术结合非常有用[50]，但要求频繁的发作间期棘波（见第 6 章）。发作期 SPECT 或发作间期 – 发作期 SPECT 对比（比如 SISCOM）依赖于癫痫发作足够频繁（或能被诱发）、示踪剂是否可获取和癫痫发作是否有足够常的时间以完成放射性配体的注射（见第 5 章）。

正如贯穿本章所指出的，PET 需要与 MRI 的发现联合解读。这是一个两种影像技术的联合应用的案例，表明新的复合（同步）MRI-PET 技术会非常有用。

此外，更多 MRI 图像定量分析和提取的

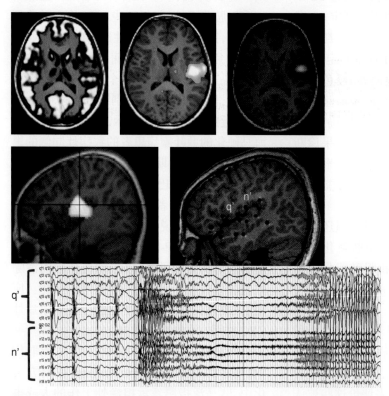

图 4.3　一例耐药性癫痫儿童多模态成像。上：轴向层面。上左：FDG-PET 与 MRI 叠加。上中：FDG-PET 的 SPM 分析。上右：脑磁图合成孔径磁场测量法（Synthetic Aperture Magnetometry，SAM）分析。中左：SPM 分析结果与矢状层面叠加。中右：颅内深部电极位置；电极 q' 和 n' 突出显示；底部：摘录自发作间期和发作期的颅内电极脑电图，显示电极 q' 和 n' 处癫痫发作。（数据由 Philippe Ryvlin, IDEE, Lyon 提供）

特征,如灰 – 白质交界分布图正在得到越来越广泛的应用(见第 3 章)。将这种特征图与 PET 结合是有用的,尤其是增加他们各自与对照组的统计学对比时;也可以与机器学习技术相结合(见参考文献 47)来对图像的每个体素或患者自动分类到某一范畴。

致谢

我很感激我临床和非临床的同事多年来关于本章主题进行的诸多讨论。

参考文献

1. Commission on Neuroimaging of the International League Against Epilepsy. Recommendations for neuroimaging of patients with epilepsy. *Epilepsia*. 1997;38: 1255–6.

2. Commission on Neuroimaging of the International League Against Epilepsy. Guidelines for neuroimaging evaluation of patients with uncontrolled epilepsy considered for surgery. *Epilepsia*. 1998;39:1375–6.

3. Von Oertzen J, Urbach H, Jungbluth S, Kurthen M, Reuber M, Fernandez G, et al. Standard magnetic resonance imaging is inadequate for patients with refractory focal epilepsy. *J Neurol Neurosurg Psychiatry*. 2002;73(6): 643–7.

4. Hammers A. Epilepsy. In Gruender G, editor. Neuromethods: Molecular Imaging in the Neurosciences. Springer Humana Press; 2012.

5. Mauguiere F, Ryvlin P. The role of PET in presurgical assessment of partial epilepsies. *Epileptic Disord*. 2004 Sep;6(3):193–215.

6. Valk PE, Bailey DL, Townsend DW, Maisey MN, editors. Positron Emission Tomography. Basic Science and Clinical Practice. London, Berlin, Heidelberg: Springer Verlag; 2003.

7. Chassoux F, Rodrigo S, Semah F, Beuvon F, Landre E, Devaux B, et al. FDG-PET improves surgical outcome in negative MRI Taylor-type focal cortical dysplasias. *Neurology*. 2010 Dec 14; 75(24):2168–75.

8. Salamon N, Kung J, Shaw SJ, Koo J, Koh S, Wu JY, et al. FDG-PET/MRI coregistration improves detection of cortical dysplasia in patients with epilepsy. *Neurology* 2008 Nov 11;71(20):1594–601.

9. Juhász C, Chugani DC, Muzik O, Shah A, Shah J, Watson C, et al. Relationship of flumazenil and glucose PET abnormalities to neocortical epilepsy surgery outcome. *Neurology*. 2001;56:1650–8.

10. Archambaud F, Bouilleret V, Hertz-Pannier L, Chaumet-Riffaud P, Rodrigo S, Dulac O, et al. Optimizing statistical parametric mapping analysis of 18F-FDG PET in children. *EJNMMI Res*. 2013;3(1):2.

11. Hammers A, Panagoda P, Heckemann RA, Kelsch W, Turkheimer FE, Brooks DJ, et al. [11C]Flumazenil PET in temporal lobe epilepsy: do we need an arterial input function or kinetic modeling? *J Cereb Blood Flow Metab*. 2008;28(1):207–16.

12. Kuhl DE, Engel J, Jr., Phelps ME, Selin C. Epileptic patterns of local cerebral metabolism and perfusion in humans determined by emission computed tomography of 18FDG and 13NH3. *Ann Neurol*. 1980;8:348–60.

13. Theodore WH, Newmark ME, Sato S, Brooks R, Patronas N, De La Paz R, et al. 18F-fluorodeoxyglucose positron emission tomography in refractory complex partial seizures. *Ann Neurol*. 1983;14:429–37.

14. Juhász C, Chugani DC, Muzik O, Watson C, Shah J, Shah A, et al. Electroclinical correlates of flumazenil and fluorodeoxyglucose PET abnormalities in lesional epilepsy. *Neurology*. 2000;55:825–34.

15. Immonen A, Jutila L, Muraja-Murro A, Mervaala E, Aikia M, Lamusuo S, et al. Long-term epilepsy surgery outcomes in patients with MRI-negative temporal lobe epilepsy. *Epilepsia*. 2010 Nov;51(11):2260–9.

16. Juhasz C. The impact of positron emission tomography imaging on the clinical management of patients with epilepsy. *Expert Rev Neurother*. 2012 Jun;12(6):719–32.

17. Chugani HT, Shewmon DA, Khanna S, Phelps ME. Interictal and postictal focal hypermetabolism on positron emission tomography. *Pediatr Neurol*. 1993;9:10–15.

18. Uijl SG, Leijten FS, Arends JB, Parra J, van Huffelen AC, Moons KG. The added value of [18F]-fluoro-D-deoxyglucose positron emission tomography in screening for temporal lobe epilepsy surgery. *Epilepsia*. 2007 Nov; 48(11):2121–9.

19. Carne RP, O'Brien TJ, Kilpatrick CJ, MacGregor LR, Hicks RJ, Murphy MA, et al. MRI-negative PET-positive temporal lobe epilepsy: a distinct surgically remediable syndrome. *Brain*. 2004 Oct;127(Pt 10):2276–85.

20. LoPinto-Khoury C, Sperling MR, Skidmore C, Nei M, Evans J, Sharan A, et al. Surgical outcome in PET-positive, MRI-negative patients with temporal lobe epilepsy. *Epilepsia*. 2012 Feb; 53(2):342–8.

21. Seo JH, Holland K, Rose D, Rozhkov L, Fujiwara H, Byars A, et al. Multimodality imaging in the surgical treatment of children with nonlesional epilepsy. *Neurology*. 2011 Jan 4;76(1):41–8.

22. Hammers A, Bouvard S, Redouté J, Costes N, Lothe A, Catenoix H, et al. Vers une application des neuroscience en Clinique: Analyse

SPM des données TEP au FDG [Towards an application of neuroscientific methods in clinical practice: SPM analysis of FDG PET data]. *Epilepsies*. 2010;22.

23. Struck AF, Hall LT, Floberg JM, Perlman SB, Dulli DA. Surgical decision making in temporal lobe epilepsy: a comparison of [(18)F] FDG-PET, MRI, and EEG. *Epilepsy Behav*. 2011 Oct;22(2): 293–7.

24. Knowlton RC, Elgavish RA, Bartolucci A, Ojha B, Limdi N, Blount J, et al. Functional imaging: II. Prediction of epilepsy surgery outcome. *Ann Neurol*. 2008 Jul;64(1):35–41.

25. Hammers A. Flumazenil PET and other ligands for functional imaging. *Neuroimaging Clinics of North America*. 2004;14(3): 537–51.

26. Hammers A, Koepp MJ, Labbé C, Brooks DJ, Thom M, Cunningham VJ, et al. Neocortical abnormalities of [11C]flumazenil PET in mesial temporal lobe epilepsy. *Neurology*. 2001;56: 897–906.

27. Hammers A, Koepp MJ, Brooks DJ, Duncan JS. Periventricular white matter flumazenil binding and postoperative outcome in hippocampal sclerosis. *Epilepsia*. 2005;46(6):944–8.

28. Yankam Njiwa JA, Bouvard S, Catenoix H, Mauguière F, Ryvlin P, Hammers A. Periventricular flumazenil binding for predicting postoperative outcome in individual patients with temporal lobe epilepsy and hippocampal sclerosis. *Neuroimage Clinical*, 2013;3:242–248.

29. Juhasz C, Chugani DC, Muzik O, Shah A, Asano E, Mangner TJ, et al. Alpha-methyl-L-tryptophan PET detects epileptogenic cortex in children with intractable epilepsy. *Neurology*. 2003 Mar 25;60(6):960–8.

30. Hammers A. Brain imaging – from molecules to networks. *Post-Congress Satellite meeting to the 7th European Congress on Epileptology, St Petersburg*. St Petersburg; 2006. pp. 44–54.

31. Fedi M, Reutens D, Okazawa H, Andermann F, Boling W, Dubeau F, et al. Localizing value of alpha-methyl-L-tryptophan PET in intractable epilepsy of neocortical origin. *Neurology*. 2001;57:1629–36.

32. Natsume J, Kumakura Y, Bernasconi N, Soucy JP, Nakai A, Rosa P, et al. Alpha-[11C] methyl-L-tryptophan and glucose metabolism in patients with temporal lobe epilepsy. *Neurology*. 2003 Mar;60(5):756–61.

33. Takano A, Ito H, Arakawa R, Saijo T, Suhara T. Effects of the reference tissue setting on the parametric image of 11C-WAY 100635. *Nucl Med Commun*. 2007 Mar;28(3):193–8.

34. Merlet I, Ostrowsky K, Costes N, Ryvlin P, Isnard J, Faillenot I, et al. 5-HT1A receptor binding and intracerebral activity in temporal lobe epilepsy: An [18F] MPPF-PET study. *Brain*. 2004;127(4): 900–13.

35. Merlet I, Ryvlin P, Costes N, Dufournel D, Isnard J, Faillenot I, et al. Statistical parametric mapping of 5-HT1A receptor binding in temporal lobe epilepsy with hippocampal ictal onset on intracranial EEG. *Neuroimage*. 2004 Jun;22(2):886–96.

36. Didelot A, Ryvlin P, Lothe A, Merlet I, Hammers A, Mauguiere F. PET imaging of brain 5-HT1A receptors in the preoperative evaluation of temporal lobe epilepsy. *Brain*. 2008 Oct;131(Pt 10):2751–64.

37. Hammers A, Heckemann R, Koepp MJ, Duncan JS, Hajnal JV, Rueckert D, et al. Automatic detection and quantification of hippocampal atrophy on MRI in temporal lobe epilepsy: a proof-of-principle study. *Neuroimage*. 2007 May;36(1):38–47.

38. Van Bogaert P, Massager N, Tugendhaft P, Wikler D, Damhaut P, Levivier M, et al. Statistical parametric mapping of regional glucose metabolism in mesial temporal lobe epilepsy. *Neuroimage*. 2000;12:129–38.

39. Didelot A, Mauguiere F, Redoute J, Bouvard S, Lothe A, Reilhac A, et al. Voxel-based analysis of asymmetry index maps increases the specificity of 18F-MPPF PET abnormalities for localizing the epileptogenic zone in temporal lobe epilepsies. *J Nucl Med*. 2010 Nov;51(11):1732–9.

40. Savic I, Lindström P, Gulyás B, Halldin C, Andrée B, Farde L. Limbic reductions of 5-HT1A receptor binding in human temporal lobe epilepsy. *Neurology*. 2004;62:1343–51.

41. Assem-Hilger E, Lanzenberger R, Savli M, Wadsak W, Mitterhauser M, Mien LK, et al. Central serotonin 1A receptor binding in temporal lobe epilepsy: A [carbonyl-11C]WAY-100635 PET study. *Epilepsy Behav*. 2010;19(3):467–73.

42. Liew CJ, Lim YM, Bonwetsch R, Shamim S, Sato S, Reeves-Tyer P, et al. 18F-FCWAY and 18F-FDG PET in MRI-negative temporal lobe epilepsy. *Epilepsia*. 2009; 50(2):234–9.

43. McGinnity CJ, Hammers A, Riaño-Barros DA, Luthra S, Jones PA, Trigg W, et al. Initial evaluation of [18F]GE-179, a putative PET tracer for activated NMDA receptors. *J Nucl Med*, 2014;55(3):423–30.

44. Hammers A, Asselin M-C, Hinz R, Kitchen I, Brooks DJ, Duncan JS, et al. Upregulation of opioid receptor binding following spontaneous epileptic seizures. *Brain*. 2007;130:1009–16.

45. Goffin K, Van Paesschen W, Van Laere K. In vivo activation of endocannabinoid system in temporal lobe epilepsy with hippocampal sclerosis. *Brain*. 2011;134:1033–40.

46. Bouilleret V, Semah F, Chassoux F, Mantzaridez M, Biraben A, Trebossen R, et al. Basal ganglia involvement in temporal lobe epilepsy: a functional and morphologic study. *Neurology*. 2008 Jan;70(3):177–84.

47. Keihaninejad S, Heckemann RA, Gousias IS, Hajnal JV, Duncan JS, Aljabar P, et al. Classification and lateralization of temporal lobe epilepsies with and without hippocampal atrophy based on whole-brain automatic MRI segmentation. *PLoS One*. 2012; 7(4):e33096.

48. Langer O, Bauer M, Hammers A, Karch R, Pataraia E, Koepp MJ,

et al. Pharmacoresistance in epilepsy: a pilot PET study with the P-glycoprotein substrate R-[(11)C]verapamil. *Epilepsia*. 2007 Sep;48(9):1774–84.

49. Feldmann M, Asselin MC, Liu J, Wang S, McMahon A, Anton-Rodriguez J, et al. P-glycoprotein imaging in temporal lobe epilepsy: in vivo PET experiments with the Pgp substrate [11C]-verapamil. *Lancet Neurol*. 2013;12:777–85.

50. Bouet R, Jung J, Delpuech C, Ryvlin P, Isnard J, Guenot M, et al. Towards source volume estimation of interictal spikes in focal epilepsy using magnetoencephalography. *Neuroimage*. 2012 Feb; 59(4):3955–66.

51. Juhász C, Chugani DC, Padhye UN, Muzik O, Shah A, Asano E, et al. Evaluation with alpha-[11C] methyl-L-tryptophan positron emission tomography for reoperation after failed epilepsy surgery. *Epilepsia*. 2004 Feb; 45(2):124–30.

52. Toczek MT, Carson RE, Lang L, Ma Y, Spanaki MV, Der MG, et al. PET imaging of 5-HT1A receptor binding in patients with temporal lobe epilepsy. *Neurology*. 2003 Mar;60(5):749–56.

53. Sasaki M, Kuwabara Y, Yoshida T, Fukumura T, Morioka T, Nishio S, et al. Carbon-11-methionine PET in focal cortical dysplasia: a comparison with fluorine-18-FDG PET and technetium-99m-ECD SPECT. *J Nucl Med*. 1998 Jun;39(6):974–7.

54. Kasper BS, Struffert T, Kasper EM, Fritscher T, Pauli E, Weigel D, et al. 18Fluoroethyl-L-tyrosine-PET in long-term epilepsy associated glioneuronal tumors. *Epilepsia*. 2011 Jan; 52(1):35–44.

55. Kudr M, Krsek P, Marusic P, Tomasek M, Trnka J, Michalova K, et al. SISCOM and FDG-PET in patients with non-lesional extratemporal epilepsy: correlation with intracranial EEG, histology, and seizure outcome. *Epileptic Disord*. 2013 Mar;15(1):3–13.

56. Chassoux F, Landré E, Mellerio C, Turak B, Mann MW, Daumas-Duport C, et al. Type II focal cortical dysplasia: electroclinical phenotype and surgical outcome related to imaging. *Epilepsia*. 2012 Feb;53(2):349–58.

57. Rubí S, Setoain X, Donaire A, Bargalló N, Sanmartí F, Carreño M, et al. Validation of FDG-PET/MRI coregistration in nonlesional refractory childhood epilepsy. *Epilepsia*. 2011 Dec;52(12): 2216–24.

58. Hammers A. L'IRM-TEP hybride. Quelles applications en neurologie? [Hybrid MRI-PET. Which applications in Neurology?] *Neurologies*. 2013 16(161):244–9.

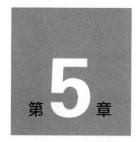

最新的 SPECT 影像处理技术在 MRI 阴性的难治性局灶性癫痫中的应用

第 5 章 卢洁 译

引言

数十年来,癫痫灶区域的高灌注现象已被广泛认同。SPECT 灌注显像被用来描绘局部脑血流(regional Cerebral Flow, rCBF)的改变模式,进一步定位癫痫发作区域。因此目前为止,SPECT 灌注显像是唯一一种能够显示所有围发作状态(Peri-ictal States,如发作间期、发作期及发作后期)生理学改变的检查方法[1]。癫痫灶活动的基线低灌注(Baseline Hypoperfusion)是发作间期的典型改变,相反,短暂的高灌注是发作期的特征,其持续时间最长时可能比癫痫发作结束还要晚 2~3 分钟。在发作后的早期阶段,由发作期高灌注转变来的低灌注通常为时较短,且下降到明显比发作间期的灌注更低的程度(图 5.1)[2]。

围发作期成像最常用的 SPECT 放射示踪剂是 99mTc- 六甲基丙烯胺肟(99mTc-Hexamethyl-Propylene Amine Oxime, Tc-HM-PAO)和 99mTc- 双胱乙酯(99mTcBicisate, Tc-ECD)。在癫痫发作期注射这些 99mTc- 标记的示踪剂后,因为这些示踪剂首次通过脑组织的摄取率高,故能够迅速地与脑内受体相结合。由于这些 99mTc- 标记的示踪剂的放射性衰变相对过慢,在注射药物 3~4 个小时后仍可以获得 SPECT 图像。

与发作期 SPECT 显像比较,在癫痫灶定位方面单独使用发作间期 SPECT 显像敏感性较低。在癫痫评估上应用 SPECT 的主要优势在于计算机减影技术的发展,使其能够发现在同一个病人身上发作期和基线发作间期的灌注形式的差异[3,4],或者是发作期患者和正常人群之间的血流灌注差别[5,6]。这两种类型减影技术的开发是以提高围发作期 SPECT 研究的收益为目的。

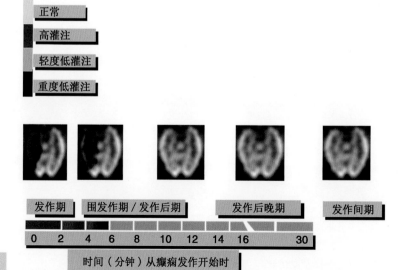

图 5.1 由 SPECT 探测到的灌注改变示意图,与致痫灶活动的不同阶段相符合。(见参考文献 2,经由 Lippincott, Williams 和 Wilkins 允许改编)

本章节的目的在于,探讨和阐述现代 SPECT 的获取和分析技术在 MRI 阴性耐药性癫痫患者术前评估中的作用,也同时讨论发作期 SPECT 研究的效益如何进一步得到加强。

SPECT 减影技术
融合到 MRI 的发作期—发作间期 SPECT 减影

癫痫发作开始后应尽可能快的注射 SPECT 放射性同位素,以确保观察到的血流灌注相所表现的特征性高灌注区域是癫痫开始发作的区域,而不是癫痫发作后或传播到的区域。对于融合到 MRI 的发作期 SPECT 减影(Subtraction Ictal SPECT Coregistered to MRI, SISCOM),则是将发作期和发作间期的图像经过采集和重建后传递到工作站进行处理[4,7]。通过使用阈值来创建脑区二元掩模(Binary Mask)来区分脑内活动和脑外活动,并计算出发作期和发作间期的平均脑像素强度(Pixel Intensities)。发作期和发作间期的像素强度标准化到一个恒定的平均像素强度,用来标准化在示踪剂的摄取、滞留和衰变中的差异。通过使用基于体素强度的算法,发作间期的扫描被配准到发作期 SPECT 的坐标空间,再通过使用高质量的插值算法,发作间期图像被转换和重采样。发作间期 SPECT 图像经标准化和转换后,从标准化的发作期 SPECT 图像上减去,可以得到一个不同的图像,其代表着这两种扫描脑血流的差异。通过计算得出不同图像上的脑像素标准差,并基于这个标准差设定一个阈值,用来识别血流增加和减少的最显著区域。高灌注(阳性差异)图像代表发作期表现,而低灌注(阴性差异)图像代表灌注减少,提示这是从灌注增加到减少的发作后改变。

SPECT 扫描经过处理后,通常使用一种最大化两种图像间归一化互信息(Normalized Mutual Information)的算法把发作期 SPECT 与该患者的高分辨结构 MRI

进行配准。发作期 SPECT 图像可以通过叠加在 MRI 上的方式来验证配准的准确性。如果排列准确,通过阈值分割得到的高低灌注图像可以叠加到 MRI 上显示,以确定脑血流增加和减少的区域。这就将一个与癫痫相关的生理学改变的分布图置放在了 MRI 的结构解剖全局之中。上述这些步骤可见图 5.2。

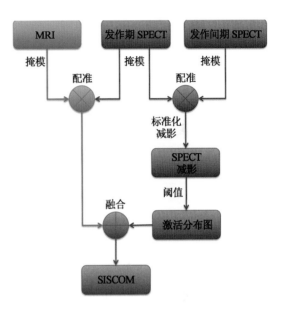

图 5.2　获取融合到 MRI(SISCOM)的发作期 SPECT 减影的步骤示意图。(请译者参考)

基于 SPM 的 SPECT 图像分析

脑血流 SPECT 显像也能参考一组正常被试进行统计学比较。这一方法的优势在于把正常的生理改变整合在了发作期和发作间期 SPECT 扫描的统计比较中[5,6,8,9],与 SISCOM 相比它已被证明具有更高的效益。在这些方法中,用统计参数测绘(Statistical Parametric Mapping, SPM)对正常志愿者的静息态扫描数据进行重建,得到衡量正常扫描间变化的体素接体素(Voxel-by-Voxel)的一个评估[10]。用标准化的体素强度(Normalized Voxel Intensities)在患者发作期和发作间期扫描中的差异与配对的这组健康静息态扫描进行比较,从而建立 T 检验的 3D 容积。然后,用阳性(高灌注)阈值和阴性(低灌注）阈值来识别统计学显著的灌注变化。由于 SPECT 显像的空间分辨率有限，与显像系统空间分辨率相关的体素簇阈值（Voxel Cluster Threshold）也同样可用于去除由于噪音所致的假性激活[9]。上述这些步骤可见图 5.3。

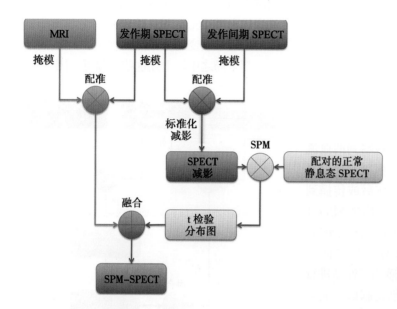

图 5.3　获取融合到 MRI 的发作期 SPECT 统计图（Statistical ictal SPECT coregistered to MRI, STATISCOM）的步骤示意图

MRI 阴性的癫痫患者 SISCOM 定位结果

发作期 SPECT 的最大价值是当 MRI 是阴性、或者当 MRI 显示出一个大病灶或者多发病灶时耐药性癫痫患者的术前评估，这一观点已被广泛认同[11]。在上述情况下，识别出发作期灌注异常的病灶区域，尤其是在使用减影技术和 MRI 配准时，可以准确定位致痫灶并且为颅内电极植入或者手术切除提供靶区[12]。然而，对于 MRI 阴性的难治性癫痫患者，对其发作期 SPECT 结果进行专门性评估的研究却几乎没有。在我们的临床应用 SISCOM 的最初研究中，51 位药物难治性颞叶或非颞叶癫痫患者中的 26 位为 MRI 阴性，其中 92%（24/26）的患者的 SISCOM 图像被设盲评审人评判为有定位价值[13]。

我们随后又研究了 44 个经过手术的 MRI 阴性的颞叶癫痫患者，其中 33 个进行了 SISCOM 研究，有 82%（27/33）的患者能够定位致痫灶。利用 SISCOM 出现的异常来定位手术切除的位置被发现与术后癫痫缓

解情况显著相关，其他与术后癫痫缓解相关的因素包括间期无对侧或颞叶外癫痫样放电，以及在切除位点的微小非特异 MRI 异常的出现[14]。

在对 MRI 阴性的非颞叶癫痫患者术前评估方面，我们也同样对 SISCOM 的有效性也进行了评价。由设盲评审者利用 SISCOM 图像进行定位的能达到 77%（13/17）的准确率[15]。与那些图像不一致或者不能定位的患者相比，SISCOM 定位与手术切除位点一致的患者更可能获得更好的癫痫术后结果（55% vs. 0%，$P<0.05$）。而且，皮层发作期高灌注切除区域的范围对于术后结果也具有预测性。我们中心随后进行的研究表明，SISCOM 可以定位 68%（58/85）的 MRI 阴性的非颞叶癫痫患者[16]。然而，只有 24 个患者最终进行了手术切除，并且发现术前临床因素或检查结果与术后结果在统计学上不具有相关性；38%（9/24）患者在术后十年或更长时间仍无癫痫发作。

最近的一项研究表明 58%（74/130）的

耐药性颞叶或非颞叶癫痫患者，SISCOM 产生的结果可作为手术切除或颅内电极植入术的参考[11]。这些患者中有半数 MRI 阴性。然而，只有 38%（28/74）的患者最终进行了手术切除致痫灶，其中 10 个患者 MRI 阴性。在这10 个 MRI 阴性的患者中有 6 个术后并未再有癫痫发作。另一项研究表明，在病理证实为皮层发育不良但 MRI 阴性的 14 位患者中，SIS-COM 能够定位 93%（13/14）的患者[17]。

MRI 阴性癫痫中，基于 SPM 的 SPECT 减影的收效

发作期 SPECT 数据用 SPM 分析并与正常数据对比来区分致痫活动并定位致痫灶，可从理论上避免了对发作间期 SPECT 研究的需求。用这种方法把 P 值设置 $P<0.001$ 的高阈值上，Lee 和同事们报告了在 21 名颞叶癫痫患者中，致痫灶半球侧别判定的正确率大概为 60%[18]。（局灶或区域定位未调查）收效中等的原因是当致痫区域在发作间期处于低灌注时，该区域的癫痫活动可能仅把灌注水平提升到或接近对照组的正常数据的水平。然后 SPM 分析发现在相同区域，患者发作期和正常对照组之间的灌注程度并没有差异。同时，他们还应用 SPM 分析发作期—发作间期减影得到的数据差异，然而，这种方法并没有提高探测致痫灶的灵敏性。

Amorim 等进行了一项与 Lee 等相似的研究[19]，他们发现即使把阈值设得很低（$P<0.05$），发作期与正常对照的 SPM 对比仍然探测到了 22 个患者中 64% 的病人的致痫区域。当 SPM 分析应用于发作期—发作间期减影得到的数据时，这一结果可以提高到77%。然而，任何一种方法的准确率都低于可观测到所有患者"致痫灶"的发作期和发作间期图像的视觉识别。

在 28 个颞叶内侧癫痫和 19 个新皮质癫痫的研究中[9]，由 SPM 分析的发作期—发作间期 SPECT（Ictal-Interictal SPECT Analyzed By SPM，ISAS）的方法分析发作和发作后期 Tc-HMPAO 注射的数据。发现在发作期注射的研究中，该分析方法在定位颞叶致痫灶方面的灵敏性可达 93%、特异性可达 87%，而定位皮层致痫灶时，该方法的灵敏性为 77%、特异性为 93%。另一方面，在发作后注射的研究中，ISAS 分析定位致痫灶的精度较差，但对癫痫发作的半球，其侧别判断的准确率可达到大概 80%。由于该研究中所有颞叶内侧癫痫患者都有病灶性癫痫（新皮质组中病灶性癫痫所占的比例没有报道），这些可观的判断率即使在所有定位良好的癫痫中都算高的。几乎没有例外，Lee 等和 Amorim 等的报道中都有病灶性癫痫[18,19]。一个使用与 ISAS 类似方法的研究体现出了其在颞叶内侧癫痫致痫灶区域侧别判定中的具有较高的效益[20]。在这项研究中，用 SPM 进行发作期—发作间期 SPECT 差异分析，通过分析海马亚区对 91% 的患者实现了正确的侧别判定，而分析杏仁亚区也可达到 87%。这一比率可与这类病人中 MRI 的效益相媲美，后者 FLAIR 和体积异常分别的判断率为 89% 和 78%。然而上述研究都没有揭示基于 SPM 的发作期 SPECT 在非病灶性难治性癫痫的有效性。在病灶性致痫灶的围发作期灌注特点不能假定为与非病灶性致痫灶等同。

上述基于 SPM 的研究主要是针对能够进行癫痫手术的患者。对于不适合手术的患者，比如有不确定病灶或多发致痫灶的患者，大多数已被排除在报告之外。在临床执业中，经过癫痫手术评估的患者包括那些适合手术的患者，如：在这些研究中的被试，也包括不适合者。那些之前不能定位或是结果相矛盾的患者是最需要功能影像学检查，如围发作期 SPECT 的患者。还应该注意的是，ISAS 研究也要排除继发性癫痫发作的患者[9]。

迄今为止，融合到 MRI 的统计学发作期 SPECT（Statistical Ictal SPECT Coregistered to MRI，STATISCOM）是唯一一种基于 SPM 的方法，用正常数据进行发作期—发作间期

SPECT 减影,在 MRI 阳性和 MRI 阴性的难治性癫痫中已被证明是有用的[6]。在一个研究中,设盲评审者基于 87 个连续的进行颞叶癫痫手术的患者(不论术后结果如何均纳入进来)对 STATISCOM 和 SISCOM 进行了比较,评审者们达成的意见为:STSTISCOM 比 SISCOM 更好(kappa 评分分别为 0.81 和 0.36)。STATISCOM 可以发现 84% 的高灌注病灶,而 SISCOM 只有 66%(P<0.05)。STATISCOM 能够准确区分出 68% 的颞叶内侧癫痫和颞叶外侧新皮层癫痫,而 SISCOM 却只有 24%(P=0.02)。在 35 个 MRI 阴性癫痫的患者中,STATISCOM 对比 SISCOM 在这方面的优越性也得到了很好的展现(STATISCOM 的定位准确率为 80%,而 SISCOM 为 47%;P=0.04)。STASTISCOM 对内侧癫痫和外侧新皮质亚区癫痫的准确定位与术后癫痫缓解的相关性为 81%,然而,其对不确定病灶的定位却只有 53% 的相关性(P=0.03)。这种亚区定位与术后结果之间的相关性并不出现于 SISCOM 中。结果表明,相比发现区域异常和探测不到的异常而言,当发现非常局限的亚区内的 SPECT 异常的时候,致痫灶得到了更准确的识别,STATISCOM 更适合用来发现颞叶的局灶性亚区异常。

一项后续研究比较了 21 位患 MRI 阴性耐药性癫痫,行标准前颞叶切除的患者的 STATISCOM, ISAS 和 SISCOM[21]。在经过以探测病灶为目的的优化的 MRI 中,所有患者都没有潜在的致痫灶。这项研究中使用的放射性示踪剂是 Tc-ECD,所有的注射都是发作期的注射,从抽搐发作开始平均延时 26 秒。正常灌注数据来自于 30 名对照被试,这些被试每个人都做了两次 SPECT,并且两次均不在同一天完成。高灌注和低灌注的分布图均由以下阈值产生:ISA 的 p 值设置 P<0.001,STATISCOM 设置的 P<0.027。这项研究的 3 个评审者不能了解患者的任何其他临床和实验室数据,并且每种类型

的 SPECT 研究都不能用其他类型研究的知识来进行评估。在定位与切除位点一致性方面,STATISCOM、ISAS 和 SISCOM 分别为 71%、67% 和 38%(图 5.4)。STATISCOM 和 ISAS 在定位方面没有统计学差异,但是都明显高于 SISCOM(二者 P 值均 <0.001)。衡量评议者间一致性的 Kappa 评分在 STATISCOM、ISAS 和 SISCOM 分别为 0.82,0.70, 0.20。而且在评审者的平均置信度上,STATISCOM 和 ISAS 也是明显高于 SISCOM(分别为 2.94 和 2.92 vs.1.89,P<0.001)。

在一个独立的 MRI 阴性难治性非颞叶癫痫的研究中,STATISCOM、ISAS 和 SISCOM 也进行了比较(数据来自个人沟通)。与 MRI 阴性的颞叶癫痫研究结果相似,设盲评审者一致认为,STATISCOM 和 ISAS 明显优于 SISCOM(0.66, 0.44, vs.0.36),对于高灌注病灶的发现率同样高于 SISCOM(90%,92%vs.62%)。在癫痫完全缓解的病人中,STATISCOM 和 ISAS 在定位与切除的一致性方面也优于 SISCOM(80%, 77% vs. 47%)。

能优化 SPECT 收益的技术

普遍认为较其他功能显像而言,SPECT 显像的优势在于其示踪剂能够被快速摄取,因为在癫痫发作开始后立即注射示踪剂,其摄取最多处代表着致痫灶所在。然而,如果示踪剂注射发生延迟,其摄取模式可能代表着癫痫发作的传播途径或终点,导致错误的定位。可靠的癫痫先兆、癫痫的早期临床症状或 EEG 上的明显表现以及无癫痫播散或播散延迟,这些都对示踪剂快速注射起到辅助作用。癫痫的泛化通常会减低了围发作期 SPECT 显像对于癫痫定位的收效[22]。而且,对于某些患者,癫痫发作持续时间短,尤其是非颞叶癫痫,在这种情况下,示踪剂很可能是在发作后注射而不是在发作期[23]。而发作后期 SPECT 的收效要比发作期低[12]。表 5.1 列出了使癫痫定位的发作期 SPECT 研究收效最优化的技术。

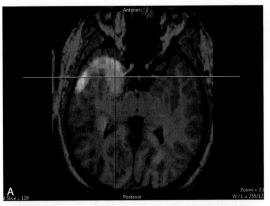
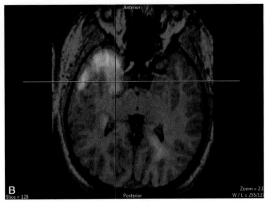
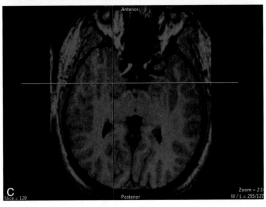

图 5.4　（A）STATISCOM 和（B）ISAS 显示在颞叶病灶内相似的高灌注（红色 - 橘色），而（C）SISCOM 并没有显示出异常。（蓝色病灶未显示低灌注改变）

表 5.1　发作期 SPECT 检查收益优化技术

A. 放射性示踪剂注射准备

  1. 妊娠测试

  2. 将患者安置于靠近视频脑电监护或护士站的房间

  3. 能够识别癫痫发作的家属或朋友可以待在此房间,以便当癫痫开始发作时可以提醒工作人员注意

  4. 建立静脉留置通路,以便注射放射性示踪剂或使用抗癫痫药物进行救治

  5. 减少抗癫痫药物,除非癫痫每天都发作

  6. 记录癫痫发作,以确保感兴趣的癫痫类型出现

  7. 工作人员评审记录的癫痫临床症状和 EEG 特征,以便更容易认出癫痫发作

  8. 对于夜间发作的患者,剥夺夜间睡眠,允许白天睡眠

  9. 如果癫痫发作频繁,尤其是发作短暂的患者,需要工作人员准备好放射性示踪剂陪在一旁

B. 注射后措施

  1. 向患者和家属确保是在经常出现的发作形式时注射示踪剂

  2. 给予抗癫痫药物用来控制癫痫发作

  3. 24 小时持续视频脑电监护以确保癫痫并未发作,随后可以进行发作间期 SPECT 显像

C. 结果的解读

  1. 不论注射时机如何,都对高灌注和低灌注的结果进行后处理和分析

  2. 对 SPECT 图像的解读要结合视频脑电提供的癫痫开始和持续的证据,来考虑示踪剂注射的时机

  3. 癫痫灶的定位需要整合临床信息和其他检查结果

  4. 在大脑 3D-MRI 图像上对 SPECT 图像和其他检查图像进行配准,可用来评估它们之间的一致性,以及与脑功能区的联系

案例

一位 21 岁右利手患者自 15 个月大起就患无热性无诱因发作（Afebrile Unprovoked Seizures）。在 10 岁前癫痫发作的症状包括凝视、呼之不应，持续几秒钟，每天发作高达 50 次。自从 10 岁后，癫痫表现明显，表现为与夜间睡眠相关的短暂的右侧肢体僵硬和突然动作。然而，这些抽搐随后变为全身麻木，进而呼之不应、瞳孔扩大、躯干摇摆以及所有肢体的连枷运动。每次发作最长持续 15 秒，只有 25% 的发作发生在晚上。多种抗癫痫药都不能控制癫痫发作，包括苯妥英钠、扑米酮、卡马西平和托吡酯。神经系统检查显示轻度精神发育迟缓，但没有其他异常。神经心理学评估显示全量表智商为 80、言语智商为 88、操作智商为 75。语音流畅和复杂问题求解技巧的相对折中与左前大脑的功能障碍有关。

脑 MRI 的癫痫常规扫描并未发现癫痫灶。发作间期 EEG 显示左侧额颞叶癫痫样放电。视频脑电监测可以记录多种发作形式：从睡眠中突然唤醒、躯干来回剧烈震动及肢体连枷样运动，每一种发作均持续大约 20 秒。轻度癫痫发作后精神错乱，可以持续 1 分多钟。癫痫发作时 EEG 显示，在睡眠过程中突然出现的肌肉和运动干扰波，但并没有可识别的癫痫样放电。

在一个 19 秒的典型发作终止后 7 秒注射锝标记的 ECD，SISCOM 分析显示左额叶病灶高灌注（见图 5.5A 和 5.5B）。通过 44 个触点的硬膜下栅状和条状电极记录证实，这一病灶与 EEG 结果一致。皮层电刺激显示表达语言区（Expressive Speech Area，即 Broca 区）位于 SISCOM 定位的病灶和致痫区的后上方。随后的手术切除 SISCOM 和发作期 EEG 定位的发作区域后，随访显示患者达到无癫痫状态但仍服用了 5 年以上的抗痫药。

发作期 SPECT 在描绘手术靶点中的作用

SISCOM 技术，而不是 STATISCOM，也不是 ISAS，已被用来与 PET 和 MEG 进行了比较。几乎没有癫痫中心能够同时使用 PET、SISCOM 和 MEG 这三种功能显像模态来评估癫痫待手术患者。但有一个这样的癫痫中心对这三种模态进行了比较，通过对 27 个 MRI 没有潜在致痫灶的颞叶和非颞叶癫痫患者进行分析，结果显示 SISCOM 对于术后癫痫治愈更具有预测价值，其比值比为 9.1（P=0.05），而 PET 和 MEG 分别为 4.9 和 5.6（二者 P>0.05）[24]。另一项关于 MRI

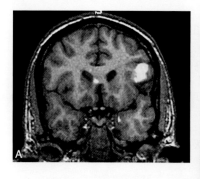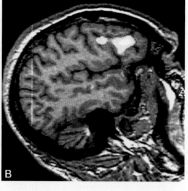

图 5.5 （A）一个 21 岁 MRI 阴性的难治性癫痫患者，经过融合到 MRI 的发作期 SPECT 减影（SISCOM）发现的高灌注病灶的冠状位。硬膜下 EEG 也证实 SISCOM 发现的病灶即为致痫灶，手术切除后，患者长时间实现了癫痫治愈。（B）矢状位图像

阴性的儿童癫痫患者的研究表明，SISCOM和 MEG 与颅内 EEG 结果的一致性均较 SPM PET 更好（二者为 79%，而 SPM PET 为 13%）[25]。尽管如此，但是仍在强调各种显像模态的互补作用，因为患者常常在一种或者多种模态上有阳性发现，而另外的却没有。在仅有的极少数的这三种模态上均有较一致的阳性发现的患者中，对颅内癫痫定位以及术后癫痫控制的预测价值奇高。另一项研究说明在 MRI 阴性患者中，当发作间期头皮脑电图、发作期头皮脑电图、PET 和 SISCOM之间具有一致性时，80% 的患者术后可达到无癫痫状态；反之，当只有两种模态相符合时，这一比率只有 45%[26]。儿童的术后癫痫无发作与仍有发作的相比，其各种功能显像结果之间具有更高的一致性（一致性分值分别为 4.7 和 3.9）[25]。

当发作期 SPECT 结果和癫痫史、癫痫症状或者其他的实验室模式不符时，提示可能是定位错误，尤其是由于当放射示踪剂与脑内受体结合时癫痫已经发生了播散的时候。更频繁的是，对 MRI 阴性癫痫患者，即使发作期 SPECT 已经说明异常病灶所在，仍然需要颅内 EEG 结果来证实该致痫灶。发作期 SPECT 有可能不足以代表或者过度代表需要切除的致痫灶的位置[27]。颅内电极植入术可以用来识别脑功能区，尤其是对皮层癫痫而言。当安全性允许的条件下，发作

期 EEG 和 SPECT 异常区域的完全切除与良好的术后效果相关。在几乎很少的情况下，当需要考虑的安全切除范围已经包含发作期 SPECT 异常区域时，如即将进行语言和记忆功能的非优势侧半球的标准颞叶切除时，颅内电极的植入和记录可以省去。

结论

与正常对照数据进行统计对比的先进的 SPECT 减影图像可以提高发作期 SPECT 在难治性 MRI 阴性癫痫中的效率。对于 MRI阴性的颞叶或非颞叶难治性癫痫的评估，SISCOM、ISAS 和 STATISCOM 也已证明是有效的，而 STATISCOM 和 ISAS 以悬殊的差距优于 SISCOM。

在示踪剂注射中出现的异常 SPECT 灶与癫痫的类型有关。对于多病灶癫痫或非癫痫性发作的患者，这一准则极其重要。因此，需要做更多的工作来确认 SPECT 提示的癫痫是否能够代表患者的惯性失能性癫痫。

在具备临床病史、癫痫症状、电生理学结果和功能显像结果的前提下，发作期 SPECT也适用于癫痫手术评估。对 MRI 阴性的癫痫，多模态结果的一致性对于致痫灶的定位尤其重要。在更多的情况下，往往还需要颅内 EEG 记录来确认和更好的勾画出病灶，以进行手术安全切除。

参考文献

1. Kazemi N, O'Brien T, Cascino G, So E. Single photon emission tomography. In Engel Jr J, Pedley T, eds. Epilepsy: A Comprehensive Textbook, 2nd edn. Philadelphia, PA: Lippincott Williams & Wilkins, 2008.

2. Rowe C, Berkovic S, Austin M, McKay W, Bladin P. Patterns of postictal cerebral blood flow in temporal lobe epilepsy: qualitative and quantitative analysis. Neurology 1991;41:1096–1103.

3. Zubal G, Spencer S, Imam K, et al. Difference images calculated from ictal and interictal technetium-99m-HMPAO SPECT scans of epilepsy. J Nuc Med 1995;36: 684–689.

4. O'Brien T, O'Connor M, Mullan B, et al. Subtraction ictal SPECT coregistered to MRI in partial epilepsy: Description and technical validation of the method with phantom and patient studies. Nuc Med Comm 1998;19:31–45.

5. Chang D, Zubal G, Gottschalk C, et al. Comparison of statistical parametric mapping and SPECT difference imaging in patients with temporal lobe epilepsy. Epilepsia 2002;43:68–74.

6. Kazemi NJ, Worrell GA, Stead SM, et al. Ictal SPECT statistical parametric mapping in temporal lobe epilepsy surgery. Neurology 2010;74:70–76.

7. Brinkmann B, O'Brien T, Aharon S, et al. Voxel-based matching improves SPECT to SPECT registration for ictal image

subtraction. *J Nucl Med* 1999;40:1098–1105.

8. Brinkmann BH, O'Brien TJ, Webster DB, Mullan BP, Robins PD, Robb RA. Voxel significance mapping using local image variances in subtraction ictal SPET. *Nucl Med Commun* 2000;21:545–551.

9. McNally KA, Paige AL, Varghese G, et al. Localizing value of ictal-interictal SPECT analyzed by SPM (ISAS). *Epilepsia* 2005;46:1450–1464.

10. Frackowiak R, Friston K, Frith C, Dolan R, Mazziotta J, eds. Human Brain Function. San Diego, CA: Academic Press, 1997.

11. von Oertzen TJ, Mormann F, Urbach H, et al. Prospective use of subtraction ictal SPECT coregistered to MRI (SISCOM) in presurgical evaluation of epilepsy. *Epilepsia* 2011;52:2239–2248.

12. O'Brien T, So E, Mullan B, et al. Subtraction SPECT co-registered to MRI improves postical SPECT localization of seizure foci. *Neurology* 1999;52:137–146.

13. O'Brien T, So E, Mullan B, et al. Subtraction ictal SPECT co-registered to MRI improves clinical usefulness of SPECT in localizing the surgical seizure focus. *Neurology* 1998;50:445–454.

14. Bell M, Rao S, So E, et al. Epilepsy surgery outcomes in temporal lobe epilepsy with a normal MRI. *Epilepsia* 2009;50:2053–2060.

15. O'Brien T, So E, Mullan B, et al. Subtraction peri-ictal SPECT is predictive of extratemporal epilepsy surgery outcome. *Neurology* 2000;55:1668–1677.

16. Noe K, Sulc V, Wong-Kisiel L, et al. Long-term outcomes after nonlesional extratemporal lobe epilepsy surgery. *JAMA Neurol* 2013;70:1003–1008.

17. Kudr M, Krsek P, Marusic P, et al. SISCOM and FDG-PET in patients with non-lesional extratemporal epilepsy: correlation with intracranial EEG, histology, and seizure outcome. *Epileptic Disord* 2013;15:3–13.

18. Lee JD, Kim HJ, Lee BI, Kim OJ, Jeon TJ, Kim MJ. Evaluation of ictal brain SPECT using statistical parametric mapping in temporal lobe epilepsy. *Eur J Nucl Med* 2000;27:1658–1665.

19. Amorim BJ, Ramos CD, dos Santos AO, et al. Brain SPECT in mesial temporal lobe epilepsy: comparison between visual analysis and SPM. *Arquivos De Neuro-Psiquiatria* 2010;68:153–160.

20. Jafari-Khouzani K, Elisevich K, Karvelis KC, Soltanian-Zadeh H. Quantitative multi-compartmental SPECT image analysis for lateralization of temporal lobe epilepsy. *Epilepsy Res* 2011;95:35–50.

21. Sulc V, Hanson D, Stykel S, et al. Statistical Parametric Mapping-based SPECT Processing in Nonlesional Temporal Lobe Epilepsy. American Epilepsy Society Annual Meeting (serial online) 2012. Accessed December 8, 2012.

22. So E, O'Brien T, Mullan B, et al. The use of 99mTc-ECD for peri-ictal SPECT results in shorter injection latencies and increased localization rates in partial epilepsy: comparison with 99mTc-HMPAO. *Neurology* 1998;50(Suppl 4):A287. Abstract.

23. Noe K, Rathke K, So E, Cascino GD, Mullan B. Factors influencing SISCOM yield in extratemporal epilepsy surgery candidates. *Epilepsia* 2004;45(Suppl 7):303–304.

24. Knowlton RC, Elgavish RA, Bartolucci A, et al. Functional imaging: II. Prediction of epilepsy surgery outcome. *Annals Neurol* 2008;64:35–41.

25. Seo JH, Holland K, Rose D, et al. Multimodality imaging in the surgical treatment of children with nonlesional epilepsy. *Neurology* 2011;76:41–48.

26. Lee SK, Lee SY, Kim K-K, Hong K-S, Lee D-S, Chung C-K. Surgical outcome and prognostic factors of cryptogenic neocortical epilepsy. *Annals Neurol* 2005;58:525–532.

27. Hogan RE, Cook MJ, Binns DW, et al. Perfusion patterns in postical 99mTc-HMPAO SPECT after coregistration with MRI in patients with mesial temporal lobe epilepsy. *J Neurol, Neurosurg Psych* 1997;63:235–239.

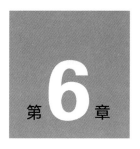

MEG 及磁源性成像在 MRI 阴性的难治性局灶性癫痫中的应用

第6章   安阳 单永治 译

引言

在病灶性局灶性癫痫的患者中,脑磁图(Magnetocephalographic, MEG)数据已用于定位致痫灶和功能区[1,2]。通过脑磁图定位脑活动,再进一步叠加在磁共振图像上,就得到了磁源性成像(Magnetic Source Imaging, MSI)[3-5];在术前评估中,MSI 已被用来描绘躯体感觉皮层[5]。而在癫痫评估中,MSI 通过把棘波源定位为一个等价电流偶极子(equivalent current dipole, ECD),在有病灶的难治性癫痫患者中已成功的预测了致痫区的位置[1,2,6,7]。MEG 棘波中的单一棘波偶极子不能决定致痫灶的空间范围,因为作为一个点源,这个模型代表的是激活区的中心,而不是一个被激活皮层的范围[8]。既往研究已经明确 MEG 棘波偶极子与术中的皮层电极脑电图(ECoG, electrocorticography)和颅内电极脑电图(icEEG, intracranial EEG)数据结果一致[2,7,9]。如果一个 MEG 集落(MEG Clusters)的位置位于或延伸自 MRI 描绘的皮层发育不良、肿瘤或囊性病变的区域,那么该集落往往是发作起始区[2,7,10]。此外,如果手术切除不能把 MEG 集落(例如,位于功能区皮层)包含在内,往往会导致术后癫痫复发[1]。

这章将描述 MEG 棘波偶极子的特点,对于磁共振阴性局灶性癫痫患者,我们将讨论与其他模态的结合,以及分析 MEG 数据的多种算法。

MEG 预测 MRI 阴性难治性癫痫的手术预后

MRI 阴性癫痫患者手术预后有赖于病例筛选标准和癫痫中心水平。在适合手术的难治性癫痫患者中,目前还没有办法去准确衡量 MRI 阴性患者的权重。众多文献报道无病灶患者的手术效果要低于有病灶患者的。在最新发表的 meta 分析中[11],MRI 阴性患者术后只有 34%~45% 无癫痫发作。对于颞叶癫痫的患者,有病灶的颞叶癫痫患者术后无癫痫发作概率较无病灶患者要高 2.7 倍,在颞叶外癫痫患者中为 2.9 倍。

Smith 等[12]曾报道了在 20 例无病灶颞叶外癫痫患者中,MSI 定位灶切除的范围与手术预后的关系。10 例患者 MSI 定位灶完全切除,其中 8 例达到无癫痫发作;而另外 10 例 MSI 定位灶未全切的患者中,只有 1 例达到无癫痫发作。Knowlton 等[13]报道,对于颞叶外癫痫和颞叶内侧、外侧癫痫患者的短期手术预后,MSI 的阳性预测值为 90%,阴性预测值为 44%。该队列纳入了病灶不明确或磁共振无局限性改变的病例,如巨大病灶、多发病灶、微小病灶,或可疑病灶。在一个由 22 例磁共振正常或无局灶性发现的儿童组成的队列中[14],17 名儿童(77%)手术预后理想(EngelⅢA 或者更高),其中包含 8 例无癫痫发作(36%)。所有无癫痫发作儿童在最终切除的范围内都包含 MEG 集落。出现双侧 MEG 偶极子集落或者散布型偶极子(Scattered dipoles)的患儿,均未达到无癫痫发作。他们得出结论,切除范围包含 MEG 偶极子集落是获得术后无癫痫发作的前提条件,而当 MEG 偶极子集落缺失、双侧分布或者呈散布型时,意味着无确切的致痫网络可切除。

在一例简单部分发作继发全面发作的磁共振阴性青少年患者中，MEG 可将位于右侧额中央区的两个致痫灶区分为独立的 MEG 棘波偶极子集落[15]。在新皮层癫痫中，MEG 棘波偶极子的分布可以通过他们的数量和密度来区分[7]。集落（Clusters）包含有 6 个以上棘波偶极子，相邻偶极子之间距离小于 1 厘米；散落（Scatters）则定义偶极子数目小于 6 而不论其间距，或者偶极子间距大于 1 厘米而不论其数量。（图 6.1）MEG 偶极子

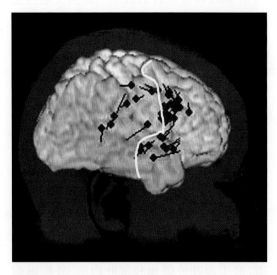

图 6.1 等价电流偶极子（ECD）与 MRI 的 3D 渲染。患者，女性，39 岁，其癫痫每日发作，表现为肢体颤动样运动（Jitteriness-like movements）以及扮鬼脸（Grimacing）表情，每次持续 5~10 秒钟。MRI 未见任何异常。局灶性聚集的（Clustered）MEG 棘波偶极子（带尾巴的红色方形）位于右侧额颞区域。散布的（Scattered）MEG 棘波偶极子位于后颞和中头区域。红色方形代表 ECD 的位置，尾巴代表 ECD 的移动。黄圈代表体感诱发场。绿圈代表伴有 1kHz 猝发声（Tone Burst）的听觉诱发场。颅内视频 EEG 监测后，患者接受了额叶及外侧颞区前部切除，范围囊括了发作起始区和间期活跃区（Active Interictal Zone，译注：指的是依据颅内视频 EEG 记录、MEG、PET 和 MRI 等检查手段的监测，存在与发作起始区活跃程度相同的痫样放电的区域）。白线代表切除的后界。偶极子集落被完全解除。在抗癫药的辅助下，术后 15 个月内达到了无发作状态。组织病理学所见未见异常

的分布可描述为局灶性、区域性、半球性或者多灶性，其密度则可描述为集落或散落。MEG 偶极子的分布和密度对于理解致痫网络至关重要。Oishi 等[9]报道了有类似结果 20 例新皮层癫痫患者，其中 4 例为磁共振阴性。他们发现单一 MEG 集落预示着术后无癫痫发作：单一集落的 14 例患者行致痫灶切除后，其中 10 例在 icEEG 下无癫痫发作，而存在多个 MEG 集落的 6 例患者仅 1 例术后无 icEEG 下的癫痫发作（P=0.049）。在与发作起始灶方面，单一集落与发作起始区的吻合程度（14 例中的 9 例）好于多集落（6 例中没有）（P=0.014）。反之，手术预后和磁共振发现没有明显相关性；术后无癫痫发作的情况，在 13 例单一磁共振病灶患者中出现 8 例，4 例无病灶患者中有 1 例，3 例多病灶患者中有 2 例。尽管 MEG 单一簇预示着良好预后，EEG 和 MEG 定位的一直性对于精确定位致痫灶也是重要的[9,14]；MEG 数据也可以为颅内电极植入提供关键的信息[16]。

新皮层癫痫的 MEG 表现为散布型偶极子时，可能是隐含着单灶或多灶致痫网络。对散布型 MEG 偶极子患者进行的新皮层癫痫手术的报道较少[7,14]。在儿童人群中，仅 MEG 有散布型偶极子而磁共振呈阴性，在切除术后达到无癫痫发作状态的情况至今尚未见报道[14]。另有 2 例患儿，他们存在新皮层病灶，而 MEG 仅可见散布型偶极子，针对所有被 icEEG 证实的散布型偶极子定位的致痫区域，皮层切除与多处软膜下横切术的联合手术得以进行，术后达到了无发作状态[7]。新皮层磁共振阴性癫痫中发现散布型偶极子时，重复进行 MEG 检查可能对定位与 EEG 上活动性痫样放电（Active epileptiform discharges）相关的集落型偶极子有帮助。还需要进一步研究来明确 MRI 病灶性和 MRI 阴性癫痫患者散布型偶极子的意义。

MEG 与其他非侵入性检查在定位致痫灶中的互补应用

MEG 所见常与神经影像模态进行比较，而非头皮视频 EEG 的电生理结果。在磁共振阳性的病例中，MEG 棘波偶极子可定位到致痫灶，并且其偶极子可能非对称性的环绕在致痫灶周围[2]。与此相反，在磁共振阴性的情况下，病变没有任何明显与 MEG 棘波偶极子相关的标志。对于这种情况，发作前后的 SPECT 和后续的融合到 MRI 的减影（SISCOM），以及 FDG-PET 已可被用来与 MEG 结果进行比对。

Seo 等[17]比较了 MEG、SISCOM 和 SPM 分析的 FDG-PET 在磁共振阴性儿童癫痫患者中的定位意义。在 14 例磁共振阴性的儿童中，7 例（50%）术后无癫痫发作；与 SPM-PET 相比（13%，3/14），MEG（79%，11/14）和 SISCOM（79%，11/14）与 icEEG 的一致性明显更高。

Schneider 等[18]比较了 SISCOM 和 MEG 在磁共振阴性局灶癫痫中的定位意义。他们筛选了 54 例磁共振阴性待手术者并从中选出 14 例连续性患者（10~53 岁），用 MEG、SISCOM 数据与 icEEG 指导下的切除区域进行比较。在 MEG 中，他们用等价电流偶极子模型的结果来进行定位，定位的标准为至少要有 5 个 MEG 棘波的出现。而在 SISCOM 中，则用全脑各体素差异的均数和标准差把 SISCOM 数据转变为一个 Z 值[19]，并以 Z 值为 2 来定义 SISCOM 中的发作区。按照"次脑叶"、"脑叶"、"多脑叶"或"非局灶性"四中区域类型中的一致性，以 icEEG 结果为标准，他们对 MSI 和 SISCOM 数据进行比较。icEEG 和 MEG 在次脑叶水平吻合，且完全局灶切除的患者为 5 例（占 14 例中的 36%），其中 4 例（80%）无癫痫发作。次脑叶水平 icEEG-MSI 吻合且完局灶切除能够明显提高术后癫痫治愈的机会（P=0.038）。与之相反，在次脑叶水平 icEEG 和 SISCOM 吻合并进行完全局灶切除的 6 例患者中只有 4 例（67%）无癫痫发作（P=0.138）。他们得出结论，磁共振阴性局灶癫痫中出现 icEEG 的亚脑叶吻合时，MEG 在对无癫痫发作预后的预测方面要比 SISCOM 更有优势。

为了在 MRI 正常或仅有微小改变的儿童局灶性癫痫患者中提高致痫区检出的效率，Widjaja 等[20]报道了 FDG-PET 和 MEG 的补充应用。他们在 22 例接受皮质切除的患儿中评估了 MEG、FDG-PET、FDG-PET+MEG（两种检查均与 icEEG 下切除区域一致）和 FDG-GET/MEG（一种或两种监测与切除区域一致）在脑叶定位中的灵敏度、特异度、阳性及阴性预测价值。在 16 例 MEG 集落与皮层切除一致患者中，有 14 例术后无癫痫发作；在 15 例 FDG-PET 与皮层切除一致患者中，有 10 例术后无癫痫发作；MEG 有更高的灵敏度和特异度（分别为 85% 和 99.1%）。与单一检查相比，FDG-PET+MEG 可以降低灵敏度但是增加了特异度（分别为 55% 和 100%）。与之相反，FDG-PET/MEG 可以增加敏感度但是降低准确度（分别为 95% 和 93.5%）。在磁共振阴性癫痫中，MEG 和 FDG-PET 一致意味着明确的致痫灶的位置，二者异常病灶同时切除后可能会有良好的癫痫预后（图 6.1 和图 6.2）。两项检查在儿童局灶性癫痫的评估中是互补的，尤其是在其中一项检查结果不具备定位意义时。

在磁共振阴性局灶性癫痫患者中，根据 MEG 结果重新阅读 MRI 可以提高对结构性大脑病灶的辨别。Funke 与同事[21]在 MEG 检查后重新阅读了 29 例怀疑新皮层癫痫患者的 MRI。在 7 例患者（24%）中，在 MEG 引导下，回顾 MRI 发现了曾被忽略的明确病灶；MEG 结合 MRI 可以更好地辨认磁共振阴性局灶癫痫的异常结构。在以往会被诊断为磁共振阴性癫痫的病例中，现有的先进 MRI 技术和模态结合 MEG 棘波偶极子后更容易发现微小病灶。

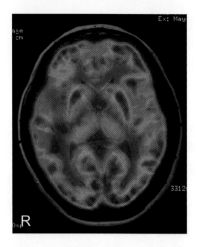

图 6.2 FDG-PET 与轴位 MRI 融合。FDG-PET 显示右侧额叶和颞叶代谢减低,这与图 6.1 中所示 MEG 偶极子集落位置一致

什么病人最容易从 MEG 中获益?

颞叶外新皮层癫痫 MEG 检查的效益较颞叶内侧癫痫要好[14,22]。

在额叶癫痫患者中,由于 EEG 癫痫样和发作放电的快速传播导致缺乏良好的电临床定位,术前评估甚至诊断可能比较复杂。Ossenblok 和同事[23]对 24 例额叶癫痫患者使用自动分析程序分析了发作间期 MEG 和同步头皮 EEG 的癫痫起源定位价值,其中包括两例磁共振阴性患者。MEG 显示的间期棘波远比 EEG 多。与 EEG 源分析(n=7)相比,依据 MEG 棘波的聚类分析进行偶极子定位的成功率多了一倍(n=14)。由此他们认为,额叶间期 MEG 棘波定位明显优于间期 EEG 棘波。在一个磁共振阴性额叶癫痫引起的失张力发作的病例研究中[24],尽管 EEG 显示为同步的棘波,MEG 还是确定了棘波的起始和传播的源头。Akiyama 和同事[25]有类似报道,在一个左额病灶引起的继发肌阵挛和痉挛发作的患者中,使用 MEG 识别出了前导性的棘波偶极子(Leading spike dipole)。解释 EEG 和 MEG 时间和空间分辨率差异,以及解释在新皮层癫痫尤其是额叶癫痫中,为何 MEG 能够从众多放电的同步投射和 / 或传导中区分出起源棘波

源的因素有几个:(1)标准的国际 10-20 系统脑电感应点要少于满头的 MEG 感应点,没有足够的空间灵敏度来发现棘波起始的微小电活动;(2)MEG 灵敏度的空间分布最小为 $3cm^2$(跨脑沟)[26],而 EEG 需要超过 $6cm^{2}$[27];(3)颞叶 MEG 结果在发现脑裂皮层的间期棘波起源方面要优于常规 19 导头皮脑电。间期棘波出现在脑裂内皮层的一个小区域后传播到放射冠等更广阔的区域后,EEG 可能仍然阴性或者有时出现双额棘波,这都在 MEG 棘波波峰之后[28]。

与良性中央区癫痫(benign Rolandic epilepsy, BRE)相对,Otsubo 和同事[29]认为存在恶性中央区—侧裂癫痫(malignant Rolandic-Sylvian epilepsy, MRSE)综合征。MEG 可以区分 MRSE 和 BRE 的棘波特点;MRSE 的特点包括:(1)EEG 表现为额—中央—颞棘波;(2)难治性感觉运动癫痫;(3)磁共振阴性;(4)神经认知能力减退;(5)MEG 棘波偶极子方向杂乱,且沿中央区—外侧裂分布。在 MEG 棘波偶极子和 icEEG 的指导下,切除性手术可以控制 MRSE 难治性癫痫。在另外 18 例非典型良性局灶性癫痫(atypical benign focal epilepsy, ABPE)患者中,MEG 定位了另一种非良性中央区—侧裂区棘波偶极子,他们的 MEG 棘波偶极子沿双侧中央区—外侧裂周围分布,这些患儿可有睡眠期持续性棘慢波。并且,在这些患儿中,为了增强各种发作的控制,可能需要把"卡马西平"换为"乙琥胺",可能包括点头发作、运动性发作、癫痫性负性肌阵挛、失神和局灶性肌阵挛发作。

Paetau 和同事[31]观察到 MEG 能够定位脑沟深部(如外侧裂)的癫痫样放电。MEG 记录细胞内电流产生的垂直磁场;中央沟—侧裂半球间裂(Rolandic-Sylvian inter-heimispheric fissures)和深部脑沟沟壁上呈栅栏状排列的神经元把磁场呈切向透射至大脑表面和头皮,从而被 MEG 所监测到[32,33]。然而,MEG 信号的强度与传感器

和电流源距离的平方成反比。而 EEG 则选择性的记录径向细胞外电流的电场，从脑表径向投射的细胞外电流可干扰深在的神经元活动，使 EEG 监测困难，进而使脑沟深部的神经元活动不能被监测到。

MEG 对不同区域的癫痫样棘波的灵敏度不同：被 EcoG 验证的 MEG 棘波被的检出率在眶额最高（100%），其次是半球间（89%），颞叶外侧（73%），中央区（76%），颞叶内侧最低（28%）[34]。而对于岛叶周围隐匿性癫痫（Occult peri-insular epilepsy），在一小部分患者中（译注：共 3 位患者），甚至在各种其他检查都失败的情况下（3 例患者中有 2 例视频脑电结果没有间期棘波和非定位性发作期放电），其致病灶也能被 MEG 定位[35]。对于一例 MRI 阴性，头皮 EEG 记录不到发作期放电的病人，MEG 也成功将发作期放电定位在了梭状回深部的解剖结构中[36]。Wang 和同事[37]也报道了通过 MEG 成功为一位额叶岛盖微小 FCD 患者定位了致痫灶，他们通过 MEG 和 SEEG 同时记录了发作间期和发作期的异常放电，这些放电都未能在头皮视频 EEG 监测到。

MEG 在 MRI 阴性颞叶癫痫中的作用

针对磁共振阴性颞叶癫痫，目前没有关于使用 MEG 的专门文献报道。对内侧颞叶癫痫（MTLE）的患者来说，由于颞叶癫痫中海马[38]和其他网络[39,40]的结构形状和功能配置的问题，MEG 并不能够精确定位棘波源。因此 MEG 棘波的偶极子模型通常用来解释 MTLE。有 3 个偶极子模型用来描述 MTLE：（1）前部的水平偶极子（Horizontal dipole），由颞叶内侧放电向颞极传播产生；（2）前部的垂直偶极子（Vertical dipole），由内侧颞叶放电向外侧颞叶传播产生；（3）后方垂直偶极子，反映广泛颞叶癫痫网络[39,40]。

Leijten 和同事[22]比较了全头部 MEG（151 导）和高通道 EEG（64 导）在单侧海马硬化 MTLE 中的起源点定位。MEG 对间

期棘波的灵敏度只有 32%，EEG 为 42%，没有见到只存在 MEG 棘波的现象：MEG 定位的起源点较表浅，EEG 定位的起源点更深在。磁信号按磁源和探头距离的平方衰减，而且 MEG 倾向于监测到颞叶皮层开放环路中的神经元而非杏仁核和海马的闭合环路。MEG 不能检测到海马自己的活动，但是能检测到传播到外侧和前方新皮层的放电，这些皮层在大部分病例中包括颞下回、颞中回和颞上回。一种罕见的情况是，当癫痫样放电出现在海马旁回或者梭状回时，MEG 能够检测到该深部的皮层放电[36,38]。

与上述发现形成对照，Kaiboriboon 等[41]在 22 位伴或不伴海马萎缩的患者中报道了更高的 MEG 棘波检出率（85%），这些患者都接受了前瞻性的 MEG 记录（全头 275 导联）和前颞叶切除。在 17 例单侧海马萎缩患者中，MEG 成功把 10 例患者（58.8%）的棘波源定位在手术同侧，这其中包括一例海马萎缩在手术对侧的患者。4 例磁共振阴性颞叶癫痫患者中的两例定位在手术同侧，另外两例有双侧棘波或没有棘波。传感器位置和类型的差异，以及减药都可能影响检出率。检出率同样会因线圈类型不同而变化。磁场测量线圈（Magnetometer coil）更容易记录内侧颞叶等深部区域的棘波，而平面梯度测量线圈（Planar gradiometer coil）更容易记录颞叶新皮层等浅表的棘波[41,42]。

新分析方法

单个 ECD 概念是基于一种假设，即大脑中只有一个紧凑的电流源（Compact current source）。这里有两个数学步骤：（1）正问题，基于大脑导体近似模型的设计来实现；（2）逆问题，寻找可以用最小的误差解释待测磁场的单个 ECD。当弯曲的皮层里多处神经元同时放电并迅速向远处传导时，这种 ECD 技术并不能很好描述癫痫放电。最近，很多新技术被用来分析 MEG。

合成孔径磁场测定法（synthetic aperture

magnetometry, SAM）就是一种波束赋形技术[43]，该方法是一种适应性空间滤波算法（Adaptive Spatial Filter），在它的约束下，电流波动的影响可达最小化；对于磁共振 3D 影像体素标记的某一特定位置，SAM 可评估其神经电活动的时间过程。Oishi 等[44]将这种技术应用到 MEG 分析中来模拟 10 例患儿脑内感兴趣区的癫痫样放电（其中 4 例磁共振阴性），并在 icEEG 监测下进行了皮质切除。Oishi 等[44]比较了 SAM 和 icEEG 的非同步间期棘波，证明了 SAM 和 icEEG 在同一新皮层上的波形视觉上是相似的。

Sugiyama 等[45]提出了更高版本的 SAM（SAM-g2），该版本用的是位于虚拟传感器处重建波形的峰度。在结节性硬化患者中，MRI 上自动高峰度体素（Automated high kurtosis voxels）的分布与结节周围多个 / 广泛 / 分散的 MEG 棘波偶极子的位置吻合。峰度反映了发作间期阵发活动的幅度和时间上的综合效应[46]。SAM-g2 把出现峰值的体素描述为致痫区，也可能是发作起始区。

在个体受试者 MEG 棘波中，Mohamed 等[47]用事件相关波束赋形法（Event-related beamformer）来估算源功率（Source Power）的空间分布，并在 35 个难治性新皮层癫痫患儿中，以 icEEG 上的发作起始区为标准来比较 MEG 棘波偶极子。69% 患者的事件相关波束赋形法定位在脑回层次与 icEEG 的癫痫起源灶相符。在单一病灶事件相关波束赋形法定位的 23 例患者中，有 22 例的波束赋形结果与颅内 EEG 的发作起始区相符。

Guggisberg 等[48]对虚拟传感器的棘波锁时波形（Spike-Locked Waveforms）运用短时傅里叶变换（Short-time Fourier Transformation），他们报道与 ECD 分布相比，虚拟传感器上 β 和 γ 增强活动的分布与致痫区更加吻合。

Shriaishi 等业已将 MEG 的引用范围从局灶性痫样放电扩展到了广泛的癫痫放电[49,50]。动态统计参数图（Dynamic statistical parametric maps, dSPM）是一种空间滤波算法（Spatial filter），通过它的限制，皮层的总权电流（Total weighted currents）达到最小化[49]。在 2 位病人中，dSPM 重建了位于脑表面的虚拟传感器处，棘慢波的播散。在 2 个 MRI 阳性局灶性癫痫的患者中，他们也逐个对传感器进行了大家都熟悉的短时傅里叶变形，以描绘特定频带在棘波播散过程中的时间演变[50]。

Bouet 等[51]提出了一种新算法来描绘放电体积（Spiking Volume，译注：即 3D 放电区，与"激惹区"等价）。该算法名为痫样棘波体积测量图像（Volumetric imaging of epileptic spikes, VIES），用来描绘超过 20Hz 的高频活动源（译注：这是参考文献 51 中放电体积的定义）的分布，它是通过最新的波束赋形方法——相干神经信号源动态成像（Dynamic imaging of coherent neural sources），以及放电期（Spiking period）与静态基线期（Static baseline period）的统计处理而实现的。他们发现 VIES 和 SEEG 的结果在 21 例局灶性癫痫患者中高度一致。

梯度磁场拓扑图（Gradient magnetic-field topography, GMFT）是一种与脑表面垂直的平面梯度测量，针对的是信号内向投射，而不对正问题或者逆问题进行求解（图 6.3）[52]，Shizoru 等[53]比较 MEG、icEEG 和手术结果，发现在新皮层癫痫患者中，棘波源的高信号 GMFT 分布区与 icEEG 上发作起始区和发作间期区域的重叠性要好于 ECD 的局灶 / 区域性分布区。当用最小化的误差探测棘波起始区时，GMET 受信噪比的影响较 ECD 小。

Fischer 等[54]将一种新技术应用在 33 例接受癫痫手术的成年患者中，这种技术可以从散在的单个 MEG 偶极子中提取出一个椭球体。将这种椭球体与术前术后 MRI 的切除范围相比较。切除区域覆盖了 MEG 椭球体，并且两者中心接近的话预示着良好癫痫预后。

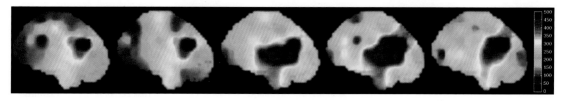

图 6.3　梯度磁场拓扑图（Gradient magnetic-field topography, GMFT）。按时间（共 40ms，每 10ms 一张）依次排列的 GMFT 展示了一个 MEG 棘波梯度磁场的动态变化。高梯度（红）反映了棘波电流源的位置。在单一棘波中，红色区域从右侧额叶向前颞叶移动。右侧强度条显示了梯度磁场（fT/cm）

结论

在头皮 VEEG 提示为局灶性癫痫的 MRI 阴性患者中，MEG 棘波偶极子和间期 EEG 放电的共同定位对于最终 icEEG 描述致痫区是非常有价值的。此外，可以结合使用 FDG-PET、SISCOM 和 MEG 协同定位散在的癫痫网络。另一方面，对磁共振阴性癫痫中单侧或散布型 MEG 偶极子需要进一步研究，包括在一些案例中重复进行 MEG 研究。广泛、多个致痫网络在磁共振阴性癫痫患者中很常见。这种情况是使用 MEG 定位和手术切除潜在致痫灶的最大挑战。

参考文献

1. Minassian BA, Otsubo H, Weiss S, Elliott I, Rutka JT, Snead III OC. Magnetoencephalographic localization in pediatric epilepsy surgery: comparison with invasive intracranial electroencephalography. *Ann Neurol* 1999; 46: 627–633.

2. Otsubo H, Ochi A, Elliott I, Chuang SH, Rutka JT, Jay V, *et al.* MEG predicts epileptic zone in lesional extrahippocampal epilepsy: 12 pediatric epilepsy surgery cases. *Epilepsia* 2001; 42: 1532–1530.

3. Ganslandt O, Steinmeier R, Kober H, Vieth J, Kassubeck J, Romstock J, *et al.* Magnetic source imaging combined with image-guided frameless sterotaxy: a new method in surgery around the motor strip. *Neurosurgery* 1997; 41: 421–428.

4. Otsubo H, Snead III OC. Magnetoencephalography and magnetic source imaging in children. *J Child Neurol* 2001; 16: 227–235.

5. Ganslandt O, Ulbricht D, Kober H, Vieth J, Strauss C, Fahlbusch R. SEF-MEG localization of somatosensory cortex as a method for presurgical assessment of functional brain area. *Electroencephalogr Clin Neurophysiol* 1996; 46(Suppl): 209–213.

6. Knowlton RC, Laxer KD, Aminoff MJ, Roberts TP, Wong ST, Rowley HA. Magnetoencephalography in partial epilepsy: clinical yield and localization accuracy. *Ann Neurol* 1997; 42: 622–631.

7. Iida K, Otsubo H, Matsumoto Y, Ochi A, Oishi M, Holowka S, *et al.* Characterizing magnetic spike sources by using magnetoencephalography-guided neuronavigation in epilepsy surgery in pediatric patients. *J Neurosurg (Pediatrics 2)* 2005; 102: 187–196.

8. Pataraia E, Baumgartner C, Lindinger G, Deecke L. Magnetoencephalography in presurgical epilepsy evaluation. *Neurosurg Rev* 2002; 25:141–159; discussion 160–161.

9. Oishi M, Kameyama S, Matsuda H, Tohyama J, Kanazawa S, Sasagawa M, *et al.* Single and multiple clusters of magnetoencephalographic dipoles in neocortical epilepsy: significance in characterizing the epileptogenic zone. *Epilepsia* 2006; 47: 355–364.

10. Iida K, Otsubo H, Mohamed IS, Okuda C, Ochi A, Weiss SK, et al. Characterizing magnetoencephalographic spike sources in children with tuberous sclerosis complex. *Epilepsia* 2005; 46: 1510–1517.

11. Téllez-Zenteno JF, Ronquillo LH, Moien-Afshari F, Wiebe S. Surgical outcome in lesional and non-lesional epilepsy: a systematic review and meta-analysis. *Epilepsy Res* 2010; 89: 310–318.

12. Smith JR, King DW, Park YD, Murro AM, Lee GP, Jenkins PD. A 10-year experience with magnetic source imaging in the guidance of epilepsy surgery. *Stereotact Funct Neurosurg* 2003; 80: 14–17.

13. Knowlton RC, Elgavish R, Howell J, Blount J, Burneo JG, Faught E, *et al.* Magnetic source imaging versus intracranial electroencephalogram in epilepsy surgery: A prospective study. *Ann Neurol* 2006; 59: 835–842.

14. RamachandranNair, R, Otsubo H, Shroff M, Ochi A, Weiss SK, Rutka JT, *et al.* MEG predicts outcome following surgery for intractable epilepsy in children with normal or nonfocal MRI findings. *Epilepsia* 2007; 48: 149–157.

15. Otsubo H, Sharma R, Elliott I, Holowka S, Rutka JT, Snead III OC. Confirmation of two magnetoencephalographic epileptic foci by invasive monitoring from subdural. Electrodes in an adolescent with right frontocentral epilepsy. *Epilepsia* 1999; 40: 608–613.

16. Zhang R, Wu T, Wang Y, Liu H, Zou Y, Liu W, *et al.* Interictal magnetoencephalographic findings related with surgical outcomes in lesional and nonlesional neocortical epilepsy. *Seizure* 2011; 20: 692–700.

17. Seo JH, Holland K, Rose D, Rozhkov L, Fujiwara H, Byars A, *et al.* Multimodality imaging in the surgical treatment of children with nonlesional epilepsy. *Neurology* 2011; 76: 41–48.

18. Schneider F, Wang ZI, Alexopoulos AV, Almubarak S, Kakisaka Y, Jin K, *et al.* Magnetic source imaging and ictal SPECT in MRI-negative neocortical epilepsies: Additional value and comparison with intracranial EEG. *Epilepsia* 2013; 54: 359–369.

19. Kaiboriboon K, Lowe VJ, Chantraujikapong SI, Hogan RE. The usefulness of subtraction ictal SPECT coregistered to MRI in single- and dual-headed SPECT cameras in partial epilepsy. *Epilepsia* 2002; 43: 408–414.

20. Widjaja E, Shammas A, Vali R, Otsubo H, Ochi A, Charron M. FDG-PET and magneto-encephalgraphy in pre-surgical workup of children with localization-related non-lesional epilepsy. *Epilepsia* 2013; 54: 691–699.

21. Funke ME, Moore K, Orrison Jr WW, Lewine JD. The role of magnetoencephalography in "nonlesional" epilepsy. *Epilepsia* 2011; 52 (Suppl 4): 10–14.

22. Leijten F, Huiskamp G, Hilgerson I, *et al.* High-resolution source imaging in mesiotemporal lobe epilepsy: a comparison between MEG and simultaneous EEG. *J Clin Neurophysiol* 2003; 20: 227–238.

23. Ossenblok P, de Munck JC, Colon A, Drolsback W, Boon P. Magnetoencephalography is more successful for screening and localizing frontal lobe epilepsy than electroencephalography. *Epilepsia* 2007; 48; 2139–2149.

24. Nakayama T, Otsuki T, Kaneko Y, Nakama H, Kaido T, Otsubo H, *et al.* Repeat magneto-encephalography and surgeries to eliminate atonic seizures of non-lesional frontal lobe epilepsy. *Epilepsy Res* 2009; 84: 263–267.

25. Akiyama T, Donner EJ, Go CY, Ochi A, Snead III OC, Rutka JT, *et al.* Focal-onset myoclonic seizures and secondary bilateral synchrony. *Epilepsy Res* 2011; 95: 168–172.

26. Oishi M, Otsubo H, Kameyama S, Morota N, Matsuda H, Kitayama M, *et al.* Epileptic spikes: magnetoencephalography versus simultaneous electro-corticography. *Epilepsia* 2002; 43: 1390–1395.

27. Tao JX, Ray A, Hawes-Ebersole S, Ebersole JS. Intracranial EEG substrates of scalp EEG interictal spikes. *Epilepsia* 2005; 46: 669–676.

28. Ochi A, Go CY, Otsubo H. (2011) Clinical MEG analyses for children with intractable epilepsy. In Pang EW. Editor. *Magneto-encephalography, Ch. 9.* NewYork: Tech North America; 2011.

29. Otsubo H, Chitoku S, Ochi A, Jay V, Rutka JT, Smith ML, *et al.* Malignant rolandic-sylvian epilepsy in children Diagnosis, treatment, and outcomes. *Neurology* 2001; 57: 590–596.

30. Shiraishi H, Haginoya K, Nakagawa E, Saitoh S, Kaneko Y, Nakasato N, *et al.* Magneto-encephalography localizing spike sources of atypical benign focal epilepsy. *Brain Dev* 2013; 36: 21–27.

31. Paetau R, Granstrom ML, Blomstedt G, Jousmaki V, Korkman M, Liukkonen E. Magnetoencephalography in presurgical evaluation of children with the Landau-Kleffner syndrome. *Epilepsia* 1999; 40: 326–335.

32. Ishitobi M, Nakasato N, Yamamoto K, Iinuma K. Opercular to interhemispheric source distribution of benign rolandic spikes of childhood. *Neuroimage* 2005; 25: 417–423.

33. Salayev KA, Nakasato N, Ishitobi M, Shamoto H, Kannno A, Iinuma K. Spike orientation may predict epileptogenic side across cerebral sulci containing the estimated quivalent dipole. *Clin Neurophysiol* 2006: 117: 1836–1843.

34. Huiskamp G, Agirre-Arrizubieta Z, Leijten F. Regional differences in the sensivity of MEG for interictal spikes in epilepsy. *Brain Topogr* 2010; 23: 159–164.

35. Heers M, Rampp S, Stefan H, Ubbach H, Elger C, von Lehe M, *et al.* MEG-based identification of epileptogenic zone in occult peri-insular epilepsy. *Seizure* 2012; 21: 128–133.

36. Oishi M, Kameyama S, Morota N, Tomikawa M, Wachi M, Kakita A, et al. Fusiform gyrus epilepsy: the use of ictal magneto-encephalography. *J Neurosurg* 2002; 97: 200–204.

37. Wang ZI, Jones SE, Ristic AJ, Wong C, Kakisaka Y, Jin K, et al. Voxel-based morphometric MRI post-processing in MRI-negative focal cortical dysplasia followed by simultaneously recorded MEG and stereo-EEG. *Epilepsy Res* 2012; 100: 188–193.

38. Imai K, Otsubo H, Sell E, Mohamed I, Ochi A, RamachadranNair R, *et al.* MEG source estimation from mesio-basal temporal areas in a child with a porencephalic cyst. *Acta Neurol Scand* 2007; 116: 263–267.

39. Iwasaki M, Nakasato N, Shamoto H, Nagamatsu K, Kanno A, Hatanaka K, *et al.* Surgical implications of neuromagnetic spike localization in temporal lobe epilepsy. *Epilepsia* 2002; 43: 415–424.

40. Ebersole JS. Defining epileptogenic foci: past, present, future. *J Clin Neurophysiol* 1997; 14: 470–483.

41. Kaiboriboon K, Nagarajan S, Mantle M, Kirsh H. Interictal MEG/MSI in intractable mesial temporal lobe epilepsy: Spike yield and characterization. *Clin Neurophysiol* 2010; 121; 325–331.

42. Enatsu R, Mikuni N, Usui K, Matsubayashi J, Taki J, Begum T,

et al. Usefulness of MEG magnetometer for spike detection in patients with mesial temporal epileptic focus. *Neuroimage* 2008; 41: 1206–1219.

43. Robinson SE, Vrba J. Functional neuroimaging by synthetic aperture manetometry (SAM). In Yoshimoto T, Kotani M, Kuriki S, et al. Editors. Recent Advances in Biomagnetism. Sendai, Japan: Tohoku University Press: Sendai; 1999. pp. 302–305.

44. Oishi M, Otsubo H, Iida K, Suyama Y, Ochi A, Weiss SK, *et al.* Preoperative simulation of intracerebral epileptiform discharges: synthetic aperture magnetometry virtual sensor analysis of interictal magnetoencephalography data. *J Neurosurg* 2006; 105: 41–49.

45. Sugiyama I, Imai K, Yamaguchi Y, Ochi A, Akizuki Y, Go C, et al. Loalization of epileptic foci in children with intractable epilepsy secondary to multiple cortical tubers by using synthetic aperture magnetometry kurtosis. *J Neurosurg Pediatr* 2009; 4: 515–522.

46. Akiyama T, Osada M, Isowa M, Go CY, Ochi A, Elliott IM, et al. High kurtosis of intracranial electroencephalogram as a marker of ictogenicity in pediatric epilepsy surgery. *Clin Neurophysiol* 2011; 123: 93–99.

47. Mohamed IS, Otsubo H, Ferrari P, Sharma R, Ochi A, Elliott I, et al. Source localization of interictal spike-locked neuromagnetic oscillations in pediatric neocortical epilepsy. *Clin Neurophysiol* 2013; 124: 1517–1527.

48. Guggisberg AG, Kirsch HE, Mantle MM, Barbaro NM, Nagarajan SS. Fast oscillations associated with interictal spikes localize the epileptogenic zone in patients with partial epilepsy. *Neuroimage* 2008; 39: 661–668.

49. Shiraishi H, Ahlfors SP, Stufflebeam SM, Takano K, Okajima M, Knake S, et al. Application of magneto-encephalography in epilepsy patients with widespread spike or slow-wave activity. *Epilepsia* 2005; 46: 1264–1272.

50. Shiraishi H. Source localization in magnetoencephalography to identify epileptogenic foci. *Brain Dev* 2011; 33: 276–281.

51. Bouet R, Jung J, Delpuech C, Ryvlin P, Isnard J, Guenot M, et al. Towards source volume estimation of interictal spikes in focal epilepsy using magnetoencephalography. *Neuroimage* 2013; 59: 3955–3966.

52. Hashizume A, Iida K, Shirozu H, Hanaya R, Kiura Y, Kurisu K, *et al.* Gradient magnetic-field topography for dynamic changes of epileptic discharges. *Brain Res* 2007; 1144: 175–179.

53. Shizoru H, Iida K, Hashizume A, Hanaya R, Kiura Y, Kurisu K, *et al.* Gradient magnetic-field topography reflecting cortical activities of neocortical epilepsy spikes. *Epilepsy Res* 2010; 90: 121–131.

54. Fischer MJ, Scheler G, Stefan H. Utilization of magneto-encephalography results to obtain favorable outcomes in epilepsy surgery. *Brain* 2005; 128: 153–157.

第 7 章

电子源性成像在 MRI 阴性难治性局灶性癫痫中的应用

安阳 译

引言

无病灶癫痫的术前评估仍是巨大挑战。在过去的 20~25 年中，众多影像学技术在病灶性癫痫中成功应用并得到验证，继而应用于无病灶癫痫患者。然而，在 2010 年的一篇综述中，回顾了 1995 年到 2007 年的有病灶和无病灶癫痫预后，只有部分无癫痫发作患者接受了随访，所有无病灶患者中有 26%~46% 从手术中获益，颞叶癫痫和儿童患者获益率更高[1]。整合其他影像模态对于提升成功率至关重要。一个对 PET 阳性、磁共振阴性颞叶癫痫患者研究证明了没有磁共振病灶并不一定意味着糟糕的手术预后[2]。

虽然磁共振和核医学成像技术进步巨大，但作为癫痫诊断技术中的基石，EEG 仍然很少作为一个可能的影像技术来应用。事实上，即使是今天，大部业内学者都不否认，在癫痫诊断和致痫灶定位上 EEG 是非常有价值的。EEG 记录和分析技术的最近进展使其成为一种有价值的成像工具[3]，但这些技术还没有切实成为临床常规。Plummer 等[4] 回顾了截止到 2007 年的 EEG 源成像（ESI）研究。他们强调了 ESI 的价值，并感叹在局灶癫痫患者术前评估中，ESI 仍然没有广泛应用。考虑到大部分癫痫患者在头皮 EEG 中有癫痫样放电，而且即使来自于标准临床脑电记录的 EEG 源成像也能确定起始灶，其临床应用是恰当的。然而，与磁共振设备类似，硬件的升级往往可以获得更多的回报。例如，更大的电极阵列和 EEG 定位算法的充分运用与小阵列和简单近似算法相比更

容易获取信息。

这一章我们会阐述电子源性成像（Electric source imaging, ESI）在癫痫学中的优点、局限和考虑。

电子源性成像的基础

电子源性成像（ESI）是基于记录多导头皮脑电。它依靠数学算法来估算产生特定头皮电场（Scalp electric field）的脑内源。作为逆问题，对于同一头皮电场可有无穷多解，故在定义一个或多个有意义的源来解释头皮电场时，需要有一个预先的假设。EEG 和其同类技术脑磁图（MEG）就是种原理。假设越合理，逆向的解就越精准。

假设与头模型和产生头皮电场的源模型相关。对后者有很多研究；这不是此章重点。感兴趣的读者可以阅读相关文献[5-8]。ESI 的其他相关技术细节将简单总结如下。

头模型

头部体积导体模型（Head volume conductor model）包括能产生头皮电场的组织的形状、该组织内棘波源的取向以及从激活的神经元到头皮电极之间不同层次的导电性能。最简单的头部体积导体模型由一个同质球体组成。通过几层同心的均质的球形壳（类似于洋葱结构），脑、脑脊液、颅骨、头皮等组织的不同传导特性可以被模仿并用于计算中。球状头模型已经在很多源定位研究中应用了，尤其是在那些使用等价偶极子定位的方法。它们也同样用于 MEG 源成像研究，包括对于癫痫的研究[9]。因为简单，

球状头模型的计算效率高。然而实际的人类头颅并不是球形，故当该解与患者实际 MRI 配准时，球状头模型可以导致严重的定位错误[10]。真实头模型（Realistic head models）考虑了个体大脑的实际几何形态，尤其是对于枕叶和颞底内侧，从而提升了源重建效果[11]。然而真实头模更加复杂，需要更多运算，但可以直接融合到描述患者大脑实际解剖结构的磁共振影像中，这在伴有大的脑部病灶的患者中尤为重要，从而在癫痫手术中发挥其重要作用[12]。真实头模型是基于边界条件和有限元算法（Finite element methods）的，后者可对头部不同的部位赋予不同的导电性，例如白质的各向异性导电率分布（Anisotroopic conductivity distribution）[13]。真实头模同样可以描述脑沟脑回，从而使偶极子的局部取向受到限制[14]，从而减少解的数量。

源模型

源模型是指对于脑内决定头皮电位的电流源的假设。通常假设 EEG 的主要来源为大量锥体细胞同时激活产生的突触后电位。由于头皮电极距离这些神经元很远，这些电活动可近似为等价电流偶极子（Equivalent current dipole）。如果我们仅假设了一个或极有限的电流偶极子，这些偶极子导致某一时间点某一头皮电场，这些偶极子的位置就可以通过迭代过程而得出。这种简化的等价偶极子模型在早期的 EEG 源成像研究中得到了广泛的应用，并且在现在的癫痫 MEG 源成像中仍然还是可取的方法之一[15]。然而等价偶极子模型只有在这种情况下是可行的：神经源局限在少数局灶区域，或者这些区域的数目是先前知道的。如果分散在整脑容积上的很多源同时活动，等效电流偶极子模型会导致错误结果。

在不对源数量作先验假设的前提下，分散电流源模型（Distributed current source models）被提出来解释全脑生物电活动。分散电流源模型将整个大脑分割成小区域，并在每个区域上置一电流偶极子（解点，solution point）。如果使用的是真实头模型，这些解点则可以限定在脑灰质上。由于解点的数量比测量点要多的多，需要附加限制条件来取得单一的、适定的（well-posed）线性反解（Linear inverse solutions）。解决这个逆问题最早提出的方法被称作最小范数最小二乘逆（minimum norm least-squaires inverse，MNLS inverse），它的作用是使待估算的反解的达到方差最小化[16]。MNLS 的算法经过改进，考虑了某一局部点（Local point）在其临近点活动中的依从性。换句话说，临近的神经元比远距区域的在行为上更有相似性。这一附加条件作为先验信息已包含在以下运算法则中，分别为低分辨率脑电磁断层成像（low-resolution brain electromagnetic tomography，LORETA）[17]，可变分辨率电磁断层成像（variable resolution electromagnetic tomography，VARETA）[18]，局部自回归平均（local autoregressive average，LAURA），等等。同样，也有方法来评估这些反解的统计学显著性，如动态统计参数图（dynamic statistical parametric mapping，dSPM）[20] 和标准化低分辨率脑电磁断层成像（standardized LORETA，sLORETA）[21]。大部分最近的癫痫 EEG 源成像均使用了这些线性分布的反解法。

电极的数量和位置

很明显，EEG 源成像的精确度不仅依靠合适的头模型和源模型，也依靠恰当的全头皮电场采样，包括大脑底面在内，用来更好评估颞底或眶额皮层[22]。（图 7.1）为避免空间欠采样（Spatial Undersampling），电极同样需要放置恰当[23]。空间频率（Spatial frequency）与 ESI 精确度密切相关，但常受颅骨的低传导性干扰[24]。早期模拟研究估计的最大空间频率（最远的电极距离）达 1~2cm[25]，要

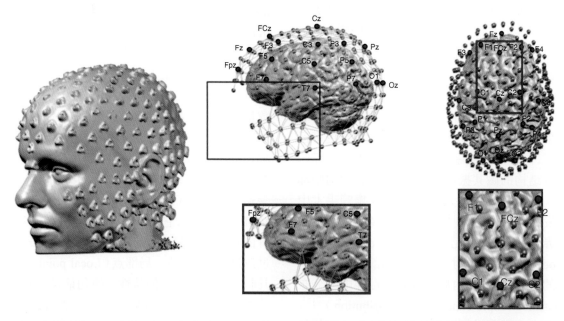

图 7.1　高密度 EEG 电极位置示意图（此例中的地形图来自 EGI 公司），与之对照的是标准 10–20 系统。左：电极位置由 MRI 扫描呈现。中右：电极与对应 MRI 大脑的位置关系。下面两图为局部放大示意图。注意大脑颞叶和内侧的大片区域并未在 10–20 系统中得到覆盖。（由 L.Spinelli 制图）

覆盖头则需要超过 100 个电极。这一数字（>100 个电极）得到了以下实验验证，该实验中，对高电极密度的采集数据进行降低采样密度的处理，当使用 64 个甚至更少的电极对电场采样时，采样过疏会导致对已知致痫灶严重的定位错误[26]。此外，Ryynänen 等[27]的模拟研究揭示了使用更真实的颅骨电导值时，电极的数量需要超过 200。而这样大数量的传感器的使用对 EEG 的挑战比 MEG 更大，随着最近的 EEG 技术的进展，经过有价值的努力已经使高密度 EEG 记录成为了可能[28,29]。

局灶癫痫中的电子源成像

最近几年的几项研究显示，ESI 是应用于局灶癫痫患者临床工作一种有效工具，不仅能定位致痫灶，也能够观察发作期和间期放电在癫痫网络中的传播[4,6]。甚至适用于临床中的标准 EEG 记录，比如只用到 25~35 个电极时，它可以在脑叶水平提供定位的重要线索，并能在需要有创过程的情况下引导

颅内电极放置[22]。ESI 结合临床长程脑电监测的优势是它可以记录和分析患者发作间期活动，这些患者可能棘波很少或者只在睡眠期出现。

然而，由于上述原因，ESI 在使用大量电极记录 EEG 时功能最强大。如此，在最近的对 152 例手术患者的前瞻性研究中，ESI 的临床作用不弱于 PET、SPECT 和 MRI 等常规术前影像方法[30]。所有患者都有足够长的术后随访（超过 1 年）来评估癫痫预后，从而可以得出 ESI 的灵敏度和特异度。如果 EEG 使用大量电极记录（128–256 导）且使用个人 MRI 作为头模型，ESI 的灵敏度为 84%，特异度 87%。这些值优于结构 MRI（灵敏度 73%，特异度 50%）、PET（灵敏度 65%，特异度 37%）、发作期 – 发作间期 SPECT 减影（灵敏度 54%，精确度 62%）。相对的，电极数少时（21–29 导），ESI 的灵敏度和特异度降到了 73% 和 75%。低导 EEG 和模板头模型结合时效果最差（灵敏度 59%，精确度 62%）（图 7.2）。

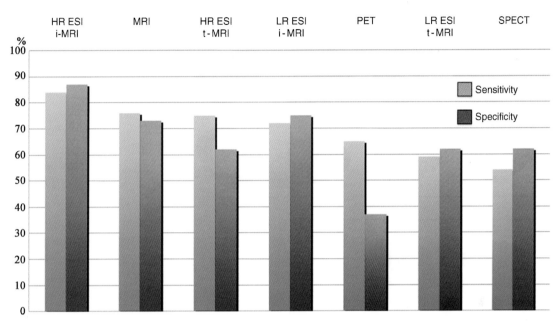

图 7.2　不同影像方法定位致痫灶的灵敏度和特异度。数据源自于 152 例接受了所有检查的手术患者中的 52 例。灵敏度定义为：当患者术后无癫痫发作时，定位出的最大异常区域（Maximum abnormality）在切除范围内所占的比例。特异度定义为：当患者术后有癫痫复发时，定位出的最大异常区域位于切除范围之外的比例。HR ESI, high-resolution ESI（高通道 ESI, 128–256 导）；LR ESI, 临床脑电 ESI（少于 29 导）；i-MRI, ESI 的个人头模型；t-MRI, ESI 的头模型模板；MRI, 结构磁共振影像；PET, 正电子发射型断层显像（positiron emission tomography）；SPECT, 单光子发射计算机断层成像术（single photon emission computed tpmography）。数据由 Brodbeck 等提供（2011 年）

无病灶局灶癫痫中的电子源成像对手术的影响

很明显，在无病灶癫痫患者磁共振等其他核心检查呈阴性时，ESI 是一种优秀的成像工具。在我们团队的最新研究中，我们观察了 10 例磁共振正常患者的 ESI[31]。患者的发作期 EEG 数据和癫痫症状学指向颞叶 5 例，2 例额叶，剩下 3 例在颞枕、顶枕、额颞区。所有患者术前评估包括了长程视频脑电、PET，发作间期和发作期 SPECT 减影，其中 8 例还进行了侵入性检查。

10 例患者中，5 例的 ESI 是使用 29–31 导标准临床 EEG 记录的，另外 5 例使用 128 导或 256 导高密度 EEG。基于这些记录中发现的棘波得到 ESI。所有病例使用本人 MRI 建立简化的个体化头模型。为了定义 ESI 准确度，将结果与术后 MRI 融合，如果 ESI 结果最大异常区位于切除区域，则认为 ESI 准确。

分析显示，10 例中有 8 例 ESI 的定位结果最大程度的与切除区域重叠（图 7.3）。所有患者均从手术中获益：6 例无癫痫发作，2 例 Engel II 级。相反，PET 和 SPECT 只能在一半患者中提供定位结果。两例患者中的一个怀疑 ESI 定位错误，但在术后持续受癫痫发作的困扰。这例患者中 ESI 最大值被定位在切除区域附近（同样见下，例 3）。

第二例 ESI 错误定位的患者在术后无癫痫发作。在这例中，头皮脑电只记录到顶下小叶的棘波，而颅内 EEG 在两个区域发现发作间期棘波，分别在顶下小叶和顶叶镰旁皮层。因此，ESI 正确的定位了顶下小叶的棘波。这些棘波在术后头皮 EEG 中仍然持续存在，但所幸没有引起癫痫发作（3 年随访）。

有个有趣的现象，所有病例切除区域

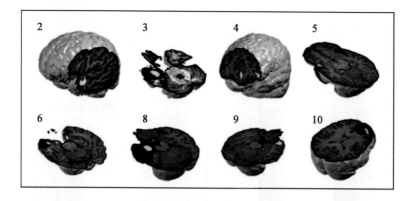

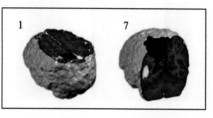

图 7.3 在无病灶局灶性癫痫患者中使用 ESI 定位致痫灶。黄 – 绿色区域为 ESI 最大异常区，与术后 MRI 切除范围叠加，或与术前 MRI 叠加，术前 MRI 上红色虚线区域表示切除的范围。最大异常棘波源在 8 例患者中都在切除范围内，2 例在范围之外（1 和 7）。其中一个（1）术后仍有癫痫发作。Brodbeck 等提供（2009 年）

的组织病理检查均为异常：5 例胶质增生，3 例皮质发育异常，1 例微小异位，1 例多重病理。这提示磁共振阴性患者并不是完全没有病灶。借助 ESI 结果，回头看一些磁共振阴性患者的资料能够发现一些小病灶。这些发现在最近的一个 MEG 研究中有所报道，此研究包含了 29 例无病灶癫痫患者[32]。在 MEG 引导下重新评估 29 例患者，他们在 7 例中发现了之前忽略的明确病灶（见例 4）。

ESI 的定位，或者棘波源的偶极子取向解析，可以精确定位病灶，并可以预测手术效果。例如，与海马硬化的颞叶癫痫相比，无病灶颞叶癫痫可能有不同的起源。据理论推测，海马硬化患者的棘波产生斜向等效偶极子（Oblique equivalent dipoles），而显著的皮质病灶患者的棘波则产生径向偶极子（Radial dipoles）[33]。这已经被其他在内侧颞叶癫痫患者中没找到差异的报道质疑过[34,35]。在更近的一个研究[36]中，使用 29 导头皮 EEG 及真实头模型对 12 例无病灶病例和 22 例海马硬化患者的偶极子进行了比较。每个病例组都有 25% 的患者定位在内侧颞叶结构，没有区别。此外，预后也没有区别（海马硬化和非海马硬化患者在两组均匀分布）。因此，至少在 EEG 少于 60 导时，偶极子取向的解析并不能够提供额外的有用信息。

ESI 定位深部结构可靠吗？

人们仍在讨论非侵入性电磁技术能否描绘深部病灶，比如在内侧颞叶或者颞叶外结构。考虑到电场主要由海马层中紧密平行排列的锥体细胞产生，颞叶深部结构信号可能与颞外深部结构有所不同。这产生了相对清晰的偶极子或者电场的差异，可以被 3~4 厘米外的皮层电极探测到。一些学者声称内侧颞叶结构只有同时累及了外侧新皮层时才是"可见"的，而 EEG 和 MEG 都不能监测到局限在内侧颞叶结构的棘波[37,38]，而其他人展示的数据则提示头皮记录可能定位在深部颞叶病灶，尤其是当活动（棘波或者激发反应）被平均时[39-42]。选择性内侧颞叶切除术后 EEG 上棘波消失证明了内侧棘波可以被 ESI 定位[43]。然而，由于很难同时以高的空间频率同时记录海马内部、前外侧颞叶皮层和头皮脑电，争议仍然没有解决。同步 EEG-fMRI 或者同步高密度

EEG/MEG 记录能够对这些问题提供更远的视角[44-46]。

我们需要棘波来定位癫痫起源吗？

棘波、尖波伴或不伴有连续慢波是癫痫诊断依据。幸运的是，大部分患者中，它们是存在的，而且能够定位局部异常和受影响的脑叶或区域。然而，在一些病例中没有癫痫样放电。甚至在颅内记录时，可能没有明确的可辨认发作期 EEG 起始，尤其是当起源点是在半球之间的区域时。因此，甚至侵入性监测都不能被当做金标准[47]。个人观察也证实了，颅内电极如果距离致痫灶 1~2 厘米以上时，是不能够捕捉到癫痫样活动的，再次说明植入前需要有效的评估。

一种克服无效记录的方法是高频脑电和功能磁共振的同步记录。在最近的研究中，通过前期的癫痫放电计算出头皮电压分布图（Scalp voltage maps），随后再提取（Retrieve）到 fMRI 同步采集的 64 或 128 通道脑电图中（译注：依据拓扑相关性），这样能够发现与癫痫起始相关的 BOLD 变化。这种方法在 14/18 例有 EEG 阴性 fMRI 的患者中（78%）实现了定位[46]。然而，这需要记录某些点的棘波。如果从来没有棘波或者其他癫痫样放电，但强烈怀疑致痫灶存在时，致痫灶的"模板"分布图（译注：指的应是棘波放电阴性的头皮电压分布图）及其相关的运算可以作为一个解。然而，这种方法的可靠性还有待证实。

案例研究

混合型研究，例如包含颞叶和颞外癫痫病人的研究，报道 ESI 在两个群体中都有良好定位表现。在此我们呈现几个病例，来展示 ESI 在具体应用中的优点和不足。

患者 1，18 岁男性，左利手，体健，无认知损害，8 岁起出现药物难治性癫痫。发作表现为意识丧失，出声，口手自动并持续 30~60 秒，对发作过程没有记忆。可能有发作后失

语。MRI 正常，PET 提示左侧前颞叶代谢减低。32 导 VEEG 提示间期放电主要位于左侧前颞叶（50%），其次为后颞叶（25%）和右侧颞叶（25%）。发作期提示为左侧，可能为颞叶，但是不能准确定位定侧，右侧可能为语言优势半球。

以占主导的左侧前颞叶棘波行 ESI，把棘波源头准确定位在了颞叶内侧结构的前部。

使用硬膜下电极对左侧半球进行颅内脑电监测，主要是左侧颞叶；使用深部电极监测双侧海马。发作起始区与位于 ESI 区域内的触点相吻合（图 7.4）。此病例展示了 ESI 对于定位颞叶内侧病灶的能力。而且，间期棘波的 ESI 也提供发作起始区的重要信息，因为它常常与颅内癫痫起始区的触点相吻合（超过 60%，个人未公开数据）。

患者术后随访 2 年，无癫痫发作。

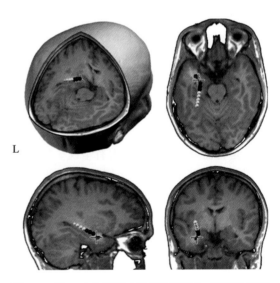

图 7.4　例 1，（左侧颞叶无病灶癫痫）。间期最频繁痫样放电的 ESI 示棘波源最大区位于左侧海马（红色十字）。左侧海马深部电极的紫色触点与间期棘波起源（激惹灶）以及发作起始区相关，与 ESI 源吻合。这个病例展示了 ESI 在发现颞叶深部起源的能力

患者 2，ESI 对于颞叶外无病灶癫痫也有很好效果[48]。患者 6 岁半女孩，2 年前出

现局灶性癫痫。表现为难以描述的不舒服感,继而流涎,左上肢上举,右上肢外展呈击剑样动作或者上肢强直伸展,发作后失语。频繁出现继发全面发作。夜间发作为主,约20天一次。间期 EEG 示左侧额颞放电活跃的病灶。以这些间期放电行 ESI,提示左侧岛盖起源,这也与 PET 和 SPECT 结果一致(图 7.5)。

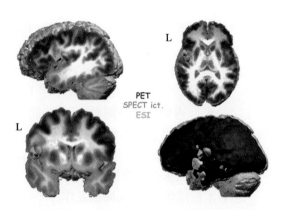

图 7.5 例 2,6 岁半女孩,颞叶外无病灶癫痫。MRI 正常,但是 ESI(绿色)、发作期 SPECT(蓝色)和 PET(局部代谢减低,因为 ESI 和发作期 SPECT 的覆盖而不可见)指向左侧额叶岛盖—岛叶区域。尽管靠近 Broca 区,但因为数据结果很集中,患儿在没有颅内监测的情况下成功地进行了手术。(细节详见 Chiosa 等,2013)

是否需要颅内监测变得有争议。然而基于以下原因我们决定直接切除:(1)没有其他可疑致痫灶,(2)电极不能完全覆盖这个区域,(3)语言定位没有必要,因为我们知道语言区附近(发作后失语),何况她只说阿尔巴尼亚语,(4)患儿年龄小,术后失语很可能恢复。

术中监测下行手术切除后,患儿出现运动型失语和右侧上臂和面部轻瘫并在6个月内恢复。患儿术后3年无癫痫发作。组织病理结果为皮质发育异常。

这个病例说明 ESI 对颞叶外的癫痫患者也很有帮助。如果包括 ESI 在内的所有非侵入性检查结果相符,颞外无病灶癫痫可以不需要颅内监测直接手术。

患者3,9岁女孩,3岁半时出现癫痫发作。症状刻板,有右脚疼痛的感觉先兆,继而出现向上肢传播的杰克逊癫痫和四肢伸展的过度运动发作。发作间期脑电提示间断慢波,偶尔有尖波。PET 和 MRI 正常,发作期 SPECT 提示左侧底节区过度灌注。综合症状学和检查结果,患儿可能为左侧半球颞外癫痫,可能靠近第一感觉区的脚部皮层,考虑到先兆中有疼痛也可能在岛盖后部区域。

没有确切癫痫起源的情况下,依据可疑左侧顶上小叶脑电特征获得了 ESI,结果提示顶上小叶中央后区有起源点,同时颞叶新皮层(岛盖后部)也可见一稍弱的电活动(图 7.6)。

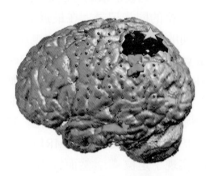

图 7.6 例 3,女性,9岁,因伴足部疼痛感觉先兆,MRI 和 PET 阴性的左侧半球癫痫而接受了详尽的检查。ESI 结果(绿色)和切除区域(红色)叠加在 MRI 上,电极点位置以蓝色显示。黄星为间期和发作起始点。ESI 提示两个起源:顶上小叶区域为主,左侧颞叶深部稍弱。患者术后仍然有发作,既可能是由于切除区域过小残留了 ESI 阳性区域,也可能是因为发作起始区实际位于遥远的岛盖深部皮层

颅内监测只使用了硬膜下电极,覆盖范围包括中央区和左侧半球后部。尽管非常想配合深部电极对岛盖和岛叶进行监测,但由于风险原因没有植入。抓到16次惯常发作,脑电表现滞后于顶下小叶发作的临床症状,可能反映了症状区的二次响应。

患者后续未行手术切除。然而,考虑到患者家属的坚持以及每天接近30次的严重发

作,最终进行姑息性手术,具体下来,就是对中央后皮质的上部作了非常局限的切除,临近但不包括 ESI 区域。治疗后数周,癫痫开始以相同的频率复发。病理检查无特殊发现。

这个病例表明,ESI 可以定位任何 EEG 特征,但是只有对所有数据进行临床分析后才能确定棘波源。ESI 正确定位了尖慢波起源点,但从她的病史上看顶上小叶病灶并非癫痫起始灶。关于治疗失败的原因,我们无法知道是否由于手术切除范围太小,将 ESI 最大区排除在外,亦或由于即使慢波有尖波特征,其 ESI 也不足以用作术前定位致痫灶。

患者 4,10 岁男孩,右利手,4 岁开始癫痫发作,夜间无侧别过度运动,有时发作前有左侧手脸感觉异常。非侵入性监测提示右侧中央区非常活跃的间期节律性棘波、尖波。发作期脑电没有局灶或侧别改变,但是右侧额叶在延时 10 后有放电。磁共振正常,发作期 SPECT,ESI 和 PET 发现右侧中央后回下部病灶。考虑到靠近第一感觉区,对体感诱发电位(Somatosensory evoked potentials,SEPs,吹拇指)做了 ESI。

侵入性监测证实为右侧中央后回癫痫。有趣的是,颅内电极的 SEP 结果和皮层脑电与术前 SEP ESI 结果高度吻合 (图 7.7)。

患儿接受了右侧中央后回下部皮质切除,并避开了手感觉区。术后 2 年无癫痫发作。

这个病例再次证明包括 ESI 在内的无创检查能够精确定位颞外致痫灶。而且,诱发电位的 ESI 能够确定相关皮层,能够帮助缩短刺激步骤,这对于儿童或者不配合的成人患者中尤其重要。

电子源性成像在磁共振阴性癫痫的作用：发现相关病理网络

虽然 ESI 的主要应用于癫痫手术,但也可以用于受局灶性癫痫困扰的非手术患者。慢波睡眠 (slow wave sleep, CSWS) 时,伴持续性棘慢波的痫样脑病是一种年龄相关性癫

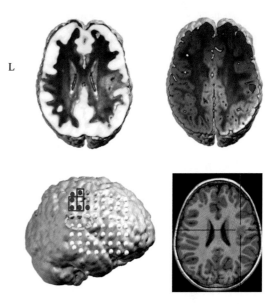

图 7.7　例 4,10 岁,男性患儿,右侧中央后回癫痫。回顾 MR 后怀疑责任皮层位于中央后回的深部结构。第一排: PET (黄色) 提示虽然在 ESI 提示区域 (红色) 1cm 之上存在皮层,但是代谢减低。第二排: 皮层监测结果确定蓝色方块为手部感觉区,红色方块为手部运动区。这些发现与术前体感诱发电位的 ESI (绿色) 以及颅内电极的诱发电位记录 (蓝点) 相吻合。致痫区用蓝色虚线圈出,与重要皮层接近但并不重叠

痫样改变,特征是伴有神经心理损害甚至智力迟钝、多种癫痫发作类型以及慢波睡眠期近乎持续性间期脑电棘波活动。病因多样,但共同特征是有局部病理改变,可伴症状或者呈现为非病灶性。然而,因为患者常无局灶性 EEG 模式,而表现为单侧性或弥漫性,故只能用网络改变来解释这些异常。

在一项同步 EEG—fMRI 与 ESI 相结合的研究中,共纳入了 12 名 CSWS 儿童,他们均为磁共振阴性或者皮层下异常,如脑室周围白质软化[49]。有趣的是,所有棘波源表现为局灶性发作的患者中 (8/12),起始活动点的 ESI 指向了侧裂—岛叶区域。2 例右侧,6 例左侧,提示我们尽管有扩散和继发 EEG 节律,局部活动仍然是存在的。作为比较,因为时间分辨率较差,同步 fMRI 极少有局灶性结果,但所有患者中的 BOLD 改变都见于侧裂或其附近皮层。

除非是结节性硬化患者这种本质上有病灶的情况，否则基因变异患者通常不适合手术。Weckhuysen 等提供了一个成功的无病灶遗传性癫痫手术病例[50]。在一个较大的早发性癫痫脑病患者的基因研究中，他们描述了一个有 STXBP1 突变的 2 岁女孩，发作起始源自右侧后头部。颅内监测提示多灶起源但是局限在右侧颞枕皮层，随后进行了枕叶离断和颞叶软膜下横切。组织病理为皮层发育异常 1a 型。患儿减少了 95% 的发作。此患者没有进行 ESI。该病例强调了对于非经典的 MRI 阴性癫痫（如基因突变）切除性手术的指征。对于遗传决定的癫痫综合征的手术领域，更大的研究是必要的。对于该情况，ESI 在定位手术靶区和改善手术预后中的潜力尚需更深入的研究。

结论

电子源性成像（ESI）是用于患者致痫灶定位的基本工具。如果结合由患者本人 MRI 制作的真实头模型和高通道传感器（100 导以上），精确度可较高，灵敏度和特异度都能达到 80% 以上。然而，这需要患者有明确的癫痫脑电节律，故该技术并不会把有经验的 EEG 读片者置于被淘汰的境地。结合高质量 PET 或发作期 SPECT 研究，认真询问患者病史、查体，尤其当所有结果一致性较高的时候，磁共振阴性患者的手术预后能大大改善。

正如第三例病例所示，ESI 不能用于模糊癫痫脑电节律的定位。EEG 节律可能并不总是棘波或者棘慢复合波，也包括能够直接反映致痫灶的节律性慢波或者尖慢波。由于 ESI 可以定位任何 EEG，因此需要清晰的指南来避免错误定位。ESI 必须捕捉到足够的癫痫样放电。如此，ESI 可优于对时间有更多限制的 EEG-fMRI 或者 MEG。高分辨率 EEG 机器也同样允许几小时或几天的长程监测，因此异常放电更容易记录。目前尚需更多前瞻性研究来了解是否 ESI 的有其他应用，如癫痫起源点的出现频率、传播模式或者发作期 ESI 的研究。如果结合非侵袭性的对重要皮层的定位，可较少对侵袭性监测手段的需求。ESI 可提升非病灶性局灶性癫痫的术后疗效，使其达到病灶性癫痫手术类似的效果。

参考文献

1. Tellez-Zenteno JF, Hernandez Ronquillo L, Moien-Afshari F, Wiebe S. Surgical outcomes in lesional and non-lesional epilepsy: a systematic review and meta-analysis. *Epilepsy Res.* 2010;89(2–3):310–18.

2. Carne RP, O'Brien TJ, Kilpatrick CJ, MacGregor LR, Hicks RJ, Murphy MA, et al. MRI-negative PET-positive temporal lobe epilepsy: a distinct surgically remediable syndrome. *Brain.* 2004;127(Pt 10):2276–85.

3. Michel CM, Murray MM. Towards the utilization of EEG as a brain imaging tool. *NeuroImage.* 2012;61(2):371–85.

4. Plummer C, Harvey AS, Cook M. EEG source localization in focal epilepsy: where are we now? *Epilepsia.* 2008;49(2):201–18.

5. Michel CM, Murray MM, Lantz G, Gonzalez S, Spinelli L, Grave de Peralta R. EEG source imaging. *Clin Neurophysiol.* 2004; 115(10):2195–222.

6. Michel C, He B. EEG Mapping and source imaging. In Schomer D, Lopes da Silva FH, editors. Niedermeyer's Electroencephalography. 6 edn. Philadelphia, PA: Lippincott Williams & Wilkins; 2011. pp. 1179–202.

7. He B, Lian J. Electrophysiological neuroimaging: solving the EEG inverse problem. In He B, editor. Neuroal Engineering. Norwell, USA: Kluwer Academic Publishers; 2005. pp. 221–61.

8. Pascual-Marqui RD, Sekihara K, Brandeis D, Michel CM. Imaging the electrical neuronal generators of EEG/MEG. In Michel CM, Koenig T, Brandeis D, Gianotti LRR, Wackermann J, editors. Electrical Neuroimaging. Cambridge: Cambridge University Press; 2009.

9. Schneider F, Alexopoulos AV, Wang Z, Almubarak S, Kakisaka Y, Jin K, et al. Magnetic source imaging in non-lesional neocortical epilepsy: additional value and comparison with ICEEG. *Epilepsy Behav.* 2012; 24(2):234–40.

10. Vatta F, Meneghini F, Esposito F, Mininel S, Di Salle F. Realistic and spherical head modeling for EEG forward problem solution: a

comparative cortex-based analysis. *Comput Intell Neurosci.* 2010:972060.

11. Fuchs M, Wagner M, Kastner J. Development of volume conductor and source models to localize epileptic foci. *J Clin Neurophysiol.* 2007;24(2):101–19.

12. Brodbeck V, Lascano AM, Spinelli L, Seeck M, Michel CM. Accuracy of EEG source imaging of epileptic spikes in patients with large brain lesions. *Clin Neurophysiol.* 2009;120:679–85.

13. Lee WH, Liu Z, Mueller BA, Lim K, He B. Influence of white matter anisotropic conductivity on EEG source localization: Comparison to fMRI in human primary visual cortex. *Conf Proc. IEEE Eng Med Biol Soc.* 2009: 2923–5.

14. Ramon C, Schimpf PH, Haueisen J. Influence of head models on EEG simulations and inverse source localizations. *Biomed Eng Online.* 2006;5:10.

15. Stefan H, Hummel C, Scheler G, Genow A, Druschky K, Tilz C, et al. Magnetic brain source imaging of focal epileptic activity: a synopsis of 455 cases. *Brain.* 2003;126:2396–405.

16. Hämäläinen MS, Ilmoniemi RJ. Interpreting Measured Magnetic Fields of the Brain: Estimation of Current Distributions. Technical report. Helsinki: Helsinki University of Technology, 1984 TKK-F-A559.

17. Pascual-Marqui RD, Michel CM, Lehmann D. Low-resolution electromagnetic tomography: a new method for localizing electrical activity in the brain. *Int J Psychophysiol.* 1994;18:49–65.

18. Bosch-Bayard J, Valdes-Sosa P, Virues-Alba T, Aubert-Vazquez E, John ER, Harmony T, et al. 3D statistical parametric mapping of EEG source spectra by means of variable resolution electromagnetic tomography (VARETA). *Clin Electroencephalogr.* 2001; 32(2):47–61.

19. Grave de Peralta Menendez R, Murray MM, Michel CM, Martuzzi R, Gonzalez Andino SL. Electrical neuroimaging based on biophysical constraints. *Neuroimage.* 2004;21(2):527–39.

20. Dale AM, Liu AK, Fischl BR, Buckner RL, Belliveau JW, Lewine JD, et al. Dynamic statistical parametric mapping: combining fMRI and MEG for high- resolution imaging of cortical activity. *Neuron.* 2000; 26(1):55–67.

21. Pascual-Marqui RD, Esslen M, Kochi K, Lehmann D. Functional imaging with low-resolution brain electromagnetic tomography (LORETA): a review. *Methods Find Exp Clin Pharmacol.* 2002; 24 Suppl C:91–5.

22. Sperli F, Spinelli L, Seeck M, Kurian M, Michel CM, Lantz G. EEG source imaging in pediatric epilepsy surgery: a new perspective in presurgical workup. *Epilepsia.* 2006;47(6):981–90.

23. Srinivasan R, Tucker DM, Murias M. Estimating the spatial Nyquist of the human EEG. *Behavior Research Methods, Instruments and Computers.* 1998;30:8–19.

24. Malmivuo JA, Suihko VE. Effect of skull resistivity on the spatial resolutions of EEG and MEG. *IEEE Trans Biomed Eng.* 2004;51(7):1276–80.

25. Freeman WJ, Holmes MD, Burke BC, Vanhatalo S. Spatial spectra of scalp EEG and EMG from awake humans. *Clin Neurophysiol.* 2003; 114(6):1053–68.

26. Lantz G, Grave de Peralta R, Spinelli L, Seeck M, Michel CM. Epileptic source localization with high-density EEG: how many electrodes are needed? *Clin Neurophysiol.* 2003;114(1):63–9.

27. Ryynanen OR, Hyttinen JA, Malmivuo JA. Effect of measurement noise and electrode density on the spatial resolution of cortical potential distribution with different resistivity values for the skull. *IEEE Trans Biomed Eng.* 2006;53(9):1851–8.

28. Michel CM, Lantz G, Spinelli L, De Peralta RG, Landis T, Seeck M. 128-channel EEG source imaging in epilepsy: clinical yield and localization precision. *J Clin Neurophysiol.* 2004;21(2):71–83.

29. Yamazaki M, Tucker DM, Fujimoto A, Yamazoe T, Okanishi T, Yokota T, et al. Comparison of dense array EEG with simultaneous intracranial EEG for interictal spike detection and localization. *Epilepsy Res.* 2012;98(2–3):166–73.

30. Brodbeck V, Spinelli L, Lascano A, Wissmeier M, Vargas M, Vulliemoz S, et al. EEG source imaging: a prospective study of 152 operated epileptic patients. *Brain.* 2011; 134: 2887–2897.

31. Brodbeck V, Spinelli L, Lascano AM, Pollo C, Schaller K, Vargas MI, et al. Electrical source imaging for presurgical focus localization in epilepsy patients with normal MRI. *Epilepsia.* 2010;51(4):583–91.

32. Funke ME, Moore K, Orrison WW, Jr., Lewine JD. The role of magnetoencephalography in "nonlesional" epilepsy. *Epilepsia.* 2011;52 (Suppl 4):10–14.

33. Ebersole JS. EEG dipole modelling in complex partial epilepsy. *Brain Topogr.* 1991;4:113–23.

34. Waberski TD, Buchner H, Lehnertz K, Hufnagel A, Fuchs M, Beckmann R, et al. Properties of advanced head modelling and source reconstruction for the localization of epileptiform activity. *Brain Topogr.* 1998; 10(4):283–90.

35. Boon P, D'Have M, Adam C, Vonck K, Baulac M, Vandekerckhove T, et al. Dipole modeling in epilepsy surgery candidates. *Epilepsia.* 1997; 38(2):208–18.

36. Oliva M, Meckes-Ferber S, Roten A, Desmond P, Hicks RJ, O'Brien TJ. EEG dipole source localization of interictal spikes in non-lesional TLE with and without hippocampal sclerosis. *Epilepsy Res.* 2010;92(2–3): 183–90.

37. Alarcon G, Guy CN, Binnie CD, Walker SR, Elwes RDC, Polkey CE. Intracerebral propagation of interictal activity in partial epilepsy: implications for source localisation. *J Neurol, Neurosurg Psych.* 1994;57:435–49.

38. Wennberg R, Valiante T, Cheyne D. EEG and MEG in

mesial temporal lobe epilepsy: where do the spikes really come from? *Clin Neurophysiol.* 2011; 122(7):1295–313.

39. Nayak D, Valentin A, Alarcon G, Garcia Seoane JJ, Brunnhuber F, Juler J, et al. Characteristics of scalp electrical fields associated with deep medial temporal epileptiform discharges. *Clin Neurophysiol.* 2004; 115(6):1423–35.

40. Zumsteg D, Friedman A, Wennberg RA, Wieser HG. Source localization of mesial temporal interictal epileptiform discharges: correlation with intracranial foramen ovale electrode recordings. *Clin Neurophysiol.* 2005;116(12): 2810–18.

41. Lantz G, Michel CM, Pascual-Marqui RD, Spinelli L, Seeck M, Seri S, et al. Extracranial localization of intracranial interictal epileptiform activity using LORETA (low resolution electromagnetic tomography). *Electroencephalogr Clin Neurophysiol.* 1997; 102(5):414–22.

42. Huppertz HJ, Hoegg S, Sick C, Lucking CH, Zentner J, Schulze Bonhage A, et al. Cortical current density reconstruction of interictal epileptiform activity in temporal lobe epilepsy. *Clin Neurophysiol.* 2001; 112(9):1761–72.

43. Wieser HG, Hajek M. Foramen ovale and peg electrodes. *Acta Neurologica Scandinavica Supplementum.* 1994(152):33–5.

44. Kaiboriboon K, Nagarajan S, Mantle M, Kirsch HE. Interictal MEG/MSI in intractable mesial temporal lobe epilepsy: spike yield and characterization. *Clin Neurophysiol.* 2010; 121(3):325–31.

45. Vulliemoz S, Carmichael DW, Rosenkranz K, Diehl B, Rodionov R, Walker MC, et al. Simultaneous intracranial EEG and fMRI of interictal epileptic discharges in humans. *Neuroimage.* 2010;54(1): 182–90.

46. Grouiller F, Thornton RC, Groening K, Spinelli L, Duncan JS, Schaller K, et al. With or without spikes: localization of focal epileptic activity by simultaneous electroencephalography and functional magnetic resonance imaging. *Brain.* 2011;134: 2867–86.

47. Bautista RE, Spencer DD, Spencer SS. EEG findings in frontal lobe epilepsies. *Neurology.* 1998;50(6):1765–71.

48. Chiosa V, Granziera, C., Spinelli, L., Pollo, C., Roulet-Perez, E., Groppa, S., et al. Successful surgical section in non-lesional operculo-insular epilepsy without intracranial monitoring. *Epilep Disord.* 2013; in press.

49. Siniatchkin M, Groening K, Moehring J, Moeller F, Boor R, Brodbeck V, et al. Neuronal networks in children with continuous spikes and waves during slow sleep. *Brain.* 2010; 133(9):2798–813.

50. Weckhuysen S, Holmgren P, Hendrickx R, Jansen AC, Hasaerts D, Dielman C, et al. Reduction of seizure frequency after epilepsy surgery in a patient with STXBP1 encephalopathy and clinical description of six novel mutation carriers. *Epilepsia.* 2013;54(5):e74–80.

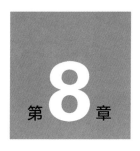

功能核磁在 MRI 阴性的难治性局灶性癫痫中的应用

第**8**章　李超超　译

缩略词

BOLD—血氧水平依赖（Blood Oxygenation Level Dependent）；EPI—回波平面成像（Echo Planar Imaging）；EEG—脑电图（Electroencephalography）；fMRI—功能磁共振成像（Functional Magnetic Resonance Imaging）；HRF—血流动力学反应函数（Hemodynamic Response Function）；IED—发作间期痫样放电（Interictal Epileptiform Discharge）；SOZ—发作起源灶（Seizure Onset Zone）；icEEG—颅内脑电图（Intracranial EEG）；MREG—脑磁图（Magnetic Resonance Encephalography）。

功能区定位

MRI 阴性、药物难治性癫痫患者中，术前功能区的评估至关重要。由于优势半球手术时会有风险，在儿童患者中，唤醒手术皮层功能定位可能不作为保护语言功能和记忆功能的选项。因此，需要其它的方法在术前准确地描绘出功能区从而避免术后的功能障碍。

Wada 试验

为了避免术后的功能障碍，颈内动脉异戊巴比妥试验（Wada 试验）已经应用数 10 年[1]。但是，这项试验伴有卒中的风险或者由异戊巴比妥镇静药物本身带来的其它镇静的副作用。而且如果有经 Willis 环到对侧半球的对冲血流，Wada 试验的敏感性会降低，因此 wada 试验中微导管必须放到更远端的血管。

fMRI

为了无创地描绘大脑的功能区，功能磁共振（fMRI）早在 20 年前就被采用[2]。当执行任务时，激活的局部大脑皮层需要消耗更多的氧，这会引起这些激活的大脑皮层脑组织血流量增加。这会导致激活的局部皮层在 MRI 的 $T2^*$ 加权像上信号降低，这些变化也可以用 BOLD 信号的变化测量。为了描记这些 BOLD 信号的变化，经典的模块设计需要两个必要的条件来鉴别激活区和静息区。通常需要用 EPI 来进行数个激活期的扫描来增加灵敏度。更先进的方法包括事件—相关设计（参照本章 EEG-fMRI 部分）。通过对 BOLD 信号变化的统计分析，颜色编码，并叠加到解剖磁共振图像上。Jack 与其同事第一次把 fMRI 应用到临床上：手术前感觉运动皮层 fMRI 成像得到术中电生理技术的确认，此后在多家中心里，该技术成为位于或邻近运动区的脑肿瘤手术术前最高水平的功能描绘方法[3]。

fMRI 可靠性

BOLD 信号激活区域与计划切除的病灶边缘的距离和术后的神经功能障碍关系密切。Haberg 等人发现在脑肿瘤手术中，如果这个距离超过 10mm，术后的神经功能障碍发生率就很低[4]。Krishnan 等人进一步强调了这个理论，他们证实病灶与 BOLD 信号激活区距离不足 5mm 术后会产生新的神经功能障碍，因此他们建议直接的皮层刺激需要在距离肿瘤低于 10mm 的地方进行[5]。然而，这种方法的不足之处是激活区域的大小取决于阈值参数的设定;因此,确定安全切除范围不能单纯依赖于fMRI。这同样适用于语言优势半球定侧(Lateralization),所以确定优势半球的侧别应与阈值的设定相互独立[6-8]。而且,仅靠fMRI进行语言功能区的定位存在的问题是fMRI的激活形式依赖于语言任务。然而未被某一特定语言任务激活的区域可能在术中被切除,可能造成病人术后功能衰退。另一方面,根据fMRI结果尽量少地切除优势侧语言功能区脑组织,结果可能不能良好地控制癫痫[9]。fMRI的更进一步的限制是:检查过程需要病人的配合,并且病人能够按指令执行任务。并且,即使在猕猴身上发现了紧密的拓扑相关性[11],fMRI也不能直接测量神经电活动,而是仅测量毛细血管床和引流静脉的血管反应[10]。

fMRI 与 wada 语言记忆功能定位

与wada试验相比,fMRI的可靠性已经在大量研究中表明高度一致[12]。然而,fMRI描绘的语言功能区可涉及两侧大脑半球[7]。Binder及其同事提出一种确定语言优势半球的方法,基于计算两侧半球激活体素获得的语言偏侧指数(Laterality Index,LI)来确定[13]。使用有句子或者单词生成任务时的语言功能偏侧化看起来更可靠[14]。即便用于语言功能偏侧化的fMRI已经被广泛接受于术前语言功能评估,但fMRI的可靠性仍存在怀疑(见上)。Sabsevitz及其同事展示了术前fMRI可以预测准备接受左侧前颞叶切除患者的术后命名功能[15]。与wada试验的LI相比,基于fMRI的LI对术后功能(命名变差)而言似乎是一个更强的预测指标。这与几项研究的结果相一致,这些研究表明wada试验在预测前颞叶切除术后语言记忆功能衰退上存在局限性[16-18]。Binder及其同事采用情景编码范式引起双侧的激活,来分析海马及其附近区域激活程度,他们发现了癫痫病灶引起的海马激活的不对称,尤其海马前部单侧性指数清楚地证明功能

激活从致痫灶的一侧向对侧转移,正如长期颞叶癫痫中预期的一样。然而,与语言功能偏侧化不同,海马激活区域的不对称与术后语言记忆功能无关[19]。最近一项纳入229名癫痫患者的研究呈现了语言功能侧化的fMRI和wada试验数据:二者显示了高度一致性。fMRI在语言功能优势侧(左侧)向右侧转移程度与wada试验/fMRI试验不一致性强烈相关,说明fMRI在右侧半球语言处理上比wada试验更敏感[20]。

凭借fMRI研究记忆功能是很有挑战的事情。通过不同的范式,记忆中的诸多方面都可以研究(比如记忆编码、提取模式,单词,面孔),但激活的区域不同。关于记忆提取的研究表明颞叶内侧激活的变异较小[21-23]。语言刺激时可以发现左侧激活,有画面相关刺激时两侧均有激活[24-26]。关于记忆和语言的fMRI研究已对颞叶切除术后语言记忆功能衰退预测进行分析,其结果显示:病灶侧的颞叶内侧激活程度如果大于对侧,那么颞叶切除术后记忆下降的程度就更大[16,27,28]。Dupont及其同事表明,对术后语言记忆效果而言,在延迟认知任务中fMRI激活区域似乎较wada试验是更好的预测因素[29]。

儿童 fMRI

fMRI在小儿患者中面临更多的挑战。一些研究儿童的fMRI中,血流动力学模式应当有所不同[30]。在小儿中,认知任务须符合儿童的认知能力,而且,可以进行不需要主动反应的被动刺激[31]。年纪小时,在不同区域[33]会出现与年龄相关的广泛激活[32]。试验过程中,儿童执行任务时需要专注于任务并且需要监督,尤其是有关认知的任务时。儿童的静息态fMRI相比成人问题更多,因为其很难去在儿童中证实。而且,很多儿童在扫描过程中会感觉到环境可怕,尤其是还需要保持头部固定不动的时候。因此,儿童应当在任何试验和研究前提前适应MRI扫

描仪。Yuan 等人表明向儿童引入视觉输入可以减少头动[34]。

功能区的可塑性

发育中大脑的特征是有很大程度的可塑性。Dehaene-Lambertz 等人表明：儿童中左侧主导的语言网络激活区域早到 3 个月大的时候就已经存在，并可能出现在任何语言发育开始之前[35]。关于在早期左侧脑损伤或癫痫中，语言相关区域是否转移到右侧半球[36,37]，或者是否存在语言功能区的半球内转移[38]的仍处在讨论之中。这种模式或者重组可能取决于很多因素，比如优势手、病变的类型、癫痫出现的年龄、症状的持续时间。左侧半球病变的儿童出现轻微语言障碍表明左侧是主导的语言功能区[39]。5 岁以前出现病变可能会引起重构，但是即使在癫痫发作较早的患者中，语言功能区已经被表明仍通常会保留在特定的区域。然而，语言功能区的完全偏侧化在病变发生年龄较小的情况下也会出现[37,40]。有研究已经表明：在癫痫发作早期行前颞叶切除术的患者中，术后语言功能的减退风险更低[41]，这再一次强调了语言功能区向对侧转移的想法[42]。

EEG-fMRI

头皮脑电图是癫痫患者的一项重要检查手段，因为它可以定位癫痫电活动的来源。然而，EEG 空间分辨率较低，不容易发现深部脑组织的电活动。这些局限可以通过 EEG 与 fMRI 一同使用克服。因为 fMRI 有很好的空间分辨率，对表浅和深部的脑组织均有较好的敏感性。同步 EEG-fMRI 可以测绘与头皮 EEG 检测到的发作间期痫样放电（Interictal Epileptiform Discharges，IED）相关的 BOLD 信号改变。过去的几年，EEG-fMRI 研究已经被用于无创地确定致痫灶。本节主要讲 EEG-fMRI 方法学的概述。我们讨论 EEG-fMRI 在术前评估（包括 MRI 阴性的病例）的作用，并基于术后评估来讨论

EEG-fMRI 的效果。该领域的新技术也将会阐述。

EEG-fMRI 的背景

在 MRI 环境下记录脑电图非常重要。扫描过程中磁场的快速变化会引起很强的电流，这会在同步 EEG 记录中产生高幅值梯度干扰波（High-amplitude Gradient Artefact），梯度干扰波校正算法的发展已使在 fMRI 扫描的同时，对 EEG 进行持续记录成为了可能[43]。为了完整地记录梯度干扰波的波形从而可以成功校正此干扰波，我们需要一套采样率高（达几 KHz）并且 MRI 能兼容的 EEG 系统。梯度干扰波的联机校正可以用来在 EEG-fMRI 记录过程中，对 EEG 进行视觉观察。除了梯度干扰波，许多 EEG 数据采集也受到同步心跳干扰波（Heartbeat-synchronous Artefact）影响。这些所谓的脉搏或心冲击描记（Ballistocardiographic）干扰波由头部轻微的脉搏活动引起，并能通过不同的干扰波校正方法消除[44,45]。更详细的关于 EEG-fMRI 设置和干扰波校正计算方法请参考最近的综述[46,47]。

统计分析

EEG-fMRI 中，fMRI 图像的预处理与标准的 fMRI 分析一样，在组分析中包括头动校正（Realignment），平滑（Smoothing），标准化（Normalization）。标准分析采用以事件相关的一般线性模型为基础的方法，其中事件（比如 IED）的时序被用来建立统计分析的时间序列。在标准分析中，事件的时间过程与标准血流动力学反应相一致，在事件后 5 秒达到峰值。统计图显示的是与 EEG 上记录的事件明显相关的体素。然而，血流动力学反应函数（HRF）的形状与延迟可能在不同年、不同大脑区域表现不同，或者在癫痫病人中的反应出现改变。如果应用一个比较灵活的 HRF，EEG-fMRI 结果的敏感性可以进一步提高。除了标准 HRF，通过计算非经

典 HRF 函数[49,50]或一系列不同的 HRF 函数[51]得到的 HRF 导函数[48],可以得到更具可变形状的 HRF 函数。

EEG-fMRI 在局灶性癫痫中的应用

EEG-fMRI 被发展成一种工具,它可以通过定位假设的 IED 起始处帮助在手术前评估中可能有重要的临床意义。早期的研究显示 IED 相关的 BOLD 信号变化与临床电生理数据在 50% 的病人上一致[52,53]。凭借使用多个 HRF 函数或者适用于不同个体的 HRF 函数实现统计模型的改进,进一步提高 BOLD 信号检测[51-54]的敏感性。HRF 的形状可能出现不相同,尤其是儿童中;而且与成人相比,在伴有局灶性癫痫的儿童中致痫区域的不激活现象比激活现象出现的频率更高[55,56]。构建儿童棘波相关的 BOLD 信号改变模型可能更复杂,这是因为儿童患者中存在棘波之前的 BOLD 信号改变[57]。增加场强(从 1.5T 到 3.0T)也可以增加 BOLD 信号检测的灵敏度[58,59]。EEG-fMRI 研究中被选中的病人应当有频繁的 IED,以便于在 EEG-fMRI 检查中检测到充足的 IED 数量。然而通常记录到的 IED 没有或者很少,这也导致了分析中的统计学强度不充分,进而不能产生确定性的结果。为了解决这个问题,Grouiller 及其同事选择了运用基于电压分布图的分析(Voltage Map-based analysis),在这个分析中,先用临床长期监测(Long-term Clinical Monitoring)中记录下来的 IED 经过平均以后,产生头皮电压分布图,然后进一步计算此分布图与在 MRI 扫描仪中记录的 EEG 的联系。前面未得到确定结果的研究中的患者,与颅内 EEG 或手术切除区域具有一致性 BOLD 的信号变化也可以检测出来。甚至是在扫描过程中 EEG 没有探测到 IED 的病例上,用这种基于电压分布图的分析法也能得出确定性的答案[60]。如果更多的 EEG 特征,如睡眠特异性电活动(Sleep Specific Activity)可以构建到模型中去,IED

相关的 BOLD 信号变化检测的敏感性还可以进一步提高[61]。

IED 相关的 BOLD 信号与致痫灶

通过比较 BOLD 信号变化与在 EEG-fMRI 检查之后的颅内 EEG 记录,既往研究过 IED 相关的 BOLD 信号与致痫灶之间的关系:Bénar 及其同事证实颅内 EEG 记录的活性电极(Active Electrodes)位置接近 IED 相关的 BOLD 信号反应区域[62]。在应用 EEG-fMRI 对数例局灶性癫痫病人的研究中,IED 相关的 BOLD 信号变化区域与 EEG-fMRI 检查后颅内 EEG 确定的癫痫起源点之间有较高的一致性[51,63,64]。上述研究比较了不同日期的 EEG-fMRI 的结果与颅内 EEG 记录情况。最近,安全性研究使得病人同时接受 EEG-fMRI 与颅内电极检查(icEEG-fMRI)成为可能[65,66]。Vulliemoz 及其同事研究的 2 例病人中,头皮 EEG-fMRI 在置入电极前未能发现 IED,然而 icEEG-fMRI 却清楚的显示了这些病人的 IED。目前为止,icEEG-fMRI 的病例报告极为罕见,在这些病例中展示了记录到 IED 的电极附近的 BOLD 反应[67,68]。然而,icEEG-fMRI 和头皮 EEG-fMRI 研究中经常检测到 BOLD 信号的变化不仅存在于预先假定的致痫灶内,而且存在于远部区域[67-71]。这些远处的 BOLD 信号变化可能反映出癫痫 IED 对远隔部位的影响,某种程度上也可以用癫痫电活动的传播来解释[73,74]。

多数 EEG-fMRI 研究表示既有 BOLD 阳性反应,也有阴性。阳性 BOLD 反应源于神经活动较基线水平的上升[74],阴性 BOLD 活动可能反映的是神经活动的抑制[75]。IED 相关的阴性 BOLD 信号改变可能由远处的抑制引起[76]。

EEG-fMRI 作为一种无创的术前检查手段

Zijlmans 及其同事评估了 EEG-fMRI 在药物难治性癫痫病人术前检查中的作用[77]。

29 位患者由于不确定癫痫病灶而被拒绝手术,作者为他们进行了 EEG-fMRI 检查。其中,有 8 位患者符合 IED 区域与 BOLD 阳性信号改变区域具有拓扑形态学相关性这一标准,并且依据 EEG-fMRI 检查结果被重新评估为可以手术。上述患者中有 4 位没有表现出任何的脑组织结构异常。有 4 为患者 EEG-fMRI 极大的提高了癫痫病灶的识别,包括 1 位 MRI 阴性的病例,而剩下的 4 位患者中 EEG-fMRI 表现为多处癫痫病灶或者广泛的 BOLD 信号变化。

多数 EEG-fMRI 研究既包括有致痫灶的病例,也包括 MRI 阴性的病例。我们特别阐述 MRI 阴性的额叶癫痫患者中 EEG-fMRI 的收益。这些病人通常被认为不适合手术,因为致痫灶很难去描绘,原因如下:发作间期的广泛放电;发作期 EEG 改变的快速播散;大量区域头皮 EEG 监测不到;癫痫症状学的差异较大;PET 和 SPECT 检查的低敏感性。这项研究的目的是探讨 EEG-fMRI 是否能在 MRI 阴性的额叶癫痫患者术前评估中提供一些额外的有价值信息。阳性 BOLD 信号改变与术后病理分析或其他影像学模态在 9 位患者中的 8 位具有较好的一致性[78]。图 8.1 展示的是一例局灶性癫痫患者 EEG-fMRI 结果与术前评估的其他方法之间的对。一项关于癫痫术后的研究表明,纳入 BOLD 反应阳性区域的手术切除区与良好的术后预后相关[79]。在术前评估的 10 位患者中,进行 EEG-fMRI 记录,比较术前的定位、IED 相关的 BOLD 信号变化与手术切除区域、术后效果。10 位患者中的 7 位达到了术后无癫痫状态,并且,在 7 位患者中的 6 位,BOLD 信号改变最大的区域包含在了切除区域中。在剩下的 3 位仅是术后发作频率减少的患者中,显著的 IED 相关的 BOLD 信号改变区域位于切除区域以外。Tornton 及其同事研究患有局灶性皮层发育不良的患者,并比较了 icEEG 记录的癫痫起始区域(Seizure Onset Zone,SOC)IED 相关的

BOLD 信号变化情况与术后 1 年的预后相关性[80]。12 位患者中有 11 位有明确的 IED 相关血流动力学改变,这 11 位患者有 5 位的 fMRI 的结果与 SOZ 区一致,并且在 icEEG 上均为单一的 SOZ 区。有 4 位患者在癫痫灶切除后癫痫发作频率下降 50% 以上,其中 2 位患者 MRI 结构像正常。另 1 位 MRI 结构正常的患者在 icEEG 上有单一的 SOZ 区并且与 BOLD 信号变化区域一致,接受了伽马刀治疗但效果较差。11 位患者中剩下的 6 位患者的 IED 相关 fMRI 信号变化区域比较广泛或不一致。6 位中的 5 位术后的预后较差(发作频率减少 <50%),或接受了弥漫性 SOZ 防治手术。作者认为针对 FCD 患者,EEG-fMRI 能够提供关于 SOZ 更多有价值的信息:广泛分布的不一致的 IED 相关的血流动力学变化区域似乎与宽广的 SOZ 区域以及较差的手术预后相关。

如果一种检查用于临床目的,必须重复性好。Gholipour 及其同事阐述了可重复的 EEG-fMRI 结果,说明这项技术可用于临床目的。他们的研究结果表明 EEG-fMRI 检查的敏感性在使用 3TMRI 扫描时比 1.5TMRI 能明显提高[58]。然而除了 EEG 结果之外 EEG-fMRI 能提供的信息是什么? Pittau 及其同事对 EEG-fMRI 产生的新的定位信息与传统 EEG 进行了比较分析,在许多患者中发现了更多的信息。受研究的 33 位患者中有 11 位 MRI 阴性患者,其中 9 位的 BOLD 信号变化区域与 EEG 棘波区域一致;其中的 6 位患者 BOLD 信号变化提供了头皮 EEG 之外的有价值的信息[59]。图 8.2 描述的是一位 MRI 阴性的患者的例子。结果的解读至关重要,因为 EEG-fMRI 提供的信息不仅包括预判的致痫灶,还包括 IED 可能间接影响到的区域(可能在远隔部位)。如果 EEG-fMRI 的结果结合整个术前评估的其他检查来考虑,那么这些结果可以使我们有针对特定病人的致痫区域的更好的理解。

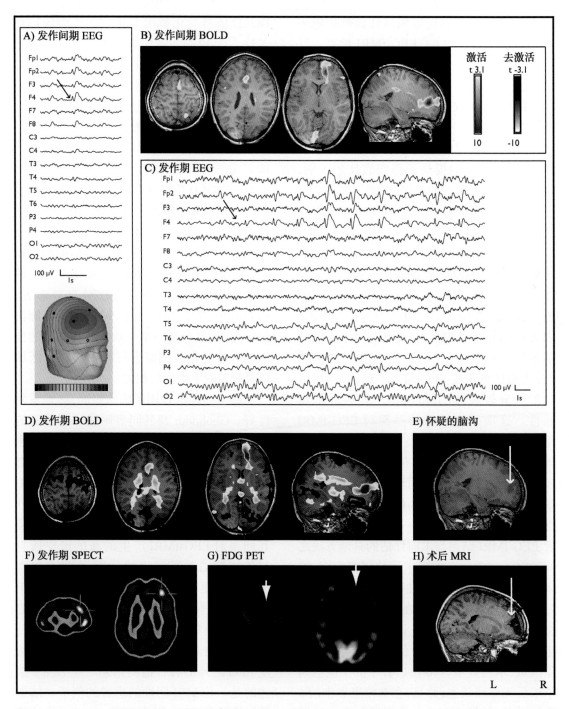

图 8.1 一位 MRI 阴性的额叶癫痫患者 EEG-fMRI 与其他术前评估方法的对比。（A）发作间期 EEG（平均导联）：有定位意义的 F4；（B）间期 fMRI：BOLD 反应阳性区位于额极，无 BOLD 阴性反应；（C）发作期 EEG：F4 节律性的棘慢波；（D）发作期 fMRI：额极处 BOLD 反应阳性，部分额叶和扣带回后部 BOLD 反应阴性；（E）MRI：右侧额中间沟深处有可疑病灶；（F）发作期 SPECT：右额有高灌注区；（G）FDG-PET 右额有低代谢区域；（H）术后 MRI。（摘自 Moeller F，Tyvaer L，Nguyen DK，LeVan P，Bouthillier A，Kobayashi E，et al. EEG-Fmri：adding to standard evaluation of patients with non-lesionalfrontal olbe epilepsy. Neurology 2009；73：2013–30.）

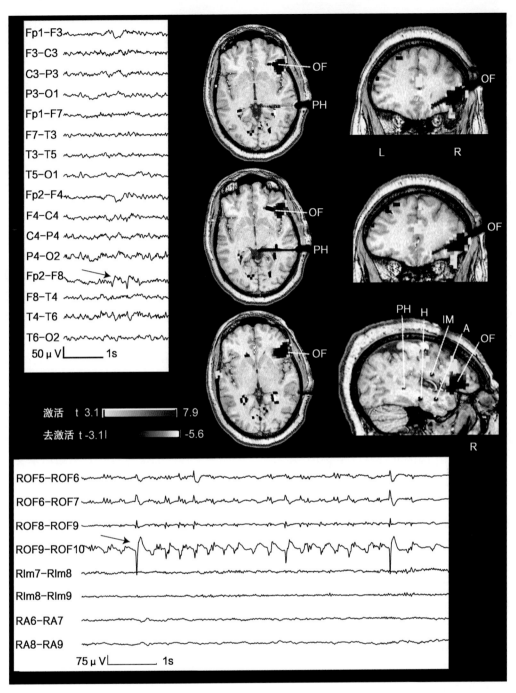

图 8.2　MRI 阴性额叶癫痫患者。标记发作位于 Fp2–F8 处棘波。BOLD 反应显示右侧额眶外侧区域局限激活。患者接受了深部电极置入研究，右侧大脑半球置入了 5 个电极：一个位于额眶区（ Orbitofrontal Region, OF ），一个放在了杏仁核（ Amygdala, A ），一个放在了海马前部（ Hippocampus, H ），一个放在了岛叶中部（ Mid-insula, IM ），一个位于海马后部和海马旁回（ Parahippocampus, PH ）。黑色的点和线来自于对 BOLD 图像的配准，表示在这些视图中可以看到的电极。颅内电极的研究揭示了右侧额眶外侧非常活跃的癫痫灶起源点（ Right Orbitofrontal, ROF6–ROF10 ）。患者接受了局限性右额皮质切除，组织学报告提示为 FCD I 型。上图：头皮 EEG，双极导联，Fp2–F8 棘波。下图：颅内立体定向 EEG。箭头所示为发作间期电活动被认为与头皮脑电的棘波相关（ 摘自 Pittau F, Dubeau F, Gotman J. Contribution of EEG/fMRI to the definition of the epileptic focus. Neurology 2012; 78（ 19 ）1479–87. ）

癫痫发作

癫痫发作无法被预测,并且在一次 EEG-fMRI 采集的短暂时间内很难被记录到。癫痫发作的解读更为困难,由于常常伴有大范围的头动,使得数据的分析变得不可能。为了消除癫痫发作引起的头动问题,Federico 及其同事分析了 3 位 FCD 患者临床发作前的 BOLD 信号,发现在发作前状态,BOLD 信号也有变化[81]。在不伴有癫痫所致头动的短期发作的研究中显示了广泛的发作相关的 BOLD 信号改变,这些信号改变区域同样包含了推定的 SOZ 区域[82,83]。Tyvaert 及其同事进行的关于皮层发育畸形的研究中认为:发作期和发作间期的电活动所对应的 BOLD 信号的改变是不同的[64]。前面所说的研究中采用的是模块设计来分析的,而新的技术可以允许观察发作相关 BOLD 信号的动态。癫痫发作的动态分析可揭示癫痫的起源和播散[84-86]。Tyvaert 及其同事分析了在扫描过程中癫痫发作的 10 位患者,其中的 3 位患者未发现 MRI 结构异常。在包含着 3 位 MRI 阴性患者在内的共计 9 位患者中,动态分析中首次激活的区域与基于发作症状学、发作间期、头皮 EEG 和颅内 EEG(如条件允许)推定的区域一致。

新技术

EEG-fMRI 通过检测 EEG 中可见的癫痫事件相关的 BOLD 信号变化来定位致痫灶。然而头皮脑电 EEG 对这些局限在深部结构内的电活动不敏感,而在核磁扫描中记录 EEG 是复杂的。最近的研究表明:在没有 EEG 的帮助下通过 fMRI 数据探测癫痫活动是可能的。依靠 fMRI 数据的小波模型(2D- 时间聚类分析),Lopes 及其同事得到了与"基于 EEG 的 fMRI 分析"相似的结果[87]。这种方法是在这样的假设下进行:除了在癫痫患者大脑中与 IED 相关的 BOLD HRF 变化,在静息态的大脑中不存在明显的 BOLD HRF 改变。在头皮脑电看不到 IED 的病人中,用这种方法可以提供结果,并且可以允许通过没有 EEG 的 fMRI 来识别 IED 的癫痫网络。EEG-fMRI 的敏感度可以靠新的更快的 MRI 序列来进一步提高。这种 fMRI 序列称磁共振脑图(Magnetic Resonance-Encephalography, MREG),在该序列中,fMRI 的图像是在 100ms 的时间分辨率下获取的[88]。由于每次 IED 后记录到的图像是传统 fMRI 序列的 20~30 倍之多,提升了研究的统计强度。在一个早期的研究中,13 位局灶癫痫患者 MREG BOLD 反应的平均 t 值明显高于时间分辨率为 2.6s 的标准 fMRI。不仅如此,在标准 fMRI 看不到任何 BOLD 改变的患者中,通过 MREG 检测到了 BOLD 反应。甚至单个棘波的分析中也可以检测出 BOLD 信号变化[89,90]。这样的高时间分辨率可能允许我们区分起始和播散的癫痫活动。

然而,不仅仅是 IED 相关的 EEG-fMRI 在术前评估中起到重要作用,功能连接的研究可测量在静息状态下不同脑区是如何连接的。Negishi 及其同事提出应将功能连接作为癫痫手术预后的预测指标[91]。每位患者均接受 IED 相关的 EEG-fMRI,选取了与计划切除区域重叠最多的激活区域,来进行功能连接分析。相较术后达到无癫痫状态的患者而言,术后效果差的患者偏侧化的功能连接较少。

EEG-fMRI 结论

很少有研究专门阐述 MRI 阴性的难治性癫痫中 EEG-fMRI 的价值。大多数研究既包括有病灶的病例,也有无病灶的病例。这些研究表明:IED 和癫痫相关的 EEG-fMRI 可以用来无创地确定致痫区域。需要注意的是 EEG-fMRI 仅是术前检查额外的一种手段,它的结果也必须与其他术前检查一起综合评估。术后研究表明:如果手术切除的范围包括了 BOLD 反应阳性的区域和偏侧化的功能连接,往往术后的有良好的治疗效果。诸如 MRI 快速序列的新技术可以进一步增加 EEG-fMRI 的价值。

参考文献

1. Wada J, Rasmussen T. Intracarotid injection of sodium amytal for the lateralization of cerebral speech dominance. *J Neurosurg* 1960; **17**: 266–282.

2. Ogawa S, Menon RS, Tank DW, Kim SG, Merkle H, Ellermann JM, Ugurbil K. Functional brain mapping by blood oxygenation level-dependent contrast magnetic resonance imaging. A comparison of signal characteristics with a biophysical model. *Biophys J* 1993; **64**(3): 803–812.

3. Jack CR, Thompson PM, Butts RK, Sharbrough FW, Kelly PJ, Hanson DP, Riederer SJ, Ehman RL, Hangiandreou NJ, Cascino GD. Sensory motor cortex: correlation of presurgical mapping with functional MR imaging and invasive cortical mapping. *Radiology* 1994; **190**(1): 85–92.

4. Haberg A, Kvistad KA, Unsgård G, Haraldseth O. Preoperative blood oxygen level-dependent functional magnetic resonance imaging in patients with primary brain tumors: clinical application and outcome. *Neurosurgery* 2004; **54**(4): 902–914; discussion 914–915.

5. Krishnan R, Raabe A, Hattingen E, Szelényi A, Yahya H, Hermann E, Zimmermann M, Seifert V. Functional magnetic resonance imaging-integrated neuronavigation: correlation between lesion-to-motor cortex distance and outcome. *Neurosurgery* 2004; **55**(4): 904–914.

6. Adcock JE, Wise RG, Oxbury JM, Oxbury SM, Matthews PM. Quantitative fMRI assessment of the differences in lateralization of language-related brain activation in patients with temporal lobe epilepsy. *Neuroimage* 2003; **18**: 423–438.

7. Chlebus P, Mikl M, Brazdil M, Pazourkova M, Krupa P, Rektor I. fMRI evaluation of hemispheric language dominance using various methods of laterality index calculation. *Exp Brain Res* 2007; **179**: 365–374.

8. Jones SE, Mahmoud SY, Phillips MD. A practical clinical method to quantify .language lateralization in fMRI using whole-brain analysis. *Neuroimage* 2011; **54**: 2937–2949.

9. Binder JR, Gross W, Allendorfer JB, Bonilha L, Chapin J, Edwards JC, Grabowski TJ, Holland SK, Langfitt JT, Loring DW, Lowe MJ, Koenig K, Morgan PS, Ojemann JG, Rorden C, Szaflarski JP, Tivarus M, Weaver KE. Mapping anterior temporal language areas with fMRI: a multi-center normative study. *Neuroimage* 2010; **54**: 1465–1475.

10. Menon RS, Ogawa S, Hu X, Strupp JP, Anderson P, Uğurbil K. BOLD-based functional MRI at 4 Tesla includes a capillary bed contribution: echo-planar imaging correlates with previous optical imaging using intrinsic signals. *Magn Reson Med* 1995; **33**(3): 453–459.

11. Logothetis NK, Pauls J, Augath M, Trinath T, Oeltermann A. Neurophysiological investigation of the basis of the fMRI signal. *Nature* 2001; **412**(6843): 150–157.

12. Dym RJ, Burns J, Freeman K, Lipton ML. Is functional MR imaging assessment of hemispheric language dominance as good as the Wada test? A meta-analysis. *Radiology* 2011; **261**: 446–455.

13. Binder JR, Swanson SJ, Hammeke TA, Morris GL, Mueller WM, Fischer M, Benbadis S, Frost JA, Rao SM, Haughton VM. Determination of language dominance using functional MRI: a comparison with the Wada test. *Neurology* 1996; **46**: 978–984.

14. Lehéricy S, Cohen L, Bazin B, Samson S, Giacomini E, Rougetet R, Hertz-Pannier L, LeBihan D, Marsault C, Baulac M. Functional MR evaluation of temporal and frontal language dominance compared with the Wada test. *Neurology* 2000; **54**: 1625–1633.

15. Sabsevitz DS, Swanson SJ, Hammeke TA, Spanaki MV, Possing ET, Morris GL, Mueller WM, Binder JR. Use of preoperative functional neuroimaging to predict language deficits from epilepsy surgery. *Neurology* 2003; **60**: 1788–1792.

16. Binder JR, Sabsevitz DS, Swanson SJ, Hammeke TA, Raghavan M, Mueller WM. Use of preoperative functional MRI to predict verbal memory decline after temporal lobe epilepsy surgery. *Epilepsia* 2008; **49**: 1377–1394.

17. Kirsch HE, Walker JA, Winstanley FS, Hendrickson R, Wong ST, Barbaro NM, Laxer KD, Garcia PA. Limitations of Wada memory asymmetry as a predictor of outcomes after temporal lobectomy. *Neurology* 2005; **65**: 676–680.

18. Lineweaver TT, Morris HH, Naugle RI, Najm IM, Diehl B, Bingaman W. Evaluating the contributions of state-of-the-art assessment techniques to predicting memory outcome after unilateral anterior temporal lobectomy. *Epilepsia* 2006; **47**: 1895–1903.

19. Binder JR, Swanson SJ, Sabsevitz DS, Hammeke TA, Raghavan M, Mueller WM. A comparison of two fMRI methods for predicting verbal memory decline after left temporal lobectomy: language lateralization vs. hippocampal activation asymmetry. *Epilepsia* 2010; **51**: 618–626.

20. Janecek JK, Swanson SJ, Sabsevitz DS, Hammeke TA, Raghavan M, E Rozman M, Binder JR. Language lateralization by fMRI and Wada testing in 229 patients with epilepsy: rates and predictors of discordance. *Epilepsia*. 2013; **54**(2): 314–322.

21. Brewer JB, Zhao Z, Desmond JE, Glover GH, Gabrieli JDE. Making memories: brain activity that predicts how well visual experience will be remembered. *Science* 1998; **281**: 1185–1188.

22. Kirchhoff BA, Wagner AD, Maril A, Stern CE. Prefrontal–temporal circuitry for episodic encoding and subsequent memory. *J Neurosci* 2000; **20**: 6173–6180.

23. Uncapher MR, Rugg MD. Encoding and durability of episodic memory: a functional magnetic resonance imaging study. *J Neurosci* 2005; **25**: 7260–7267.

24. Golby AJ, Poldrack RA, Brewer JB, Spencer D, Desmond JE, Aron AP, Gabrieli JD. Material-specific lateralization in the medial temporal lobe and prefrontal cortex during memory encoding. *Brain* 2001; **124**: 1841–1854.

25. Kelley WM, Miezin FM, McDermott KB, Buckner RL, Raichle ME, Cohen NJ, Ollinger JM, Akbudak E, Conturo TE, Snyder AZ, Petersen SE. Hemispheric specialization in human dorsal frontal cortex and medial temporal lobe for verbal and nonverbal memory encoding. *Neuron* 1998; **20**: 927–936.

26. Powell HW, Koepp MJ, Symms MR, Boulby PA, Salek-Haddadi A, Thompson PJ, Duncan JS, Richardson MP. Material-specific lateralization of memory encoding in the medial temporal lobe: blocked versus event-related design. *Neuroimage* 2005; **48**: 1512–1525.

27. Bonelli SB, Powell RH, Yogarajah M, Samson RS, Symms MR, Thompson PJ, Koepp MJ, Duncan JS. Imaging memory in temporal lobe epilepsy: predicting the effects of temporal lobe resection. *Brain*; **133**: 1186–1199.

28. Powell HW, Richardson MP, Symms MR, Boulby PA, Thompson PJ, Duncan JS, Koepp MJ. Preoperative fMRI predicts memory decline following anterior temporal lobe resection. *J Neurol Neurosurg Psychiatry* 2008; **79**: 686–693

29. Dupont S, Duron E, Samson S, Denos M, Volle E, Delmaire C, Navarro V, Chiras J, Lehéricy S, Samson Y, Baulac M. Functional MR imaging or Wada test: which is the better predictor of individual postoperative memory outcome? *Radiology* 2010; **255**: 128–134.

30. Brauer J, Neumann J, Friederici AD. Temporal dynamics of perisylvian activation during language processing in children and adults. *Neuroimage* 2008; **41**: 1484–1492.

31. Monzalvo K, Fluss J, Billard C, Dehaene S, Dehaene-Lambertz G. Cortical networks for vision and language in dyslexic and normal children of variable socio-economic status. *Neuroimage* 2012; **61**: 258–274.

32. Gaillard WD, Balsamo LM, Ibrahim Z, Sachs BC, Xu B. fMRI identifies regional specialization of neural networks for reading in young children. *Neurology* 2003; **60**: 94–100.

33. Brown TT, Lugar HM, Coalson RS, Miezin FM, Petersen SE, Schlaggar BL. Developmental changes in human cerebral functional organization for word generation. *Cereb Cortex* 2005; **15**: 275–290.

34. Yuan W, Altaye M, Ret J, Schmithorst V, Byars AW, Plante E, Holland SK. Quantification of head motion in children during various fMRI language tasks. *Hum Brain Mapp* 2009; **30**: 1481–1489.

35. Dehaene-Lambertz G, Dehaene S, Hertz-Pannier L. Functional neuroimaging of speech perception in infants. *Science* 2002; **298**: 2013–2015.

36. Rasmussen T, Milner B. The role of early left-brain injury in determining lateralization of cerebral speech functions. *Ann N Y Acad Sci* 1977; **299**: 355–369.

37. Ulmer S, Moeller F, Brockmann MA, Kuhtz-Buschbeck JP, Stephani U, Jansen O. Living a normal life with the nondominant hemisphere: magnetic resonance imaging findings and clinical outcome for a patient with left-hemispheric hydranencephaly. *Pediatrics* 2005 **116**(1): 242–245.

38. Ojemann G, Ojemann J, Lettich E, Berger M. Cortical language localization in left, dominant hemisphere. An electrical stimulation mapping investigation in 117 patients. *J Neurosurg* 1989; **71**(3): 316–326.

39. MacWhinney B, Feldman H, Sacco K, Valdés-Perez R. Online measures of basic language skills in children with early focal brain lesions. *Brain Lang* 2000; **71**(3): 400–431.

40. Duchowny M, Harvey AS. Pediatric epilepsy syndromes: an update and critical review. *Epilepsia* 1996; **37**(Suppl 1): S26–S40.

41. Hermann BP, Perrine K, Chelune GJ, Barr W, Loring DW, Strauss E, Trenerry MR, Westerveld M. Visual confrontation naming following left anterior temporal lobectomy: a comparison of surgical approaches. *Neuropsychology* 1999; **13**: 3–9.

42. Springer JA, Binder JR, Hammeke TA, Swanson SJ, Frost JA, Bellgowan PSF, Brewer CC, Perry HM, Morris GL, Mueller WM. Language dominance in neurologically normal and epilepsy subjects: a functional MRI study. *Brain* 1999; **122**: 2033–2045.

43. Allen PJ, Josephs O, Turner R. A method for removing imaging artifact from continuous EEG recorded during functional MRI. *Neuroimage* 2000;**12**(2):230–239.

44. Allen PJ, Polizzi G, Krakow K, Fish DR, Lemieux L. Identification of EEG events in the MR scanner: the problem of pulse artifact and a method for its subtraction. *Neuroimage* 1998; **8**: 229–239.

45. Srivastava G, Grottaz-Herbette S, Lau KM, Glover GH, Menon V. ICA-based procedures for removing ballistocardiogram artifacts from EEG data acquired in the MRI scanner. *NeuroImage* 2005; **24**: 50–60.

46. Gotman J, Pittau F. Combining EEG and fMRI in the study of epileptic discharges. *Epilepsia* 2011; **52**(Suppl 4): 38–42.

47. Laufs H. A personalized history of EEG-fMRI integration. *NeuroImage* 2012; **62**: 1056–1067.

48. Hamandi K, Salek-Haddadi A, Laufs H, Liston A, Friston K, Fish DR, Duncan JS, Lemieux L. EEG-fMRI of idiopathic and secondary generalized epilepsies. *NeuroImage* 2006; **31**: 1700–1710.

49. Lemieux L, Salek-Haddadi A, Lund TE, Laufs H, Carmichael D. Modelling large-motion events in fMRI studies of patients with epilepsy. *Magn Reson Imaging* 2007; **25**: 894–901.

50. van Houdt PJ, de Munck JC, Zijlmans M, Huiskamp G, Leijten FS, Boon PA, Ossenblok PP. Comparison of analytical strategies for EEG-correlated fMRI data in patients with

epilepsy. *Magn Reson Imaging* 2010; **28**: 1078–1086.

51. Bagshaw AP, Aghakhani Y, Bénar CG, Kobayashi E, Hawco C, Dubeau Pike GB, Gotman J. EEG-fMRI of focal epileptic spikes: analysis with multiple haemodynamic functions and comparison with gadolinium-enhanced MR angiograms. *Hum Brain Mapp* 2004; **22**: 179–192.

52. Al-Asmi A, Benar CG, Gross DW, Aghakhani Y, Andermann F, Pike B, Dubeau F, Gotman J. fMRI activation in continuous and spike-triggered EEG-fMRI studies of epileptic spikes. *Epilepsia* 2003; **44**: 1328–1339.

53. Salek-Haddadi A, Merschhemke M, Lemieux L, Fish DR. Simultaneous EEG-correlated ictal fMRI. *NeuroImage* 2002; **16**: 32–40.

54. Lu Y, Grova C, Kobayashi E, Dubeau F, Gotman J. Using voxel-specific hemodynamic response function in EEG-fMRI data analysis: An estimation and detection model. *NeuroImage* 2007; (**34**): 195–203.

55. Jacobs J, Kobayashi E, Boor R, Muhle H, Wolff S, Hawco C, Dubeau F, Jansen O, Stephani U, Gotman J, Siniatchkin M. Hemodynamic responses to interictal epileptiform discharges in children with symptomatic epilepsy. *Epilepsia*. 2007; **48**: 2068–2078.

56. Jacobs J, Hawco C, Kobayashi E, Boor R, LeVan P, Stephani U, Siniatchkin M, Gotman J. Variability of the hemodynamic response function with age in children with epilepsy. *NeuroImage* 2008; **40**: 601–614.

57. Jacobs J, Levan P, Moeller F, Boor R, Stephani U, Gotman J, Siniatchkin M. Hemodynamic changes preceding the interictal EEG spike in patients with focal epilepsy investigated using simultaneous EEG-fMRI. *NeuroImage* 2009; **45**: 1220–1231.

58. Gholipour T, Moeller F, Pittau F, Dubeau F, Gotman J. Reproducibility of interictal EEG-fMRI results in epilepsy patients. *Epilepsia* 2011; **52**: 433–434.

59. Pittau F, Dubeau F, Gotman J. Contribution of EEG/fMRI to the definition of the epileptic focus. *Neurology* 2012; **78**: 1479–1487.

60. Grouiller F, Thornton RC, Groening K, Spinelli L, Duncan JS, Schaller K, Siniatchkin M, Lemieux L, Seeck M, Michel CM, Vulliemoz S. With or without spikes: localization of focal epileptic activity by simultaneous electroencephalography and functional magnetic resonance imaging. *Brain* 2011; **134**: 2867–2886.

61. Moehring J, Coropceanu D, Galka A, Moeller F, Wolff S, Boor R, Jansen O, Stephani U, Siniatchkin M. Improving sensitivity of EEG-fMRI studies in epilepsy: the role of sleep-specific activity. *Neurosci Lett* 2011; **505**: 211–215.

62. Bénar CG, Grova C, Kobayashi E, Bagshaw AP, Aghakhani Y, Dubeau F, Gotman J. EEG-fMRI of epileptic spikes: concordance with EEG source localization and intracranial EEG. *Neuroimage* 2006; **30**: 1161–1170.

63. Laufs H, Hamandi K, Walker MC, Scott C, Smith S, Duncan JS, Lemieux L. EEG-fMRI mapping of asymmetrical delta activity in a patient with refractory epilepsy is concordant with the epileptogenic region determined by intracranial EEG. *Magn Reson Imaging* 2006; **24**: 367–371.

64. Tyvaert L, Hawco C, Kobayashi E, LeVan P, Dubeau F, Gotman J. Different structures involved during ictal and interictal epileptic activity in malformations of cortical development: an EEG-fMRI study. *Brain* 2008; **131**: 2042–2060.

65. Carmichael DW, Vulliemoz S, Rodionov R, Thornton JS, McEvoy AW, Lemieux L. Simultaneous intracranial EEG-fMRI in humans: protocol considerations and data quality. *NeuroImage*. 2012; **1**:301–319

66. Boucousis SM, Beers CA, Cunningham CJ, Gaxiola-Valdez I, Pittman DJ, Goodyear BG, Federico P. Feasibility of an intracranial EEG-fMRI protocol at 3T: risk assessment and image quality. *NeuroImage* 2012; **63**: 1237–1248.

67. Vulliemoz S, Thornton R, Rodionov R, Carmichael DW, Guye M, Lhatoo S, McEvoy AW, Spinelli L, Michel CM, Duncan JS, Lemieux L. The spatio-temporal mapping of epileptic networks: combination of EEG-fMRI and EEG source imaging. *NeuroImage* 2009; **46**: 834–843.

68. Cunningham CB, Goodyear BG, Badawy R, Zaamout F, Pittman DJ, Beers CA, Federico P. Intracranial EEG-fMRI analysis of focal epileptiform discharges in humans. *Epilepsia* 2012; **53**: 1636–1648.

69. Kobayashi E, Bagshaw AP, Benar CG, Aghakhani Y, Andermann F, Dubeau F, Gotman J. Temporal and extratemporal BOLD responses to temporal lobe interictal spikes. *Epilepsia* 2006; **47**: 343–354.

70. Kobayashi E, Grova C, Tyvaert L, Dubeau F, Gotman J. Structures involved at the time of temporal lobe spikes revealed by interindividual group analysis of EEG/fMRI data. *Epilepsia* 2009; **50**:2549–2556.

71. Laufs H, Hamandi K, Salek-Haddadi A, Kleinschmidt AK, Duncan JS, Lemieux L. Temporal lobe interictal epileptic discharges affect cerebral activity in "default mode" brain regions. *Hum Brain Mapp* 2007; **28**:1023–1032.

72. Vulliemoz S, Carmichael DW, Rosenkranz K, Diehl B, Rodionov R, Walker MC, McEvoy AW, Lemieux L. Simultaneous intracranial EEG and fMRI of interictal epileptic discharges in humans. *Neuroimage* 2011; **54**:182–190.

73. Groening K, Brodbeck V, Moeller F, Wolff S, van Baalen A, Michel CM, Jansen O, Boor R, Wiegand G, Stephani U, Siniatchkin M. Combination of EEG-fMRI and EEG source analysis improves interpretation of spike-associated activation networks in paediatric pharmacoresistant focal epilepsies. *Neuroimage* 2009; **46**: 827–833.

74. Logothetis NK, Pauls J, Augath M, Trinath T, Oeltermann A. Neurophysiological investigation of the basis of the fMRI signal.

Nature 2001; **412**: 150–157.

75. Devor A, Tian P, Nishimura N, Teng IC, Hillman EM, Narayanan SN, Ulbert I, Boas DA, Kleinfeld D, Dale AM. Suppressed neuronal activity and concurrent arteriolar vasoconstriction may explain negative blood oxygenation level-dependent signal. *J Neurosci.* 2007; **27**):4452–4459.

76. Gotman J, Grova C, Bagshaw A, Kobayashi E, Aghakhani Y, Dubeau, F. Generalized epileptic discharges show thalamocortical activation and suspension of the default state of the brain. *Proc Natl Acad Sci U S A* 2005; **102**:15236–15240.

77. Zijlmans M, Huiskamp G, Hersevoort M, Seppenwoolde JH, van Huffelen AC, Leijten FS. EEG-fMRI in the preoperative work-up for epilepsy surgery. *Brain* 2007; **130**: 2343–2353.

78. Moeller F, Tyvaert L, Nguyen DK, LeVan P, Bouthillier A, Kobayashi E, Tampieri D, Dubeau F, Gotman J. EEG-fMRI: adding to standard evaluations of patients with nonlesional frontal lobe epilepsy. *Neurology* 2009; **73**:2023–2030.

79. Thornton R, Laufs H, Rodionov R, Cannadathu S, Carmichael DW, Vulliemoz S, Salek-Haddadi A, McEvoy AW, Smith SM, Lhatoo S, Elwes RD, Guye M, Walker MC, Lemieux L, Duncan JS. EEG correlated functional MRI and postoperative outcome in focal epilepsy. *J Neurol Neurosurg Psychiatry*, 2010; **81**: 922–927.

80. Thornton R, Vulliemoz S, Rodionov R, Carmichael DW, Chaudhary UJ, Diehl B, Laufs H, Vollmar C, McEvoy AW, Walker MC, Bartolomei F, Guye M, Chauvel P, Duncan JS, Lemieux L. Epileptic networks in focal cortical dysplasia revealed using electroencephalography-functional magnetic resonance imaging. *Ann Neurol* 2011; **70**:822–837.

81. Federico P, Abbott DF, Briellmann RS, Harvey AS, Jackson GD. Functional MRI of the pre-ictal state. *Brain* 2005; **128**:1811–1817.

82. Salek-Haddadi A, Diehl B, Hamandi K, Merschhemke M, Liston A, Friston K, Duncan JS, Fish DR, Lemieux L. Hemodynamic correlates of epileptiform discharges: an EEG-fMRI study of 63 patients with focal epilepsy. *Brain Res* 2006; **1088**: 148–166.

83. Kobayashi E, Hawco CS, Grova C, Dubeau F, Gotman J. Widespread and intense BOLD changes during brief focal electrographic seizures. *Neurology* 2006b; **66**:1049–1055.

84. Tyvaert L, Levan P, Dubeau F, Gotman J. Noninvasive dynamic imaging of seizures in epileptic patients. *Hum Brain Mapp* 2009; **30**: 3993–4011.

85. LeVan P, Tyvaert L, Moeller F, Gotman J. Independent component analysis reveals dynamic ictal BOLD responses in EEG-fMRI data from focal epilepsy patients. *Neuroimage* 2010; **149**: 366–378.

86. Donaire A, Bargallo N, Falcón C, Maestro I, Carreno M, Setoain J, Rumià J, Fernández S, Pintor L, Boget T. Identifying the structures involved in seizure generation using sequential analysis of ictal-fMRI data. *Neuroimage* 2009; **47**:173–183.

87. Lopes R, Lina JM, Fahoum F, Gotman J. Detection of epileptic activity in fMRI without recording the EEG. *Neuroimage* 2012; **60**:1867–1879.

88. Zahneisen B, Hugger T, Lee KJ, LeVan P, Reisert M, Lee HL, Assländer J, Zaitsev M, Hennig J. Single-shot concentric shells trajectories for ultra fast fMRI. *Magn Reson Med* 2012; **68**:484–494.

89. Jacobs J, Stich J, Zahneisen B, Assländer J, Ramantani G, Schulze-Bonhage A, Korinthenberg R, Hennig J, LeVan P. Fast fMRI provides high statistical power in the analysis of epileptic networks. *Neuroimage* 2014; 88:282–94.

90. Jacobs J, Korinthenberg R. Simultaneous electroencephalography and functional magnetic resonance imaging: Part of clinical diagnostics? *Z Epileptol* 2013; **26**:10–18.

91. Negishi M, Martuzzi R, Novotny EJ, Spencer DD, Constable RT. Functional MR connectivity as a predictor of the surgical outcome of epilepsy. *Epilepsia* 2011; **52**:1733–1740.

第 9 章

多模态影像融合在 MRI 阴性的癫痫手术中的应用

樊晓彤 译

引言

较之结构性核磁影像上可见病灶的情况，对核磁阴性的癫痫患者进行切除性手术，其预后要差，复发率也更高。癫痫手术病患中，核磁阴性所占的总比例高达 26%，而在颞叶之外的情况下占到 46%[1]。在这些（MRI 阴性）病例中，功能性评价往往在定位致痫灶方面起到了重要的作用，具体包括正电子发射断层显像（Positron Emission Tomography, PET）、发作期及发作间期的单光子发射计算机断层显像（Single Photon Emission Computed Tomography, SPECT）、磁共振弥散加权成像（Diffusion-Weighted MRI, DWI）、功能磁共振（Functional MRI, fMRI）、慢性颅内脑电图（Intracranial EEG, iEEG）。为了整合不同模态的检查结果，针对癫痫的起源作出一个合理融洽的推断从而指导手术切除，功能数据就必须得在同一个坐标系中进行空间排列，这个坐标系往往对应患者的高分辨 T1 加权像，从而最终指导切除计划。

此外，通过对正常或非癫痫性的被试进行测量而得到正常的空间变化统计学参数（Spatially Varying Statistical Metrics），继而与患者的扫描对照，往往可改善功能态的敏感性和特异性。在组群分析中，往往有必要将所有的数据转入为某一通用的模板空间。基于发作期—发作间期 SPECT 减影的脑血流图的近期结果提示：当以正常个体的配对静息扫描作为背景来评估病人的扫描时，可显著改善定位的效果[2,3]。基于氟 18 标记的氟脱氧葡萄糖（[18F] Fluorodeoxyglucose,

FDG）的 PET 扫描中，对比正常个体的统计参数图（Statistical Parametric Mapping, SPM）可提高 PET 在癫痫定位中的能力[4,5]。PET 示踪剂新受体的发展业已促进了 PET 在癫痫研究中的应用，如果能对正常人进行扫描，SPM 技术也将可能被证明是有用的。

配准前的预处理

影像配准是以这个假设作为前提的，即：某一图像中的体素，其信号强度和特征直接与待配准图像体素中的信号强度和特征相对应。在某些情况下，尤其是跨模态配准时，这一假设要求图像在进行配准前必须经过前处理。

为了将诸多功能影像模态与高分辨 MRI 精确配准，从全头部影像中提取脑的体素往往是有益的。消除脑以外的信号，比如颅骨、眼眶、肌肉，将全面完提高配准的稳定性，这是因为功能性影像通常几乎不涉及脑外组织，而结构性影像则可能包含脑外形态学变化相关的信息（比如，以 CT 来成像电极位置时，开颅术相关的信息改变也包含在内）。脑与非脑组织间的分割方式主要有三种：人工勾勒，通过形态学处理设置强度阈值，以及基于某种模型的方案。人工设定阈值费时费力，但允许使用者在分割的过程中针对异常情况（肿瘤、先期的切除范围、外科干预等）进行适宜的调整。形态学处理中的半自动信号强度阈值设定降低了难度，使用者对解剖特征异常的部分仍然保留有一定程度的控制。而基于模型的脑分割（Model-based Cerebral Segmentation）通常以基于表面或体素的标准将某一解剖模型非线性的配准到脑中。过程中基本不需要使用者的干预，并且还有一个额外的好处，就是为脑容积提供了标准图谱标签（Standardized Atlas Labels）及感兴趣区域，但此过程在解剖特点与标准脑区未明确匹配的情况下可能产生不恰当的标记。对于 PET、SPECT 等功能影像模态，单纯的阈值设定通常已经足够满足剔除脑外活动信号的需要。

　　某些信号的标准化或过滤也可能是促进影像融合所必须的。PET 和 SPECT 成像的问题在于所发射粒子穿过脑和颅骨组织时产生衰减，量子计数的按比减退与距离头皮表面的深度呈现统计学上的相关性。大部分的 SPECT 和 PET 集信系统的影像重建过程包括对衰减的校正，一般使用者不需要特意纠正这种情况，但事实上，这的确会降低脑内近中心区域的信噪比。而 MRI 则受制于信号强度的不均匀性，这种不均匀性来源于采集线圈所覆盖范围的不规则或是主磁场的不均一，从而导致了影像的方向性扭曲。为了纠正这种伪影，业已提出数种技术[6,7]，包括过滤方法、直方图修正以及基于模板的方法。另一种类型的图像伪影源于患者的头动、磁敏感性、体液流动及其他因素，可扭曲所需要进行配准的体素信号强度或特征之间的关系，降低影像融合的准确性。

影像融合的算法

　　拟合的优度基于一个代价函数（图 9.1），该函数使用某些优化的算法来求值，可包括不同图像特征（点、线、表面或解剖学特征）间的关联或是涉及相应影像体素的强度值的数学计算。该代价函数设定为只要当两组影像集完全对准时，则代价计算达到一个唯一的全局最小值[注1]。通常，参数往往有很多，在整个参数空间内进行检索是不现实的。通常

注1：尽管代价函数可以构建为在完美配准时候达到最大值，但传统上指的是代价函数的最小化，而且任何计算都可通过反转而符合这一传统做法。

的做法是设定一个初始的参数估计值，并据此出发，进行迭代性质的搜索。并在下次迭代继续进行之前，就该参数的估计值该如何调整作出评判。当达到某些收敛标准时（通常是卡方不再缩小，或是迭代循环次数达到某一设定值）就停止优化。

　　（代价函数）数据最小化指的是这样一个过程，在这个过程中，旋转和变换的参数空间被有效地检索，以找到一个代价函数配准的最优值。关于代价函数（数据）最小化的策略，目前已有一些文献报道，要了解详情，可参考文献[8,9]。为了加快优化过程，避免局部极小值，目前应用的大部分配准方法都采用了某些类型的多分辨率寻优。尺度更大的图像为原始高分辨图像的子样版本（Subsampled Versions，通常经过预先模糊化处理），因此通常包含更少的体素，也意味着评估代价函数所需要的计算工作较少。此外，由于这些大尺度图像仅包含大体特征，优化过程中受困于局部极小值的可能性有望更小。

　　插值，尽管往往并不被认为属于影像融合算法本身，却是融合过程中的重要一步，它可以被视为用一组离散的经过变换的点集来重建一个完全连续的图像的过程。插值的方法可以显著影响注册影像的质量，同时，为了降低计算的负担，不得不牺牲一部分的精度。最近邻插法（零阶保持重采样）提供非常快速的插值，它依据距离最近的体素的相关值来赋予该体素的灰度而不纠正亚体素位移的强度。该算法非常快速，但由此而来的图像质量相当受损，采样图像会出现马赛克样的外观。双线性和三线性插值（一阶保持）较最近邻插法要慢，但最终成像质量要高。这些插值方法提供的输出图像在视觉感官效果好，但由于插值过程中邻近像素值的平均，确实会损失高频信息。高次插值算法（多项式插值）包括二次插值、三次插值、样条插值、高斯插值，可提供更精确的插值，但由于算法中用到更多的邻近体素，因此计算起

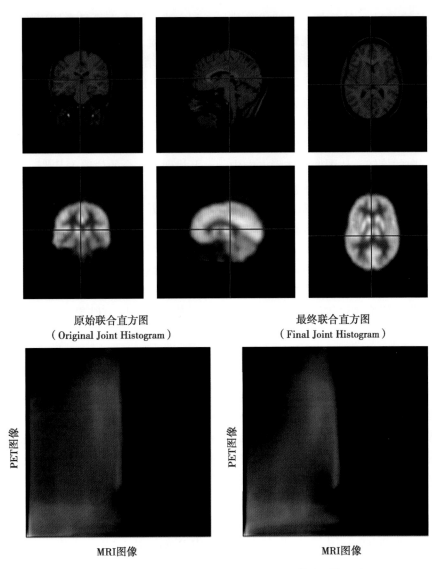

图 9.1　从 PET 影像到 MRI 的 T1 像,标准化互信息刚体配准。
配准前后的联合性灰阶概率分布见图

来较慢。加窗的辛格函数(Windowed Sinc)($\sin(x)/x$)插值可用于图像变换,且如果选择了合适的窗,该插值可非常逼近真正的傅里叶插值[10]。

线性配准

线性配准是医学影像分析的重要组成部分,可实现对某一患者的不同影像序列进行比较,或是通过多模态成像来提供单一影像无法提供的信息。通过模态间融合,以某一影像(通常是高分辨率的 MRI 结构性扫描)为基准,将其他的影像序列通过空间变换进行匹配。由于在扫描仪器内通常都会存在某种程度的主观移动,当扫描持续时间很长时尤甚,线性刚体配准通常用作同一次采集中不同扫描序列之间头动的校正。当所有的影像置于同一空间,可通过求均来增加信噪比,或是通过减影来突出影像之间的不同点。由于人脑的形状基本不随着头部的运动而发生变化,刚体转换可用于校正同一对象不同头部位置时的差异。由于在不同的成像模式中可存在不同的扫描方向、视野（Field Of View，FOV）大小、对比度和噪声分布,（刚体转换）是重要的一步。

线性转换是最基本的一类转换,所有体素均强制性地根据整体、线性的关系进行移动。三维刚体转换由六个参数来定义:三向的平移及三向的旋转。从图像的体素方向中计算出缩放项（Scale Terms）,来进一步衡量在全脑范围内不同影像之间的缩放差异。仿射配准（Affine Registration）类似于刚体配准,但由配准参数中计算而来的是缩放及线性错切项（Linear Shear Terms）。尽管仍是线性操作,仿射配准可被认为是非线性注册或空间标准化的低阶、限制版。

特征及表面参数

基于特征的技术可分辨出源影像和参考影像中的同源特征（标志）,从而寻找到最匹配的转化。具体特征可包括同源的点、线、面。人工可辨识同名特征（Corresponding Features）,但整个过程主观性高并耗时多。最简单的配准方式即基于解剖学标志的同名点对（Corresponding Points）配准。使用者在基准影像及转换影像中选择同源点对（Homologous Points）,用最小平方误差（Least-Squares Error）的最小化来计算不同点集之间最好的变换。该过程具有用户密集性,如使用的同源点对数目不够大,则导致对于标志分辨不确切,会严重影响精度[11],但在同源表面或体素强度的联系无法建立的情况下却是必然之选的。然而,用有创性植入的基准标志物（Fiducial Markers）进行基于点的配准在神经外科手术系统中得到了应用,且具有出色的精确度,代表了影像引导下手术精确导航的"金标准"[12]。

而基于表面的注册业已广泛应用,效果良好。表面配准算法要求使用者在基准和转换的图像中辨别同源表面（Analogous Surfaces）,然后计算出各表面之间最好的匹配方式。脑表面是最常使用的（在表面配准中）,但是,若是开颅时脑有显著的移位,则（配准）结果可能就不可信了[13,14]。表面匹配算法可使两组影像中同源表面间的均方距离（Mean Squared Distance）或其变体最小化,产生"帽子在头上（Hat on Head）"的最佳拟合（即帽子上的点不断变换,直到在头上找到最适合的位置）[15,16]。基于表面的配准尤其适用于当所注册的数据组之一本身即为固有界面的情况,例如,将头皮脑电图电极位置匹配到受试者的 MRI 图像上[17,18],或是应用于术中影像学导航的激光表面扫描[19]。然而,在大部分的高分辨率容积图像的配准应用中,基于体素的代价函数较之基于表面的算法,其结果要更为精确[20]。

体素强度度量学

基于体素的算法往往基于如下假设:两组图像的体素值之间存在某种关系。这种关系可以是一种相同模态（例如,从 SPECT 到 SPECT）的简单对应（Simple Correspondence）,也可能是更为复杂的关系,表现为某模态中的一个组织体素值对应其他模态中两个或更多的组织（例如,从 CT 到 PET）。

影像配准中基于体素强度的算法最早是由 Woods 等[21]开发成功的。在 MR 和 PET 的配准中,该算法的代价测量的基础假设在于:将 PET 向 MR 进行配准时,特定的 MR 值所对应的 PET 值的范围宜最小化。相应影像值的比值的标准差的总和以迭代 Newton-Raphson 法计算,从而使得代价函数最小化,以此作为整体的测量。尽管该算法已在相当多的领域内得到了成功的运用[21],当待测体积的值呈现双峰或多峰分布时,可能导致 Woods' 技术的不适用[24],这种情况常见于将 CT 和 MRI 进行匹配时,此时,脑实质在 CT 上的体素强度的灰阶变化极小。

互信息（Mutual Information）[24,25]与标准化互信息（Normalized Mutual Information）[26,27]用以度量某一影像与其他影

像的相关性,可以定义为联合灰度概率分布(Joint Grayscale Probability Distribution)[$P(f;g)$]与假定完全独立情况下的灰度概率分布[$P(f)P(g)$]两者的间距。当这两种分布一致时,该间距(以及互信息)为零。基于互信息的配准并不以不同影像之间存在特定的强度关联为假设,而是对两组数据间统计依存性(Statistical Dependency)的度量。最大互信息(Maximizing Mutual Information)的方案中应用最广泛的当属 Powell's 法,在每个维度进行一系列连续性线搜索,直到最终收敛。互信息配准适用于特定条件下多峰特点的数据。

Woods'算法及互信息(法)代表的是最广泛应用的基于体素强度的影像配准技术,除此之外还有其他代价函数,包括熵相关系数、标准化交叉相关[28]。代价函数和插值通常整合于一个配准(软件)包内。比如 AIR[21]、SPM[29]、UMDS[27]、MRITOTAL[30]、和 FSL[31]。

非线性空间标准化(翘曲,warping)

非线性空间标准化涉及到按某一给定的匹配标准把受试者的数据转换到一个标准化的立体定向空间内。由于在所有影像模态中对标准空间的定义是相同的,因此当影像标准化之后即不再需要进一步的配准。空间标准化可通过许多与刚体配准中包含的类似的代价函数来实现,但其建模转化采用了更为高阶的多项式或空间频率分量(Spatial Frequency Components)。通用性参考框架的存在使得不同受试者和时间层面上的数据比较成为可能。对来自不同受试者的图像进行配准的第一步包括了决最优化的 12 参数仿射变换(12 Parameter Affine Transformation)来衡量头部位置和形状的大体差异。

低阶缩放(Scaling)与扭斜(Skew)项

采取低维度途径的合理性在于其可实现

快速而整体的全脑形状的建模。而当使用更多的配准参数,通常可以达到更高的精准度,但这种联系并非线性。依照分析设定的不同,消除大脑形状的差异时,大多数的变异性的衡量仅需要 9 个或 12 个自由度。除了主要的脑沟,皮层形态及特征的个体间差异显著;为了完美地匹配,生造原脑结构上不存在的脑沟和脑裂不可避免。同时,也无法保证空间标准化后的灰质位点在功能上是对等的,尤其在慢性癫痫患者中更是如此[32]。空间平滑化处理(Spatial Smoothing)通常在空间标准化中会用到,可改善信噪比,并可弥补解剖和功能上的小的个体差异,对应的代价则是丢失部分高频信息。

高阶复杂形变

高维度的配准可涉及数千个乃至上百万个匹配的参数,从而也使得图形的高精度匹配成为可能。使用更多的配准参数意味着对计算性能更高的要求;基于速度的考虑,最初往往使用相对少一些的参数,之后逐渐增加更多的复杂参数。通常,该算法的作用是使待标准化图像与一组或多组模板图像形成的线性组合之间的差异的平方和(译注:此为"似然势"的定义)最小化。为了优化评估,模板图像和待注册图像的对比度需要类似。

在正常受试者中固定存在的脑沟相当有限,包括半球间裂、侧裂、顶枕裂以及中央沟。即便在同卵双生的情况下,仍存在脑沟形态的差异[33]。此外功能和细胞构型的差异导致了同源区域的定义充满了不确定性[34]。

直观来看,配准过的图像在空间标准化后显得很类似。这并非配准质量的充分指征,但的确证实了最优化的算法降低了似然势(likelihood potential,一个衡量图像间信号强度相关性的指标,其定义前已提及)。也有可能有这样一种情况:错误的结构尽管配准到了一起,但其实是由于扭曲所以看上去配准是一致的[35]。翘曲方式的验证是一个复杂的问题。Klein[36]依据人工标记的解剖区域的重叠测量对 14 种配准算法进行评估，仅仅在形变自由度数量与注册精度之间找到了中度的关联。

在群体研究中，在一个标准化的模板空间中进行测绘往往是有益的，这样可以在参考坐标系中反映各种激活或是脑改变，这些改变可以在不同的研究中进行比较。此外，在组群分析中，也有必要将所有的脑置于相同的空间内。这种模板化的立体定向空间通常以 ICBM/MNI 脑模板和由 Talairach、Tournoux 1988 年发布的图谱所描述的空间的近似来限定。做出的一个假设是不同受试者功能相同的区域大概在大脑中处于相同的位置。这一点通常仅仅是部分正确的，并且在统计分析时需要作平滑处理。由于通常无法完美匹配每一个配准到标准空间的体素，某些区域会被压缩，而另一些则被拉伸，这在统计分析中会影响尺寸变化区域的贡献。

应用与示例
MRI-PET

致痫灶通常在间期表现为葡萄糖代谢水平的降低，相应区域往往较之癫痫灶为广[5]。由于这种代谢异常会显著影响到手术切除的位置和范围，把 PET 低代谢区与潜在的皮层解剖（通常以高分辨 MRI 评估）相联系在计划针对 FDG-PET 低代谢区的切除性癫痫手术时也是重要的一环。FDG-PET 融合 MRI 在局灶性皮层发育不良 Ⅱ 型的探查中表现出高度的敏感性，对于癫痫的预后缓解也有预测价值[37]。图 9.2 显示：在一例右侧颞叶癫痫的患者，右侧颞叶内侧确认属代谢减低区。通过刚体互信息算法，实现患者的 FDG-PET 与高分辨癫痫评估 MRI 的融合。

MRI-SISCOM 及与 STATISCOM 的比较

发作期 SPECT 的 MRI 配准减影（SISCOM）[38]采用基于体素的刚体配准来将患者的间期 SPECT 与发作期 SPECT 融合，之后进行标准化、减影、阈值设定，将激活区与患者的高分辨核磁融合。一旦正常 SPECT 图像以非线性的方式配准到患者的大脑，就可能针对（患者）图像与配对的神经系统表现正常的志愿者的连续 SPECT 成像之间的差别进行统计比较。这样的流程可改善发作期 SPECT 研究的敏感性和特异性[2,3]。图 9.3 为一例左侧颞叶癫痫的患者 Tc–99m 乙基半胱氨酸二聚体 SISCOM 图像（第一行）和相同的发作期 / 发作间期 SPECT 与 30 位配对的健康志愿者 SPECT 图像进行统计学比对的图像。统计测绘在 MATLAB（Mathworks Inc., Natick, MA）上定制软件和 SPM 完成。

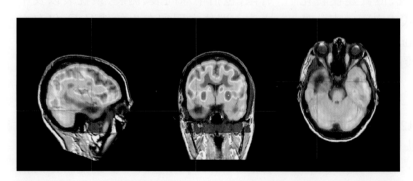

图 9.2 在一名右侧颞叶癫痫患者中，将 F–18 氟脱氧葡萄糖 PET 影像配准到术后高分辨 MRI 的 T1 像。尽管结构性病灶在术前初始 MRI 中是缺失的，低代谢改变还是提示了前颞叶异常

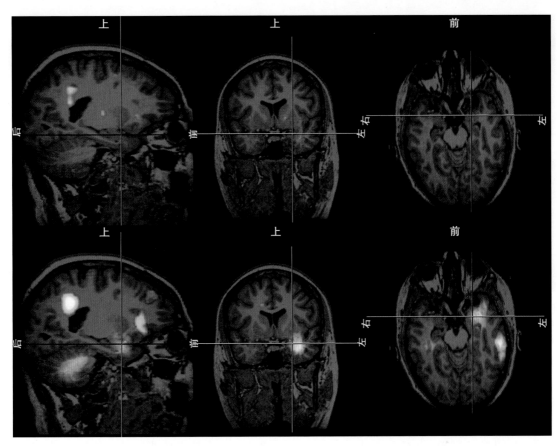

图 9.3　一例左侧颞叶癫痫的患者其发作期 SPECT 减影结果（上，译注：即 SISMOS 结果）
和 SPECT 激活的统计测绘结果（下，译注：即 STATISCOM 结果）

电极配准与癫痫定位

　　颅内脑电图所记录到的癫痫活动是目前切除性手术中癫痫起源定位的"金标准"。电极的各个接触位置与相关皮层解剖信息一起联合显示往往是有益的，并使得在皮层表面上监测神经电活动的情况成为可能，从而提供电生理活动的空间背景。电极位置通常可在电极植入之后即刻在以 X 线为基础的 CT 影像上呈现。在图 9.4，将 CT（B）空间配准到患者的高分辨 MRI（A）是通过 Analyze（Biomedical Imaging Resource, Mayo Foundation, Rochester, MN）中所应用的归一化互信息算法来完成的。而两个图像的平均见于（C）。MRI 中的皮层表面的分辨靠半自动化的阈值 – 形态学算法完成（Threshold-Morphology Algorithm），而三维

渲染（Three-Dimensional Rendering）则籍体积合成算法来完成。电极位置由红色小球标志，而皮层切除范围则通过对患者切除术后的 MRI 影像的配准和减影来显示，以黄色标志。对其中一位患者的经典发作进行了时频分析（Time-Frequency Analysis），发作过程中 40Hz 的电生理活动以颜色进行标志并呈现在皮层表面。这样的电生理标定是精确的临床诊断和治疗乃至科学电生理研究的重要一环。

神经影像学工具

　　前述的大部分软件包可在互联网上免费获取，并可根据使用者的倾向，在各种操作系统上运行[36]。推荐中等配置的工作站，尽管在进行单一病例分析时，高端和中档工

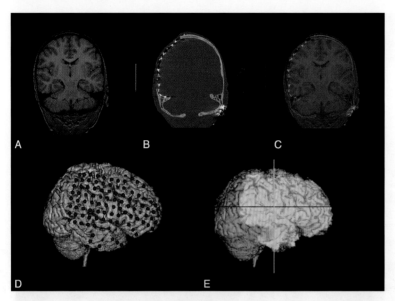

图 9.4 通过将一名患者的高分辨结构性 MRI（A）和电极植入的 CT（B）进行配准，可将融合的皮层表面和电极（C）渲染为 3D，以此说明电极各触点与皮层解剖、最终切除位置（黄色，D）的关系。电极的配准也使得所记录到的电生理（发作中 40Hz 的活动）在皮层上的定位呈现成为可能（E）

作站在计算时间上的差异是可以忽略的。而对于海量数据，总的计算时间开始起到重要的作用，图像处理单元（Graphical Processing Units, GPGPU）的分布式计算和/或通用计算可显著加速分析。关于更多的影像学示例和资源，读者可访问如下网址：Neuroimaging Informatics Tools AND Resources Clearinghouse（NITRC, www.nitrc.org），该项目由国立卫生院神经科学研究蓝图计划资助。

结论

在癫痫切除性手术的术前计划中，影像的配准在联系功能评估与其解剖基础之间扮演了重要的角色。局灶性癫痫手术治疗的成功有赖于为切除手术精确定位、勾勒癫痫发作区。当 MRI 上未见结构性病灶时，癫痫起源的定位有赖于功能相关的信息，具体的模态有 PET、SPECT、功能磁共振，以及头皮和颅内的癫痫样放电的脑电记录。为了促进临床的定位假说来指导手术切除，不同模态的影像所提供的信息必须在考虑到其他影像及患者的特定大脑解剖的前提下进行比较和分析。这种整合的过程要求将这些功能形式配准到一个基本的物理坐标系。当患者的扫描和各个正常对照被非线性地转化为通用的结构参考系时，可通过将某一患者的功能扫描数据与一组正常的对象进行统计学比较而着重显示原不明显的功能缺失。

参考文献

1. Téllez-Zenteno JF, Hernández Ronquillo L, Moien-Afshari F, Wiebe S. Surgical outcomes in lesional and non-lesional epilepsy: a systematic review and meta-analysis. *Epilepsy Res.* 2010 May;89(2–3):310–8.

2. Kazemi NJ, Worrell GA, Stead SM, Brinkmann BH, Mullan BP, O'Brien TJ, et al. Ictal SPECT statistical parametric mapping in temporal lobe epilepsy surgery. *Neurology.* 2010 Jan 5;74(1):70–6.

3. McNally KA, Paige AL, Varghese G, Zhang H, Novotny EJ Jr,

Spencer SS, et al. Localizing value of ictal-interictal SPECT analyzed by SPM (ISAS). *Epilepsia.* 2005 Sep;46(9):1450–64.

4. Akman CI, Ichise M, Olsavsky A, Tikofsky RS, Van Heertum RL, Gilliam F. Epilepsy duration impacts on brain glucose

metabolism in temporal lobe epilepsy: results of voxel-based mapping. *Epilepsy Behav.* 2010 Mar;17(3):373–80.

5. Gok B, Jallo G, Hayeri R, Wahl R, Aygun N. The evaluation of FDG-PET imaging for epileptogenic focus localization in patients with MRI positive and MRI negative temporal lobe epilepsy. *Neuroradiology.* Epub 2012 Dec 8;

6. Arnold JB, Liow JS, Schaper KA, Stern JJ, Sled JG, Shattuck DW, et al. Qualitative and quantitative evaluation of six algorithms for correcting intensity nonuniformity effects. *Neuroimage.* 2001 May; 13(5):931–43.

7. Vovk U, Pernus F, Likar B. A review of methods for correction of intensity inhomogeneity in MRI. *IEEE Trans Med Imaging.* 2007 Mar;26(3):405–21.

8. Bernon JL, Boudousq V, Rohmer JF, Fourcade M, Zanca M, Rossi M, et al. A comparative study of Powell's and Downhill simplex algorithms for a fast multimodal surface matching in brain imaging. *Comput Med Imaging Graph.* 2001 Aug;25(4): 287–97.

9. Powell, MJD. A review of algorithms for nonlinear equations and unconstrained optimization. Proceedings ICIAM. 1988.

10. Lehmann TM, Gönner C, Spitzer K. Survey: interpolation methods in medical image processing. *IEEE Trans Med Imaging.* 1999 Nov;18(11):1049–75.

11. Hawkes DJ. Algorithms for radiological image registration and their clinical application. *J Anat.* 1998 Oct;193(Pt 3):347–61.

12. Maurer CR, Fitzpatrick JM, Galloway RL, Wang ML, Maciunas RJ, Allen GS. The accuracy of image-guided neurosurgery using implantable fiducial markers. In Computer Assisted Radiology (ed. Lemke H), pp. 1197–1202. (1995) Berlin: Springer.

13. Dorward NL, Alberti O, Velani B, Gerritsen FA, Harkness WF, Kitchen ND, et al. Postimaging brain distortion: magnitude, correlates, and impact on neuronavigation. *J Neurosurg.* 1998 Apr;88(4):656–62.

14. Hill DL, Maurer CR Jr, Maciunas RJ, Barwise JA, Fitzpatrick JM, Wang MY. Measurement of intraoperative brain surface deformation under a craniotomy. *Neurosurgery.* 1998 Sep;43(3): 514–26; discussion 527–8.

15. Jiang H, Robb RA, Holton KS. A new approach to 3-D registration of multimodality medical images by surface matching. *Visualization in Biomedical Computing 1992 Proceedings.* 1992;1808:196–213.

16. Pelizzari CA, Chen GTY, Spelbring DR, Weichselbaum RR, Chen CT. Accurate three-dimensional registration of CT, PET, and/or MRI images of the brain. *J Comput Assist Tomogr.* 1989;13:20–26.

17. Brinkmann BH, O'Brien TJ, Dresner MA, Lagerlund TD, Sharbrough FW, Robb RA. Scalp-recorded EEG localization in MRI volume data. *Brain Topogr.* 1998;10(4):245–53.

18. Lamm C, Windischberger C, Leodolter U, Moser E, Bauer H. Co-registration of EEG and MRI data using matching of spline interpolated and MRI-segmented reconstructions of the scalp surface. *Brain Topogr.* 2001; 14(2):93–100.

19. Raabe A, Krishnan R, Wolff R, Hermann E, Zimmermann M, Seifert V. Laser surface scanning for patient registration in intracranial image-guided surgery. *Neurosurgery.* 2002 Apr;50(4):797–801; discussion 802–3.

20. West J, Fitzpatrick JM, Wang MY, Dawant BM, Maurer CR Jr, Kessler RM, et al. Retrospective intermodality registration techniques for images of the head: surface-based versus volume-based. *IEEE Trans Med Imaging.* 1999 Feb;18(2):144–50.

21. Woods RP, Mazziotta JC, Cherry SR. MRI-PET registration with automated algorithm. *J Comput Assist Tomogr.* 1993 Aug;17(4): 536–46.

22. Brinkmann BH, O'Brien TJ, Aharon S, O'Connor MK, Mullan BP, Hanson DP, et al. Quantitative and clinical analysis of SPECT image registration for epilepsy studies. *J Nucl Med.* 1999 Jul;40(7):1098–105.

23. West J, Fitzpatrick JM, Wang MY, Dawant BM, Maurer CR Jr, Kessler RM, et al. Comparison and evaluation of retrospective intermodality brain image registration techniques. *J Comput Assist Tomogr.* 1997 Aug;21(4): 554–66.

24. Wells WM 3rd, Viola P, Atsumi H, Nakajima S, Kikinis R. Multi-modal volume registration by maximization of mutual information. *Med Image Anal.* 1996 Mar;1(1):35–51.

25. Maes F, Collignon A, Vandermeulen D, Marchal G, Suetens P. Multimodality image registration by maximization of mutual information. *IEEE Trans Med Imaging.* 1997 Apr;16(2): 187–98.

26. Maes F, Vandermeulen D, Suetens P. Comparative evaluation of multiresolution optimization strategies for multimodality image registration by maximization of mutual information. *Med Image Anal.* 1999 Dec;3(4):373–86.

27. Studholme C, Hill DL, Hawkes DJ. Automated 3-D registration of MR and CT images of the head. *Med Image Anal.* 1996 Jun; 1(2):163–75.

28. Lehmann T, Sovakar A, Schmitt W, Repges R. A comparison of similarity measures for digital subtraction radiography. *Comput Biol Med.* 1997 Mar;27(2):151–67.

29. Friston KJ, Ashburner J, Frith CD, Poline J-B, Heather JD, Frackowiak RSJ. Spatial registration and normalization of images. *Hum Brain Mapp.* 1995; 3(3):165–89.

30. Collins DL, Neelin P, Peters TM, Evans AC. Automatic 3D intersubject registration of MR volumetric data in standardized Talairach space. *J Comput Assist Tomogr.* 1994 Apr;18(2):192–205.

31. Jenkinson M, Smith S. A global optimisation method for robust affine registration of brain images.

Med Image Anal. 2001 Jun;5(2):
143–56.

32. Lee HW, Shin, JS, Webber WR, Crone NE, Gingis L, Lesser RP. Reorganisation of cortical motor and language distribution in human brain. *J Neurol Neurosurg Psychol.* 2009 Mar;80(3): 285–90.

33. Lohmann G. Sulcal variability of twins. *Cerebral Cortex.* 1999 Oct 1;9(7):754–63.

34. Amunts K, Weiss PH, Mohlberg H, Pieperhoff P, Eickhoff S, Gurd JM, Marshall JC, et al. Analysis of neural mechanisms underlying verbal fluency in cytoarchitectonically defined stereotaxic space–the roles of Brodmann areas 44 and 45. *Neuroimage.* 2004;22(1):42–56.

35. Rohlfing T. Image similarity and tissue overlaps as surrogates for image registration accuracy: widely used but unreliable. *IEEE Trans Med Imaging.* 2012 Feb;31(2):153–63.

36. Klein A, Andersson J, Ardekani BA, Ashburner J, Avants B, Chiang M-C, et al. Evaluation of 14 nonlinear deformation algorithms applied to human brain MRI registration. *Neuroimage.* 2009 Jul 1;46(3): 786–802.

37. Chassoux F, Rodrigo S, Semah F, Beuvon F, Landre E, Devaux B, Turak B, et al. FDG-PET improves surgical outcome in negative MRI Taylor-type focal cortical dysplasias. *Neurology.* 2010;75(24): 2168–75.

38. O'Brien TJ, So EL, Mullan BP, Hauser MF, Brinkmann BH, Jack CR Jr, et al. Subtraction SPECT co-registered to MRI improves postictal SPECT localization of seizure foci. *Neurology.* 1999 Jan 1;52(1): 137–46.

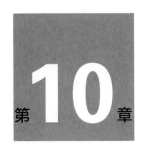

MRI 阴性的癫痫手术中的硬膜下电极植入和记录

第 **10** 章　安阳　单永治　译

引言

对于癫痫手术来说,无创的评估手段通常能够满足需要。对癫痫发作特点更好的描述、对癫痫症状更好的理解、尤其是神经影像学的进步,已经使颅内电极植入的必要性较以前有所减少。然而,无创检查有时不能为手术计划提供足够的信息。颅内视频脑电监测仍然很有价值。将颅内脑电监测视为"金标准"的观点夸大了其重要性和准确度,但这种脑电提供的数据的确使以往不能进行手术成为可能。颅内脑电能确定发作间期起主导作用的异常区域所在,也能描述发作起源位置。把这些区域与临床病史、检查和其他实验室特征综合考虑后,手术往往获得成功。颅内脑电必须划定致痫区边界(定义为此区域皮层引起癫痫发作的必要充分条件)和这些区域内皮层的功能。

因此,致痫灶的解剖和生理特性能够帮助取得最好的脑电监测效果。可以使用不同种类的颅内电极来确定必须切除的皮层范围。当怀疑海马、杏仁核、深部脑回等深部皮层的时候,需要用到深部电极,它们可以穿过脑组织直接记录这些区域的信号。当兴趣区位于表面皮层,尤其需要定位功能区的时候,硬膜下电极便不可或缺。深部电极将在本书中的另外章节加以讨论。本章将回顾如何使用硬膜下电极来确定 MRI 阴性患者的手术边界。读者应该注意,为取得更好的数据,很多患者会同时使用到硬膜下和深部电极来进行评估。我们回顾硬膜下电极的植入策略、使用效果、记录结果以及相应的并发症。

硬膜下电极

硬膜下电极由含有铂金圆片的惰性可伸展材料(硅橡胶)制作而成。电极触点通常有 1.5~2.5cm 的暴露直径(Exposed diameter),也可以定制。商用电极之间通常有 1cm 的间隔,但如果需要更密的空间,间距离同样可以定制。触点可以按一定的几何形状排列,虽然它们通常呈线性排列(条状电极)或者矩形排列(片状电极)。根据一般临床目的,条状硬膜下电极通常一列 4~8 个触点,片状电极形状多变,触点从 2×2 到 8×8 不等(图 10.1)。片状电极的点数可以远超于此,但需要受限于记录通道限制和实际尺寸规格限制。因此,出于科研或临床目的片状电极甚至可以包含上百个触点,只需在微小的间距上放置相应触点即可。片状电极的一部分触点可以根据需要移除以在手术室中使之适合具体的脑解剖结构。另外,触点不一定必须直线放置,可以弯曲以适应结构拐弯(当需要记录半球间皮层的时候如胼周或者齿状回时会用到)。

图 10.2 展示了颅内植入的条状电极和片状电极。条状电极可以通过钻孔或者开颅植入,它们狭窄的尺寸适于插入,而片状电极受限于尺寸必须开颅植入。钻孔植入电极与开颅植入相比有其优缺点,根据这些差异决定植入方式。通过骨孔植入电极比经过开颅植入损伤要小的多,而且感染率也低[1],可能因为这种方法不产生无血供颅骨区域。但通过骨孔植入电极时,术者不能直视皮层以确保触点精确放置在预设位置。粘连、静脉、脑回解剖变异和骨性突出都能直接使硬膜下

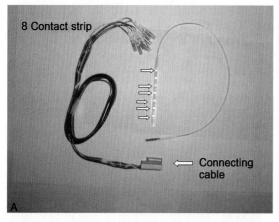
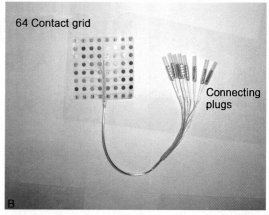

图 10.1 （A）硬膜下条状电极与连接线。触点线性排列,间隔 1 厘米,导线从每个触点出发穿过硅胶介质到连接线,继而连接到头盒。（B）硬膜下片状电极,触点呈 8×8 排列,间隔 1 厘米。导线从每一个触点伸出到连接线,继而接入头盒

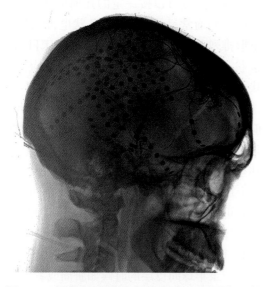

图 10.2 颅骨平片展示了埋置在右额、颞、顶的 8×8 硬膜下片状电极。枕叶以及颞后也放置了条状电极。这个例子展示了使用片状电极重点埋置,同时使用条状电极对远隔区域进行监测以排除预期外致痫灶的存在

电极移位,甚至与设计位置相去甚远,难以精确定位和同位取样（homotopic sampling）。硬膜下条状电极沿着软膜表面滑动时,偶尔会因为骨性突出改变方向或者意外地深入脑沟而伤到脑组织。与片状电极相比,条状电极更方便在床边或者手术室移除。条状电极的容量比片状电极小,引起占位效应的可能性小,不易引起脑疝。由于硬膜下条状电极仅包括一窄条触点,它们难以定位间期和发作期异常放电的空间范围。然而,这种局限性可以通过平行地放置多条条状电极来克服。例如,可以通过一条条状电极记录从颞极或额极记录的信号,从而定位切除的后界;可以使用一条从颞叶或额叶的外侧伸向内侧的条状电极来确定发作是否起源于底面或者外侧皮层（尽管从前向后的异常放电范围可能并不清楚）。

硬膜下片状电极通过开颅直视下植入。因此可以精确植入,避免通过骨孔植入条状电极时的模糊和局限。片状电极尺寸越大,越能广泛覆盖皮层区域并增强空间辨识度。在明确发作间期和发作期异常放电的同时,片状电极的特殊价值是可以用电刺激进行功能区定位。如上所述,片状电极的并发症比条状电极更多（尤其是感染风险）,患者因开颅带来的耐受度更低,脑疝的风险也更大[2]。需要尽快完成颅内脑电监测以减少感染,但如有必要电极可以放置几周。大多数中心颅内电极埋置 4~14 天,解决临床需要后立即取出,而使用片状电极时更需要加快这个过程以减小感染风险。

硬膜下电极有使用局限。如上所述,他

们对于海马等深部皮层的记录较差。大范围
埋置影响深部电极使用,且在电极触点之间
有大面积皮层无法采样,尤其是在脑沟的深
部。需要手术埋置电极,如果发作首先起始
在电极片边缘或者多点同时,则需要移动电
极片或者增加电极。这需要二次手术。可能
的占位效应和植入时造成的创伤会改变其接
触皮层的电生理特性,因此也影响发作间期
和发作期的异常放电。最后,解读颅内脑电
也富有挑战性,常常难以精确确定发作起始
时间和位置。发作期异常放电可能逐渐出现
在背景脑电,觉醒引起的脑电频率变化会将
其掩盖。记录技术的进步使得过去见不到的
脑电频谱(如高频振荡)能被捕捉到,我们对
脑电的判读能力也随之进步。

记录脑电信号

　　商业脑电图仪器被设计出来,以记录颅
内脑电。大部分系统可以根据电生理师的设
计要求采用足够多的导联来记录,而且同时
记录上百导联已经不稀奇。我们中心常规记
录 196 导颅内脑电,尽管应用如此多导联检
查会因为人类视觉和显示设备的限制而产生
一些问题。脑电采样率应该在 1000Hz 或者
2000Hz 来精确描绘高频和高频振荡。如果
使用微电极来记录单个神经元信号,采样率
需要到达 20000Hz。同步视频可以关联特定
行为与脑电。当记录颅内脑电时,确定严格
每一个行为改变之前的发作期脑电变化。若
脑电改变在行为之后,则最早的异常放电一
定是从未记录的脑组织传过来的;这时需要
额外的电极来确定发作起始区。

颅内电极适应证

　　在无创检查获得的数据不足以确定一个
安全有效的手术方案,而有理由相信进一步
的信息可能有助于确认手术的时候,可以使
用颅内电极。方案设计所遵循的大原则是颅
内脑电的应用必须在无创检查不能充分确
认致痫病灶的位置的情况下(表 10.1)。这

种情况有可能发生如果:1. 数据不一致,可
能癫痫发作是多点起源;2. 数据不足以肯定
定位致痫区。MRI 阴性患者的结构性病是
观察不到的,关于其病灶表现的所有结论都
由推断获得,这些患者更需要颅内脑电。例
如,一位 MRI 阴性患者的数据矛盾表现为先
兆和癫痫症状提示左额病灶,间期棘波出现
在左侧额和颞前区域,PET 则显示右侧颞叶
代谢减低;另一位没有足够资料 MRI 阴性患
者,其先兆无特殊性,间期脑电提示左侧前颞
棘波,但是发作期无法定位,PET 和其他无创
检查都是阴性的。还有一位 MRI 阴性患者
与前例相反,有胃肠先兆,发作间期右侧前颞
棘波,右侧前颞癫痫发作,PET 右侧颞叶代谢
减低,因为没有矛盾数据而不需要颅内电极;
右侧前颞叶切除能够有高的手术成功率[3]。

表 10.1　颅内电极放置依据

● 确定需要切除皮层区域当无创方法不足以确定
　■ 矛盾的数据,可能由于多病灶癫痫
　■ 数据一致性不充分,怀疑致痫灶位置
● 确定拟手术区域皮层功能
　■ 定位运动、感觉和语言区
● 合理的假说需要定位验证
　■ 避免"钓鱼盘查"(译注:即避免漫无目的的
　　植入电极)

　　在这种情况下需要植入颅内电极,尤其
是硬膜下电极:致痫区很明确,但是手术可
能造成功能损伤。例如,一名患者以右手姿
势性强制为起始症状,头皮脑电提示发作间
期左侧额叶棘波,发作起源于左侧额叶,而且
局限在左额的 SPECT 或者 SISCOM 发作期
高弥散的区域。毫无疑问定位是在左额叶,
第一运动区之前。然而,此区域如此靠近重
要的第一运动区以至于手术可能造成手的永
久性瘫痪。这种情况下有两种选择:一种选
择是直接手术,定位第一运动区,随即切除运
动区之前区域,期间可能应用皮层脑电来寻找
间期异常放电来更好地确定致痫灶;另一种选

择是用颅内电极进行长程颅内视频脑电监测，然后在比手术室更轻松的环境中进行功能区定位。在没有 MRI 结构性改变指导手术切除的时候，后一种选择——长程颅内脑电——可能提供更大的信心并减少永久性损伤。

硬膜下电极的使用策略

如何决定埋置颅内电极位置？这需要对致痫区位置作合理的推测。颅内研究的目的是尽可能明确致痫灶和功能区。颅内研究应该决定是否适合手术，并进一步确定需要切除的皮层的范围和功能区定位。得出合适的方案之前，需要在取得仔细详尽的病史、进行神经检查、取得头皮间期和发作期脑电、MRI、PET、神经心理检查以及其他多种检查如 fMRI、DTI、SPECT 和 MEG。一旦这些评估工作完成，就可以进行电极植入计划——覆盖或包含可疑皮层来完成手术计划。电极在脑内的放置不可随意，需要有一个高度可能的致痫灶位置来指导埋置。在何处放置电极是由假设致痫灶位置和其他可能引起癫痫的区域位置决定的。通常记录这些皮层脑电很有必要，这些区域并不是发作起始区的一部分，但可能包含在发作早期传播的过程中，切除这部分皮层可能对于某些患者的癫痫治愈是必要的（是致痫区的一部分）。为了确定致痫灶，它以外的皮层也是需要严格记录的；毕竟，只有脑部其他区域的脑电也被记录下来而且证明癫痫并非起始于此之后，才能确定某个特殊的区域或者脑叶包含着所有致痫灶。例如，如果神经电生理师只记录右侧额叶的颅内脑电，所有的癫痫发作都看上去像那里起源而不是实际上致痫灶所在的位置；癫痫发作可能起源于其他地方，当从起源点传到此处时呈现为右侧额叶电极的放电。另外，对于传播路径和时间的估算可以帮助确定致痫灶是否是真实的。例如，如果发作期起始出现在额叶而癫痫播散最早出现在对侧枕叶，可以有理由相信这种额叶起源的假设是错误的，因为这两个叶之

间缺少直接联系；癫痫发作传播的方式应该与已知的脑解剖连接相符合。最后，如果推测致痫灶靠近功能区，电极点应该放置在足够大的区域以保障可以定位功能区。

在 MRI 阴性癫痫中，如何制定颅内电极的埋置计划？关键的步骤总结在表 10.2 中了。病史尤其重要。当有些先兆或者早期症状没有很好定位意义时，其他的症状可能很有意义并提示致痫灶位置[4,5]。例如，当癫痫发作表现为双侧近端肢体运动并保留意识时，提示定位在辅助运动区；喉部发紧可能提示定位在额叶被盖；胃肠先兆和早期口部自动症提示定位在内侧颞叶等等。一侧的运动症状例如头眼偏转、局限的强直阵挛运动和复杂部分发作继发全面发作中的四字征都对判断癫痫起源侧别有帮助。虽然未必包含侧别特征，但这些症状和征兆仍然在致痫灶定位中有其作用，尤其是与其他诊断性检查相吻合时。一些特定的临床特征提示患者有特定的癫痫症状，这些在定位中也有作用。

表 10.2　MRI 阴性癫痫植入电极计划设计

1. 明确发作起始症状和先兆
2. 明确发作症状
3. 确定辅助检查是否有病灶
   a. 神经查体
   b. PET
   c. DTI
   d. 间期 SPECT
4. 确定其他检查是否提示致痫灶
   a. 间期头皮脑电
   b. 发作期头皮脑电
   c. MEG
   d. 发作期 SPECT
5. 分析数据建立假设
6. 植入电极
   a. 在可疑区域植入电极
   b. 在相邻功能区植入电极
   c. 在早期波及区植入电极
   d. 确保部分电极点位于致痫灶范围之外（需要排除癫痫并非起源于怀疑区域，而仅仅是传播波及）

因此,必须综合考虑所有临床结果以作出准确诊断,通过这些可能推出特别的解剖定位。尽管 MRI 是阴性的,通过临床检查可以推断出病灶的存在。局灶的神经缺陷为这样的病灶假设提供证据。PET 上局部的低代谢、功能 MRI 上预期活性的缺失以及纤维传导束异常,这些都提示这种致痫灶的存在,而且能取得满意的手术预后[6-10]。所有这些检查中发现局部异常都有助于设计颅内电极。头皮脑电和脑磁等其他检查也有助于确定发作起源位置,因此能够指导颅内监测。比较而言,作者还没有发现神经查体结果在作颅内监测计划中所起的作用(文献中也没有证据支持这些检查的定位意义)。难治性癫痫患者常有许多局灶性缺陷,而且如果是童年起病,功能重塑也使得真相更加扑朔迷离。

如上所述,需要仔细分析整合不同来源的数据并形成假设来指导电极植入。硬膜下电极能够记录可以新皮层和确定切除界限。如果涉及深部皮层(如海马和脑沟深部),可以使用深部电极配合硬膜下电极来更好监测可疑脑区。在理想状态下,无创检查结果提示癫痫来源,颅内脑电监测确定具体皮层范围。然而有时候一侧或双侧很大面积的新皮层都可疑,比如双侧额叶,则需要在初次颅内电极研究将关注点缩窄到大脑的特别的区域后,进行二次颅内电极研究。这些区域被集中研究和定位,以取得最优手术预后。

不同类型 MRI 阴性癫痫的电极植入

额叶癫痫:额叶包括几个不同皮层区域,产生几种不同发作类型的癫痫。当怀疑某个特别区域时,有相应的颅内电极植入方案。临床假设可能是错误的,故而应尽量避免将电极限制在一个过于狭小的区域,在连接区域或脑叶获取的信息以获得更好的定位证据,避免意外情况发生。

1. 辅助运动区癫痫或者扣带回癫痫:额叶内侧皮层可以用硬膜下电极和深部电极研究。硬膜下电极的优势在于可以在一侧或双

侧半球放置多个触点,可以对致痫灶作空间范围定位。条状或片状电极可以向前或向后放置到半球间的皮层,矢状窦旁的电极可以作为补充来明确切除的外侧界。在这个区域,同样的电极可以用来电刺激以定位感觉和运动皮层,体感诱发电位可以进一步明确这些区域。立体定向埋置的深部电极也可以放置到这个区域,但是所获取的皮层信息量要小得多。

2. 眶额回癫痫:眶额回皮层可以用硬膜下条状或片状电极记录。放置片状电极会有更高的发病倾向,因为在放置过程中需要移动额叶。确定眶额回致痫灶的前后范围是有挑战性的。前穿隙是这一区域切除和监测的自然边界。眶额回癫痫可以迅速传到杏仁核,反之亦然。如果怀疑眶额回区域,建议同步进行杏仁核深部电极记录。

3. 额叶背外侧癫痫:硬膜下片状电极非常适合记录额叶背外侧的大片皮层,也适合使用电刺激进行功能区定位和体感诱发电位。

4. 额极癫痫:可以使用硬膜下条状电极和片状电极。前者通常可用于确定切除的后界。

顶叶癫痫:顶叶比额叶小。可以使用硬膜下电极研究顶叶内侧和背外侧皮层。在使用颅内脑电监测额叶的时候通常连同顶叶一同观察。

1. 顶叶内侧癫痫:技术上与额叶内侧癫痫相同

2. 顶叶背外侧癫痫:技术上与额叶背外侧癫痫相同

枕叶癫痫:枕叶与顶叶和颞叶都有解剖连接,枕叶上部更多地投射到顶叶,而矩状裂之下的枕叶投射到颞叶。因此,在研究枕叶癫痫的时候,这些相应脑叶也通常一起评估。

1. 枕叶外侧癫痫:技术上与额叶、顶叶外侧皮层相同,可以使用硬膜下片状、条状电极。

2. 枕叶内侧、底面癫痫:可以使用半球间和底面条状、片状电极。使用片状电极可以更好地定位癫痫发作起源,但是术者很少能够直接切除这些致痫皮层,因此,如果不能

在这些区域实施切除,放置电极的时候不宜过于激进。

颞叶癫痫:

1. 颞叶内侧癫痫:硬膜下电极可以记录海马旁回的电极,但是杏仁核和海马在深部,硬膜下电极只能远距离记录。因此,多数情况下深部电极更适合记录颞叶内侧结构的脑电活动[11]。

2. 颞叶底面和颞极新皮层癫痫:硬膜下条状电极适合记录这些区域放电。除非可以使用片状电极。

3. 颞叶后部新皮层癫痫:硬膜下片状电极适于定位致痫灶和语言区(Wernicke 区)。也可以使用成组的条状电极,但是更常用于术中语言区定位,因为使用条状电极在皮层取样时有间隙。

小儿患者的考量:与成人相比,儿童 MRI 中更容易发现病灶,因此侵入性监测在儿童中的应用相对较少。如有必要,尽可能简短颅内监测时间,以增强患儿耐受能力。大部分儿科研究中优先使用硬膜下电极。内侧颞叶癫痫在年龄小的手术患儿中另当别论,深部电极应用更多。SEEG 可以使用,但尚无足够的公开经验来与硬膜下电极记录比较。可以在儿童中进行皮层功能定位,但是智能发育程度限制了这项技术的应用,很多患儿并不能够配合完成测试。因为儿童颅骨尺寸更小,电极植入量比成人小,但能对相对更大范围的皮层取样。水和电解质平衡的管理更加复杂,桥静脉更加脆弱,电极固定更有挑战性。尽管如此,作为焦点问题,硬膜下片状和条状电极在小儿中使用还是能够取得满意结果[12]。

硬膜下脑电图的解读

硬膜下脑电图的解读有几个基本原则(表 10.3)。

必须仔细检查间期脑电。当观察到正常背景节律被快节律缺失打断的时候要考虑有潜在胶质增生的可能。δ 活动通常没有意义,很多手术相关的短期因素都会产生这种波。

表 10.3　颅内脑电解读

- 间期脑电
  - 寻找背景节律紊乱
  - 快节律和正常睡眠活动的缺失有意义
  - δ 活动通常没有意义
  - 颅内脑电的波幅不重要,可能受到血液和电极、所记录偶极子的夹角有关
  - 检查间期棘波—散在棘波通常没有意义,但是周期性棘波,尤其是在背景节律紊乱区域的棘波有意义
- 发作期脑电
  - 发现背景活动的最早改变
  - 可有多种发作节律,可能是间期棘波增多或者局部出现节律性/非节律性新频率
  - 频率可以从 δ 到 γ 频谱
  - 癫痫发作刺激预警/网状激活系统,可以在背景频率中广泛传播,可以是节律性的,而且必须能与发作期放电相区分
  - 理清发作期异常与发作起始灶的关系
  - 间期和发作期发现与临床症状、发作期行为、影像检查(如,PET、fMRI、DTI)结合

颅内脑电的波幅也不重要。波幅可能受到电极下血液的影响,也与电极与所记录偶极子的夹角有关。

间期棘波是有意义的,在手术决策中应予以考虑。与头皮脑电相比,颅内脑电的棘波分布更广泛,通常能在双侧半球、多个脑叶见到。致痫区的间期棘波可能并不会更多地出现,这需要格外注意。(图 10.3)零星的棘波通常没有意义。周期性、自律性、重复性地棘波很可能与皮层病理改变有关。持续 100 毫秒到几秒的 γ 节律爆发也有同样意义,常常提示病理改变,尽管根据经验它们一定是致痫区。棘波出现在背景节律紊乱的区域时更有意义。在局灶性皮质发育不良等特殊情况下,间期棘波可以帮助描记病变范围[13]。必须弄清间期棘波、背景紊乱区域和发作起始区的关系。手术切除最好能够包含病理性异常波的区域和发作起始区域。

发作期脑电是最理想的数据,它对于推断癫痫真正起源的发作起始区位置最有帮

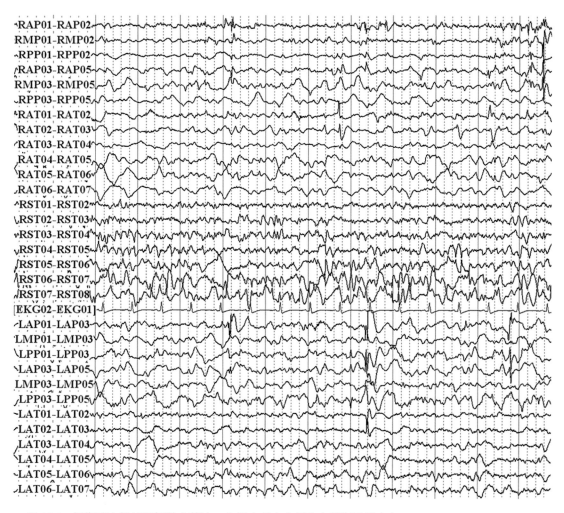

图 10.3　间期脑电提示双侧散在棘波。它们出现在右侧和左侧海马触点（RAP, RMP, RPP, LAP, LMP, LPP）以及右侧和左侧颞叶硬膜下触电（RAT, LAT）（尽管没有出现在右侧颞叶硬膜下电极 RST）

助。图 10.4 的病例为一名颞叶新皮层癫痫患者，他通过植入的硬膜下电极和深部电极进行了脑电记录。新皮层癫痫发作通常表现为快 β（大于 13Hz）或者 γ（大于 30Hz）活动，但是偶尔慢节律活动或者间期棘波出现增多也可能是发作征兆。硬膜下脑电便于定位癫痫发作最先出现的局限区域（图 10.5），抑或如图 10.4 所示某个脑叶中更广泛的区域，甚至是多个脑叶。高度局限的 γ 活动可能是发作起源区的最好提示，但是不应该过分依赖这种提示以至于将其作为切除的标志。如下所讨论，是由颅内脑电（尤其是发作期记录）确定的患者中只有一半术后无发

作。发作期脑电图并非万能工具。发作期活动的早期波及区也应该予以重视。有证据显示这些继发区域的切除会改善手术预后[12]。另外，是否波及到对侧半球也关系手术预后。波及对侧的时间越晚，在颞叶[14]和颞外[15]切除术后的预后越好。个人的发作脑电图是相对刻板的，尽管有些会有一定程度的变异，但一般变化不大。在另一些患者中，发作脑电图并非仅一种形式，尤其是有多个起源灶的时候。播散模式改变，终止模式也会各有不同。

如今不宜再单独对待颅内脑电图。必须结合其他信息。癫痫发作病史、症状学和其他检查结果（如 PET, SPECT, fMRI, DTI）必须

予以考虑。例如,如果根据发作最初症状为幻听(如听到音乐)从而得出发作起始远离前额皮层的结论,这是有误导性的,需要忽略的。症状可以反映传播,但只有仔细的行为分析能够证明听觉症状只在听觉皮层受到发作期放电波及的时候出现(这是不想看到的)。

　　MRI 阴性患者硬膜下脑电图的效果不确定,而且主要与颅内检查的入选标准有关。如果标准很宽,那只有一小部分患者适合手术;而标准严格下,几乎所有患者都适合手术,但是其中一些患者即使不进行电极植入也能获得良好手术预后。任何决定进行硬膜下脑电检查的入选标准都是主观性的。依作者看来,大部分植入电极的患者都应该是拟手术患者,但如果所有患者在颅内脑电监测后都有合理的手术方案,那么电极植入一定被过度使用了,这会使部分患者承担额外风险。

病例讨论

　　我们回顾两例病例来阐述硬膜下视频脑

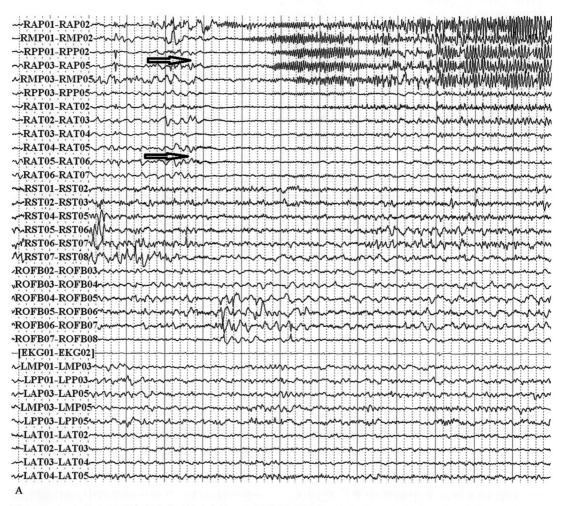

A

图 10.4 （A）脑电显示癫痫发作(箭头)始于右侧前颞叶硬膜下电极(RAT),50 毫秒内右侧海马深部电极(RAP,RMP,RPP)发作。γ 活动开始时就出现。右侧下颞叶(RST)和右侧眶额电极(ROF)此次没有表现出发作活动。左侧海马深部电极(LMP,LPP)和左侧颞叶硬膜下条状电极(LAT)此次表现为正常背景活动。在这个例子中,脑电发作很明确,尽管空间上并不局限在单一区域,包含双侧海马和颞底新皮层。（B）发作起始后约30 秒,发作期放电出现在左侧颞叶深部和硬膜下电极(箭头),为高波幅尖慢波,然后是快节率。（C）1 分钟之后,发作终止,首先在左侧颞叶(下箭头),然后是右侧颞叶(上箭头)。非同步终止很常见,但尚不知有何意义

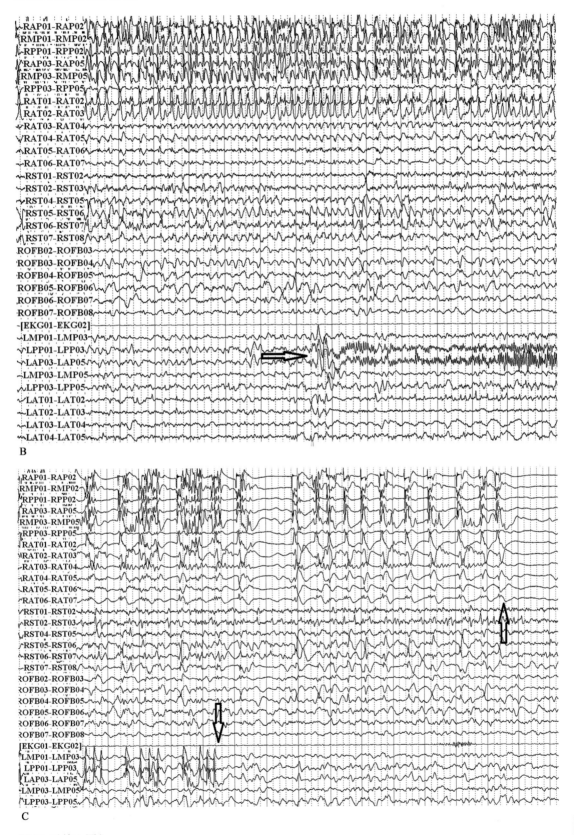

B

C

图 10.4（接上图）

电如何应用。我们会回顾电极植入的理由和结果。这些病例会展示如何通过假设推动电极植入、脑电分析，并最终指导手术。

例1

34 岁男性，16 岁时开始癫痫发作，药物治疗无法控制发作。表现为以一侧肢体强直运动起始的复杂部分发作，清醒发作为主，每月 20~40 次。无先兆，他在发作起始丧失意识前几秒钟会感到手脚僵硬并抖动。病史其余部分无特殊。神经查体正常。MRI 和 PET 正常，间期和发作期头皮脑电亦是如此。视频显示发作起始时双侧近端肢体运动，头偏向右侧。

发作期行为提示为辅助运动区，起始时意识保留提示为偏侧起源，尽管不能确定是哪一侧辅助运动区。间期和发作期脑电放电缺失提示为额叶内侧放电。

计划埋置双侧额叶和顶叶硬膜下电极，并在半球间分别向前后放置两片条状电极，额叶背外侧和顶叶也要放置。预计会观察到额叶内侧起源，放置其他电极是为了进一

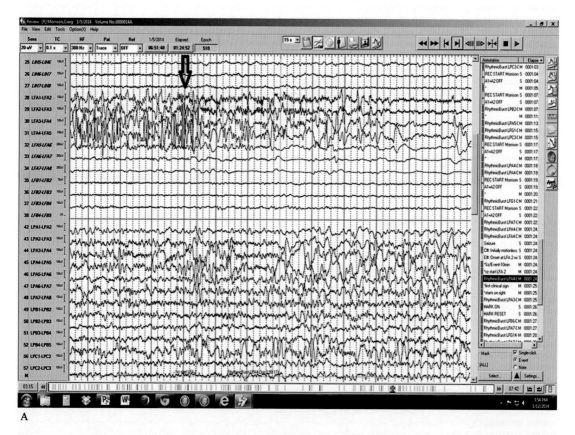

A

图 10.5 （A）脑电说明局灶性发作在左侧额叶背外侧皮层（在 LFA）的单个触电以 70~80Hz 活动（箭头）起始。此页记录的其他触电为左额邻近脑叶。设置高通滤过 300Hz、采样率为 1000Hz 以便发现这种活动。（B）发作继续，仍然限制在左侧额叶单个电极，逐步扩散到此电极临近触点（箭头）。其他电极仍未表现为发作。（C）约 13 秒后，发作期放电出现在右侧额叶硬膜下触点，首先以独立尖慢波的形式出现在一个触点（RF1）（上箭头），然后出现在同一电极 4cm 以外的其另一触点——RF5（下箭头）。接下来几秒钟，发作波及了整个电极片。（D）此脑电片段取自图 10.5C，13 秒之后，包括了大量电极触点。左侧额叶电极在此页顶部（上箭头），左侧颞叶电极在底部（下箭头）。脑电只显示了一半监测导联，并说明了以下几点：第一，额叶和颞叶的发作期放电可以为不同频率，不同步；第二，导联过多不利于阅读，细节不利于呈现；最后，人眼容易被高波幅活动吸引而忽略其他相关的发作其放电，注意此页底部六个导联上的低波幅高频率放电

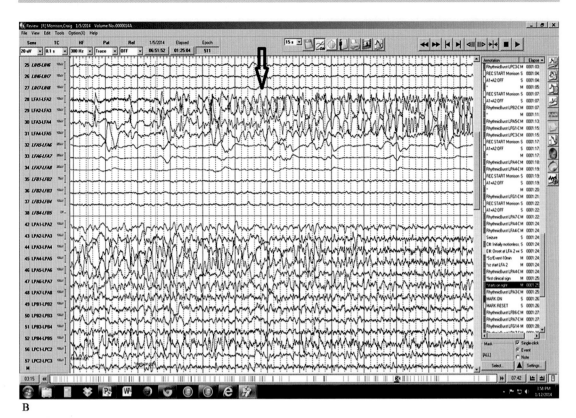

B

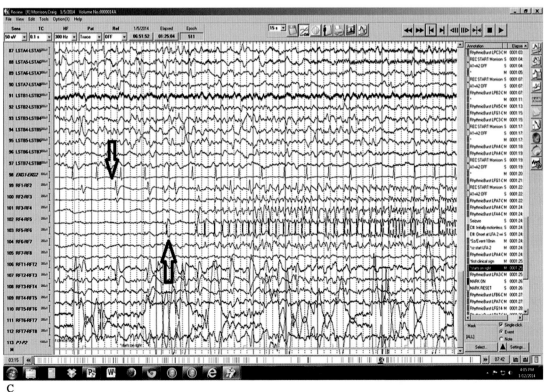

C

图 10.5（接上图）

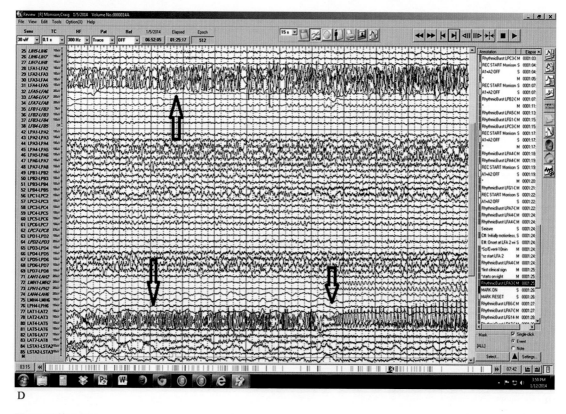

D

图 10.5（接上图）

步确认。图 10.6A 展示了右侧硬膜下电极的植入示意图，左侧放置相应的电极。由于半球间粘连和静脉的存在，未能放置更多电极。间期脑电显示右侧半球间电极的前部触电放电频繁，双侧额叶背外侧有零散的棘波。图 10.6B 显示发作起源定位在右侧前方的半球间硬膜下电极的前四个点。因此，建议行右侧额叶内侧致痫灶切除。

例 2

35 岁男性，右利手，7 年前出现夜间简单部分性发作。患者在睡眠中感到窒息并清醒，伴有呼吸或言语困难。他会大口喘息 5~30 秒，不伴有意识丧失。每夜发作 4 次。既往有 5 次继发全面发作，以窒息感起始，随后右侧面部麻木，然后意识丧失、强直发作，继而阵挛运动。服用 5 种药物仍难以控制发作。没有癫痫高危因素。神经查体未见异常，间期脑电和 MRI 正常。PET 提示右侧颞

底和尾状核代谢减低，SPECT 结合 SISCOM 提示左侧额叶内侧发作期弥散增高。发作间期头皮脑电干扰严重，未见发作期放电。

窒息感和意识保留的病史提示定位在额盖。实验室检查与病史不一致，有误导嫌疑。建议根据病史和检查行颅内电极植入。双侧埋置硬膜下条状电极，监测双侧额叶背外侧皮层的上下部分、额叶内侧以及双侧颞叶的信息（后两者根据 PET 和 SISCOM 放置）。在视频监测过程中，观察到在继发全面发作的时候患者的右侧额叶背外侧出现发作放电之前有窒息感。很多部分发作在颅内脑电监测中并未反映出来。以右侧额叶为重点进行了二次颅内电极植入。两个小型硬膜下片状电极以及一个条状电极放置于右侧额叶，以监测额叶背外侧、顶叶以及眶额皮层（图 10.7）侧裂被分开以便背外侧电极片可以进入侧裂覆盖额叶皮层。视频脑电图记录证明右侧额盖有一个触点间期频繁放电，发作也

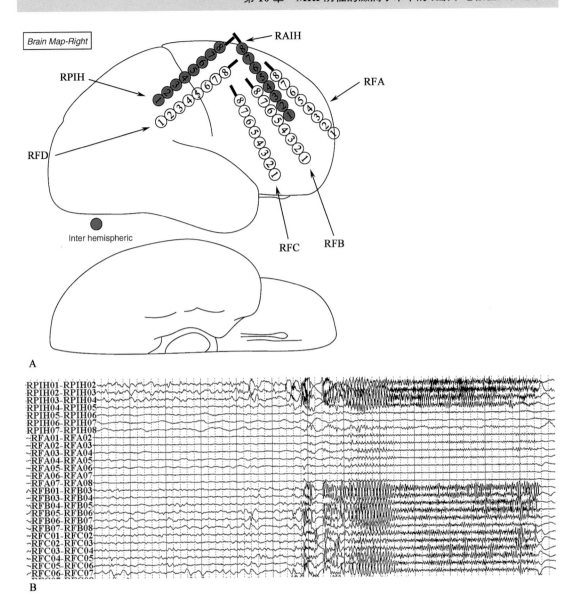

图 10.6 （A）硬膜下条状电极位置示意图。深色电极 RAIH 和 RPIH 放置到半球间皮层。RAIH: 右侧前部半球间电极（right anterior interhemispheric electrode）。RPIH、右侧后部半球间电极（right posterior interhemispheric electrode）。（B）脑电显示发作以 γ 节律形式在 RPIH 的 1~4 触点起始，400 毫秒后传播到相邻右侧额叶硬膜下触点

起始于此（图 10.7B）。之后使用电刺激定位第一运动和感觉区。对活跃触点及邻近组织进行了手术切除；面部支配区也在切除范围内。患者术后出现短暂下面部无力，数月后缓解无后遗症，癫痫无发作。此例证明偶尔需要进行二次电极植入来使定位更加准确，而且为获得充分的脑电记录可以把深部皮层（岛盖）适当暴露。

例 3

47 岁男性，16 岁开始癫痫发作，难以控制。患者自诉有两种类型发作，均发生于睡眠期。第一种以觉醒起始，继而头和身体向右转，然后双手打床头板。这种发作持续 3 分钟，隔月发生一次。第二种类型以喊叫起始，继而双侧四肢强直僵硬。持续时间 3~5 分钟，每月两次。服用拉科沙胺、唑尼沙胺、

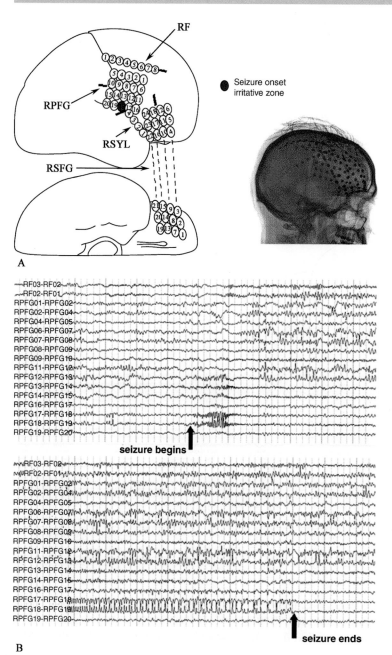

图 10.7 （A）额叶背外侧和顶叶硬膜下片状电极示意图。后方片状电极在分侧裂后放置中（示意图不能充分展示侧裂）。头颅 X 线也显示了电极位置。RPFG：右侧额后片状电极（right posterior frontal grid）。RSFG：右侧额底片状电极（right subfrontal grid）。RSYL：右侧侧裂条状电极（right Sylvian subdural strip）。RF：右侧额底条状电极（right frontal subdural strip）。（B）脑电显示发作起始以高频活动形式局限在触点 RPFG18，持续几秒钟，然后波幅和频率升高。这种被称为开—关—开现象[21]的脑电活动压低在颅内电极中更显著，可能反映了发作期放电频率升高导致的波幅降低。脑电上的发作期放电早于症状数秒出现。每个脑电片段（上和下）都包含12 秒，下段时间上紧接上段

卡马西平、苯妥英无效。MRI 和 FDG-PET 正常。间期头皮脑电图提示右侧额颞（F8）尖波，右侧额极（Fp1）棘波，左侧额颞（F7）尖波。发作期脑电图为突发快节律（20~30Hz），右侧额颞（F8）为著，随后快速传播到对侧半球，表现为双额 5Hz 节律性棘波。

发作症状上可以与颞叶或额叶对应起来，而且额极的间期棘波和夜间节律提示为额叶癫痫，可能为眶额或额极起源。右侧额极棘波定位与发作起始于对侧半球相符；右侧额极棘波可以来自左侧或右侧，棘波偶极子的投射角度决定了在哪一侧头皮最显著。发作期快节律提示为新皮层病灶，尽管这并不能完全确定。两种发作类型提示可能有两个致病灶，尽管观察到的发作传播都是在同一个皮层区域，但也可能出现这种现象。因此，

需要颅内检查,使用硬膜下电极监测右侧和左侧颞叶和额叶,包括眶额区,海马也需要植入深部电极,尽管颞叶内侧来源可能性很小。

图 10.8A 展示了电极位置(深部电极未显示)。从图 10.8B 和图 10.8C 中可以看到

一种发作脑电起始左侧眶额的硬膜下电极触点。图 10.8D 和图 10.8E 提示另一种发作脑电起始于右侧眶额。独立的双侧额叶发作被证实了,故而无法手术。颅内脑电证实了,两种发作形式的确对应两个致痫灶。

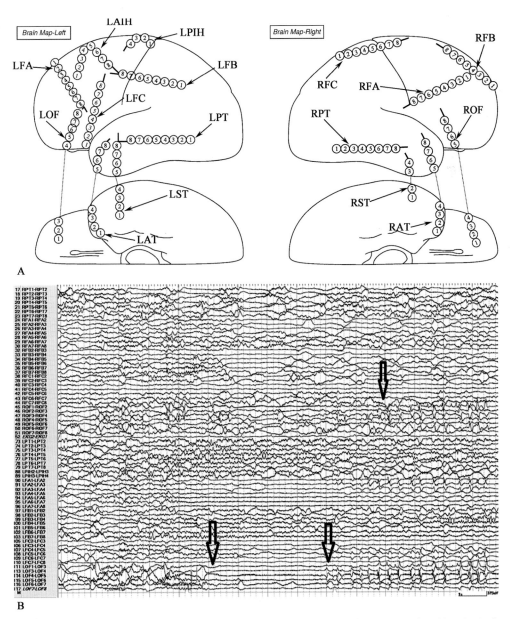

图 10.8　(A)双侧颞叶、额叶硬膜下条状电极位置示意图。双侧深部电极经颞中回植入海马,未于此图显示。L=left;R=right;OF:眶额(orbitofrontal);AIH:前部半球间(anterior interhemispheric);PIH:后部半球间(posterior interhemispheric);FA:额叶 A;FB:额叶 B;FC:额叶 C;AT:前颞叶(anterior temporal);ST:颞底(subtemporal);PT:颞后(posterior temporal);(B)脑电显示局部癫痫发作始于左侧眶额硬膜下触点,电压压低后出现节律性尖波(下箭头)。上箭头处为再右侧额叶 C 的发作起始 5~6 秒后节律性尖波累及对侧眶额皮层触点

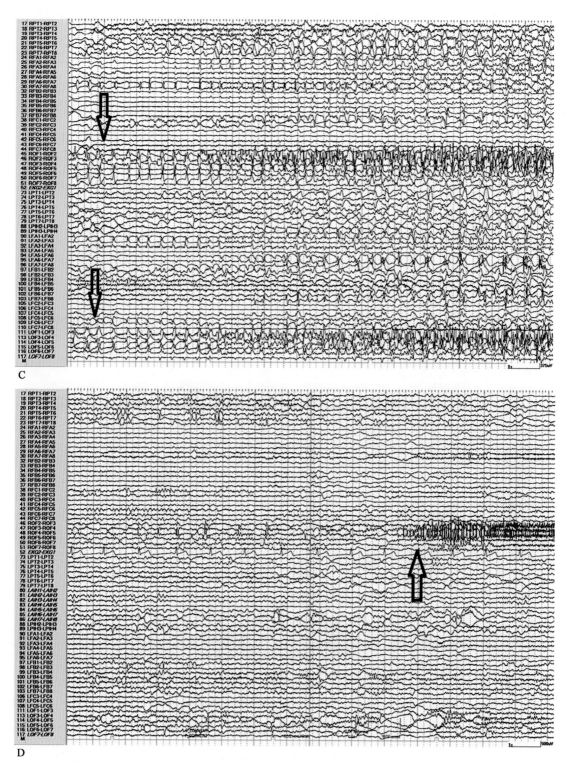

C

D

图 10.8（接上图）

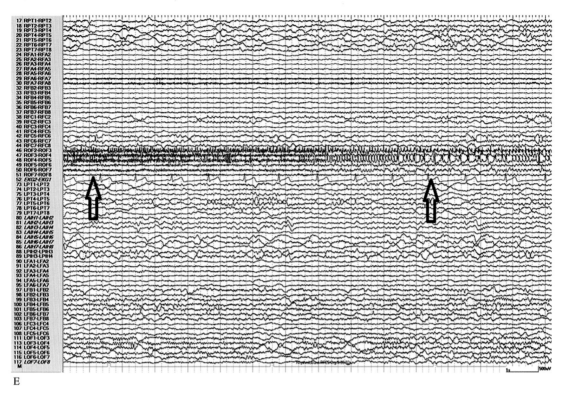

E

图 10.8　（接上图）（C）此页脑电为图 10.8B 发作的后续。节律性尖慢波波及双侧额叶（箭头），传播到双侧的其他额叶、颞叶触点。（D）脑电显示发作以快棘波形式起始于右侧眶额硬膜下触点（箭头）。左侧半球触点（此页脑电下半部分）在此页并没有受累。底部 5 导联为间期活动。（E）此页为图 10.8D 的后续。发作仍然局限在右侧半球而并未传至左侧（脑电下半部分）。这种模式与其他发作不同——不同的发作起始模式和不同的进展

手术预后

癫痫手术预后的研究已经明确：颞叶癫痫患者手术效果要好于颞外癫痫，MRI 有病灶患者效果好于阴性患者。如果不考虑颅内电极评估的话这是正确的。各中心的颞外癫痫治愈率差别很大。在一个回顾颞叶和颞外癫痫手术预后的 meta 分析中[9]，26% 的病例都是无病灶的。无病灶癫痫在颞外癫痫中更常见，占到 45%。总体来说，46% 的无病灶患者术后癫痫无发作。颞叶切除比颞外切除的治愈率更高，51% 对 35%。Bulacio 等[16]报道了 135 例无病灶的颞叶及颞外癫痫患者，对他们进行了颅内脑电监测。这些患者植入了硬膜下电极或者对单侧或者双侧颞叶内侧结构植入了深部电极。他们发现 64% 的患者 1 年内癫痫无发作，3 年后降

至 48%，但是他们没有区分颞叶和颞外癫痫的治愈率。Noe 等[17]报道了 31 例颞外癫痫患者，他们接受了长期的硬膜下监测。在这个研究中，使用硬膜下电极确认了 24 例患者的致痫灶，其中 9 人（38%）术后癫痫无发作。在 Siegel 等[18]的系列研究中，14 例额叶癫痫患者中的 8 个（57%）术后癫痫无发作，而在 MacDougall 等[19]报道的颞外癫痫患者中有 41% 术后癫痫无发作。在一个 25 名额叶癫痫患者组成的硬膜下电极研究中，Holtkamp 等[15]发现无病灶癫痫预后与 MRI 上有病灶的相似。决定电极植入患者术后癫痫无发作的主要因素是是否有高度局限的发作起始区（一个或两个触点），与之相反的是弥散的起始区；发作起始区局限的患者中，有 70% 术后癫痫无发作；相反，

起始区弥散的患者中只有 13% 术后癫痫无发作。另外,发作是否能迅速传播到其他脑叶也能独立预测手术预后。癫痫无发作患者平均会在发作后 5.8 ± 6.1 秒传播到其他脑叶,而预后差的患者这一时间为 1.5 ± 2.3 秒($P=0.016$)。这些研究证明众多 MRI 阴性患者经过硬膜下电极监测后可以达到癫痫无发作,但总体上预后仍然差于有病灶的患者[20]。

并发症分析

大部分植入硬膜下电极的患者都能良好耐受。这些患者在 ICU 监护一夜后可以转入监测病房进行长程监测。然而,尽管发生率很低,并发症出现之后会造成神经损伤;颅内监测可能需要终止,如果需要的话还要延长住院治疗时间。

最新的 meta 分析研究了术后颅内脑电监测的安全性,它包含了 21 个研究,共 2542 名患者[2]。不同的研究中,电极埋置时间从 1~40 天不等。总体上脓肿、表面感染和骨瓣骨髓炎的总发生率为 2.3%、3.0%、1.8%。颅内出血的总体发生率为 4%。其中包含 41 例硬膜下血肿,13 例硬膜外血肿以及 11 例脑内出血。对其中 34 例出血患者立刻进行了二次手术干预。高颅压发生率 2.4%,脑脊液漏 12.1%。急性局部神经功能损伤的总体发生率为 4.6%,症状以轻瘫为主。作者也发现电极植入数量的增加与并发症的发生独立相关。这些患者中有 5 例死亡。

结语

硬膜下电极植入是评估 MRI 阴性癫痫患者的一种有效工具。然而硬膜下脑电图监测并不仅仅是一种癫痫的检查工具。它在提供有用信息的同时,也有可能误导,分析硬膜下脑电图时数据必须结合临床。尽量避免忽略病史和其他检查结果,而仅仅依靠颅内脑电图甚至发作期脑电图来决定手术方案。

无论如何,相应神经刺激技术的出现有可能改变颅内脑电图的使用方式。对门诊患者进行长程颅内脑电记录目前已然可行,我们不应局限于时间有限的记录方式。对颅内脑电的监测过程可以来拉长到以月甚至以年计算。我们对癫痫电生理学可能因此有新的认识,进而发现新的治疗方法。

参考文献

1. Burneo JG, Steven DA, McLachlan RS, Parrent AG. Morbidity associated with the use of intracranial electrodes for epilepsy surgery. *Can J Neurol Sci.* 2006;33:223–227.

2. Arya R, Mangano FT, Horn PS, Holland KD, Rose DF, Glauser TA. Adverse events related to extraoperative invasive EEG monitoring with subdural grid electrodes: a systematic review and meta-analysis. *Epilepsia.* 2013;54:828–839.

3. LoPinto-Khoury C, Sperling MR, Skidmore C, Nei M, Evans J, Sharan A, Mintzer S. Surgical outcome in PET-positive, MRI-negative patients with temporal lobe epilepsy. *Epilepsia.* 2012;53:342–348.

4. Palmini A, Gloor P. The localizing value of auras in partial seizures: a prospective and retrospective study. *Neurology* 1992;42:801–808.

5. Bien CG, Benninger FO, Urbach H, Schramm J, Kurthen M, Elger CE. Localizing value of epileptic visual auras. *Brain.* 2000;123(Pt 2): 244–253.

6. Binder JR. Functional MRI is a valid noninvasive alternative to Wada testing. *Epilepsy Behav.* 2011;20:214–222.

7. Gross DW. Diffusion tensor imaging in temporal lobe epilepsy. *Epilepsia.* 2011;52 Suppl 4:32–34.

8. Otte WM, van Eijsden P, Sander JW, Duncan JS, Dijkhuizen RM, Braun KP. A meta-analysis of white matter changes in temporal lobe epilepsy as studied with diffusion tensor imaging. *Epilepsia.* 2012;53:659–667.

9. Tellez-Zenteno JF, Ronquillo LH, Moien-Afshari F, Wiebe S. Surgical outcomes in lesional and non-lesional epilepsy: a systematic review and meta-analysis. *Epilepsy Res.* 2010;89: 310–318.

10. Uijl SG, Leijten FS, Arends JB, Parra J, van Huffelen AC, Moons KG. Prognosis after temporal lobe epilepsy surgery: the value of combining predictors. *Epilepsia.* 2008;49:1317–1323.

11. Sperling MR, O'Connor MJ. Comparison of depth and subdural electrodes in recording temporal lobe seizures. *Neurology.* 1989;39:1497–1504.

12. Jayakar P, Duchowny M, Alvarez L, et al. Intraictal activation in the neocortex: a marker of the epileptogenic region. *Epilepsia.* 1994;35:489–494.

13. Tassi L, Colombo N, Garbelli R, Francione S, Lo Russo G, Mai R, Cardinale F, Cossu M, Ferrario A, Galli C, Bramerio M, Citterio A, Spreafico R. Focal cortical dysplasia: neuropathological subtypes, EEG, neuroimaging and surgical outcome. *Brain.* 2002;125:1719–1732.

14. Adam C, Saint-Hilaire JM, Richer F. Temporal and spatial characteristics of intracerebral seizure propagation: predictive value in surgery for temporal lobe epilepsy. *Epilepsia.* 1994;35:1065–1072.

15. Holtkamp M, Sharan A, Sperling MR. Intracranial EEG in predicting surgical outcome in frontal lobe epilepsy. *Epilepsia.* 2012;53:1739–1745.

16. Bulacio JC, Jehi L, Wong C, Gonzalez-Martinez J, Kotagal P, Nair D, Najm I, Bingaman W. Long-term seizure outcome after resective surgery in patients evaluated with intracranial electrodes. *Epilepsia.* 2013;53: 1722–1730.

17. Noe K, et al. Long-term outcomes after nonlesional extratemporal lobe epilepsy surgery. *JAMA Neurology.* 2013;70:1003–1008.

18. Siegel AM, Jobst BC, Thadani VM, Rhodes CH, Lewis PJ, Roberts DW, Williamson PD. Medically intractable, localization-related epilepsy with normal MRI: presurgical evaluation and surgical outcome in 43 patients. *Epilepsia.* 2001;42:883–888.

19. MacDougall KW, Burneo JG, McLachlan RS, Steven DA. Outcome of epilepsy surgery in patients investigated with subdural electrodes. *Epilepsy Res.* 2009;85:235–242.

20. Englot DJ, Wang DD, Rolston JD, Shih TT, Chang EF. Rates and predictors of long-term seizure freedom after frontal lobe epilepsy surgery: a systematic review and meta-analysis. *J Neurosurg.* 2012;116:1042–1048.

21. Blume WT, Kaibara M. The start-stop-start phenomenon of subdurally recorded seizures. *Electroencephalogr Clin Neurophysiol* 1993;86:94–99.

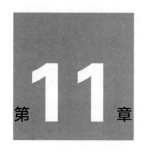

深部电极和立体定向脑电图在 MRI 阴性的癫痫中的应用

第 **11** 章　樊晓彤　赵国光　译

引言

立体定向脑电图（Stereoelectroencephalography, stereo EEG 或 SEEG）最初指的是记录脑内各个皮层靶点脑电信号的技术，为此，需要一个三维立体定向的过程来实现精确的解剖勾画及电极植入。这个过程显然已经更好的演变为对分布于数个脑叶或亚脑叶结构的脑网络的监测，既包括深在的脑区，也包含更表浅的皮层区域。这些监测在 MRI 阴性的难治性局灶性癫痫患者中尤其有用，此类患者主要的术前项目总结如下：

1. MRI 上缺乏可辨识的致痫灶常转化为对脑叶下区域甚或脑叶区域致痫的不确定，这证明了可对所有可疑区域采样的颅内 EEG（icEEG）监测的必要性。

2. MRI 阴性的 II 型局灶性皮层发育不良（FCD）代表了手术成功的患者中最常见的病理情况，它们往往位于最适宜深部电极采样的深部脑区。

3. 非常大的或多灶性的致痫区常与 I 型 FCD 相关，这种可能也是需要考虑的，进一步佐证了以复杂分布的网络为目标的 icEEG（的必要性）。

尽管 SEEG 在评估 MRI 阴性的难治性局灶性癫痫时展现了很多优势，它也提出了一些问题：1. SEEG 并非一种均一的手段，而是包含了多重的概念和方法学内涵，从而难以对其临床有效性概而述之；2. 对各种形式的 SEEG 监测的验证仍然是缺乏的，且这些验证主要基于观察性研究中 SEEG 引导下癫痫手术的成功率。在 MRI 阴性的癫痫患者中更是如此，目前还没有随机试验来对比

硬膜下栅状电极与 SEEG 的区别。

在这一章，我们首先涉及的是 SEEG 的历史和概念框架，以及它们随时间的演变过程和在各个不同中心内的区别、涉及的手术方式和相关并发症以及 SEEG 在 MRI 阴性的难治性局灶性癫痫患者中的有效性。低频和高频的刺激，以及热毁损等加以讨论。

SEEG 的概念性框架和争议点
历史回顾

巴黎 St Anne 医院的 Talairach 和 Bancaud 在上世纪 50 年代后期最早开发了 SEEG 的方法[1,2,3]，这得益于他们在脑立体定向领域的进步[4]。然而，同样需要强调，脑立体定向的发展也源自上世纪 40 年代中期，Speigel 和 Wycis 在癫痫患者中完成的丘脑部位脑电图记录[5,6]。在 SEEG 的最早期，在 CT 和 MRI 还远未出现的时代，脑内 EEG 凭借最初的临床及头皮脑电的发现来引导达到脑内靶点，仅在手术室进行短期的记录。在 SEEG 发展的早期，脑部靶区的确认更多的是依赖于癫痫发作时头皮脑电记录的电——临床特征，而不是神经影像。这一点也许可以说明它和 MRI 阴性的患者之间的特殊契合[7]。

SEEG 技术由 Bancaud 和 Talairach 奠定，在巴黎 St Anne 医院选择性地使用已数十年，而另外一些中心则致力于在颞叶的更标准的深部电极记录[8]。在过去的 25 年间，SEEG 逐渐传入许多法国的中心以及意大利（米兰）[9]。而距今更近，可以看到，由无框架立体定向的发展而引发，在国际 SEEG 课程的促进下，SEEG 在世界范围内得到了迅速

发展。SEEG 的方法学也因此进入了一个新的时代,迥异于其发明之后的 50 年[10,11]。

解剖—电—临床相关性理论

当 SEEG 这个名词最初指代立体定向植入脑内电极时,由 Bancaud 和 Talairach 所开发的 SEEG 方法学所涵盖的主要概念性框架在于所谓的"解剖—电—临床相关性",发作期的放电因此被视为时空的动态过程,对此的全面理解促进了对致痫灶的精确描绘和定义[12-15]。在过去 50 年内神经影像学和 EEG 所积累的发现已经很大程度上确认并丰富了由 SEEG 的缔造者所发展出的解剖—电—临床相关性。然而,这些数据也强调了一点,即癫痫发作的时空动态比当初所预想的更加多变而复杂,以至于在个体水平上难以完全认识该动态过程。即便计划设计深思熟虑,SEEG 靶点选择最优化,由于 SEEG 充其量仅仅是对脑容积的约 1% 取样,对所有未探测区域,这一点正妨碍了对癫痫发作电活动的准确推断。这是个警示,但却往往不引人重视,尤其是当癫痫样放电的传导经思维再现而看起来与 SEEG 数据完全契合时所产生的主观感受会更倾向于忽略前述的风险。在电/磁源性的成像模式中,对同一 EEG 或 MEG 数据组可以有无数个解析方案,SEEG 结果的解释可能与所记录的数据表观一致但并不精确。当 SEEG 的皮层采样非常受限,而临床实践中缺乏客观而合适的数学模型来揭示癫痫的传导,前述问题会愈加严重。近期对于"癫痫起源性"指数的三维化诠释的尝试非常有趣[16],但是仅仅部分处理了上述限制。

癫痫发作传导区域的争议性问题

由于癫痫的传导模式仅是部分地取决于发作起始区域(同时也提示了该区域),这一事实提醒我们有必要对如何更好地理解癫痫的传导进行探索,这个问题究竟在多大程度上影响了个体化的 SEEG 方案是存在争议的。实例之一:一位失神发作(Dialeptic Seizure)的患者有时候会在发作晚期进展为右臂的阵挛样抽搐。根据这些观察结果,在排查可能的癫痫起源时,一些 SEEG 中心会优先考虑左侧中央区,而另外一些中心则认为,根据发作期的症状即可确定,左侧中央区是在发作期放电的晚期才受累而非早期,在此放置电极是无用的。

SEEG 的通常概念中另一个有争议的问题在于如何评价早期或快速的发作传播的重要性。一些学者认为这些早期传导相关的脑区和发作起源区一样是需要切除的[17-20]。而另外一些学者则认为,前述方案只有在相关脑区中存在低波幅高频率的放电时才适用。这些观念的分歧源于个人的经验,而没有相关的确认试验的支持。而且,扩大切除发作早期传导所累及的脑结构可能提高术后癫痫治愈率这样一个经验性的观察结果仅仅可以反映这样一个事实:皮层切除得越多,覆盖整个癫痫起源区域的概率就越大,无关早期传导。

总之,在诸多 SEEG 中心内就如何调查和解释发作传导相关的脑区并无共识,也就导致了不同的植入策略。

当前就 MRI 阴性患者的 SEEG 框架

正如在引言部分所论及,就是否进行 SEEG 检查,以及 SEEG 检查的总体策略而言,MRI 阴性的难治性局灶性癫痫患者提出了特殊的问题。这些问题源自就癫痫起源区的数目、范围、位置以及病因学的不确定性,也和 SEEG 空间采样有限性有关。作为原则,应当避免"钓鱼盘查(Fishing Expedition,即试探性调查)",即缺乏有力假设前提下的大范围植入,否则就很可能无法确认癫痫起源区域,或是最终提供了错误的定位信息。因此,只有当无创检查结果一致并指向某一个亚脑叶区域时,才应采用 SEEG[11,14]。在某些患者中,无创结果一致,令人信服地排除了其他可能的假设,则 SEEG 仅仅用于确认癫痫起源区域的范围。而在其他患者中，对于致痫灶位置的不确定性导致除了主要的假设之外，还可存在一个或多个其他假设，虽然相对可能性偏小。虽然 SEEG 为我们提供了验证像这样的数个假设的办法，但也不能实现对所有评估区域的完美取样。事实上，对最有可能的癫痫起源区域的检查通常需要在该区域内及周边植入五到十根电极来精确分辨其边界（取决于其具体的解剖结构）。从植入电极的最大数目来看（通常不超过 15），对于其他可能的癫痫起源区域，难以用同一个设计方案来完成，针对其他可能的癫痫起源区一般来讲仅会植入一到两根"前哨"电极（"sentinel" electrodes）（图 11.1）。

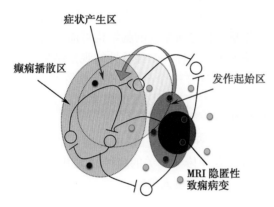

图 11.1 一次 SEEG 检查中的理论性设计。小圈（N=14 个）代表着脑内电极。蓝色代表植入到发作起始区的电极，绿色代表着外周播撒区域的电极，棕色代表用于测试其他癫痫起始区域的电极。蓝绿电极的组合可很好的测绘出发作起始区的边界

在 MRI 阴性的患者中，需要对如下两种主要的临床情况加以鉴别，进一步完善其 SEEG 策略。

a. 颞叶内侧癫痫或颞叶—边缘系癫痫，往往有强烈提示性的电—临床特征与 FDG-PET 表现，而行 SEEG 的动机包括：1. 除外双侧颞叶、伪颞叶或是颞叶癫痫附加症（Temporal "Plus" Epilepsies）[21, 22]，以上类型均类似经典的内侧颞叶癫痫（mTLE）[23]；2. 探究是否存在选择性颞极[24]、杏仁核和

内嗅区[25, 26]致痫灶的可能性，从而部分或全部保留非萎缩的海马，从而降低术后记忆力受损的风险（特别是在语言优势侧进行手术时）[27]。针对这些目标，需要深部电极选择性地以上述各个感兴趣的颞叶内侧结构作为目标，必要时还应覆盖岛叶、眶额皮层、颞枕及颞顶交接区内侧部分。据报道，在病理改变阴性或非特异性，或伴终板硬化的 MRI 阴性内侧颞叶癫痫患者中，优选组的癫痫预后优良[28-33]。

b. 所有其他的致痫灶往往被印证为新皮层，此时 SEEG 的主要设想和目标在于揭示并勾勒出 MRI 隐匿性的 FCD。事实上，通过成功的外科手术而获益的绝大多数 MRI 阴性的新皮层癫痫患者被证明是因为受累于此类 MRI 隐匿性的 FCD，通常是 FCDⅡ型[7, 14, 34, 35]。相反，极少有报道病理学检查正常的患者通过非颞叶手术而治愈癫痫。因此，较之术前评估主要着眼于确认癫痫的颞叶起源的隐匿性 mTLE，在 MRI 阴性

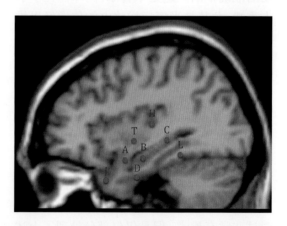

图 11.2 MRI 阴性颞叶内侧癫痫的患者深部电极典型的在颞叶的放置方式（依据患者特点的不同，其他电极可被放置到颞叶以外）。电极的解剖目标：J= 颞极，D= 内嗅皮质和第三（3rd temporal gyri，即颞下回）、第四颞回（即梭状回）的前份，L= 第三、第四颞回的后份，A= 杏仁核和第二颞回（即颞中回）的前份，B= 前海马和第二颞回的前份，C= 后海马和第二颞回的后份，T= 第一颞回（即颞上回）的前/中份（达到后岛长回的前部），H= 第一颞回（即颞上回）的后份（到达后岛长回的后份）

的非颞叶癫痫中,同样需要寻找可能的 FCD 的证据以及其癫痫位置。在此背景下,SEEG 计划的制定同样需要考虑到 MRI 隐匿性的 FCD I 型、II 型的空间特征。MRI 隐匿性的 FCD II 型往往是位于单个脑沟内的小病灶,一定程度上偏向位于某些特定的脑区,例如额叶的额上沟[7,34-36]。相反,MRI 隐匿性的 FCD I 型则分布可以较为弥漫,累及数个脑回,有时候数个脑叶,同时也可以是多灶性的。因此,根据最可能的病理基础,SEEG 的策略将有不同。

各种无创性的检查手段有助于推敲最契合事实的假设和相关的 SEEG 计划。先兆如果存在的话,往往有很高的定位价值。发作早期症状以及头皮脑电图的改变也被证明是有助于定位的。如果可能,发作期 SPECT 和 SISCOM 可进一步提供有用的信息。间期 EEG、MEG、FDG-PET 的异常改变不但对于定位癫痫起源区域很重要,也有助于阐述其病理基础。特别对 FCD II 型,往往表现出特征性的剧烈棘波活动和轮廓鲜明的葡萄糖代谢显著降低区[35,37]。将电子源成像(Electric Source Imaging)或是 MEG 点集以及 SISCOM 或是 PET 的结果进行融合,将有助于优化 SEEG 计划,针对所疑诊的 FCD II 型的核心区域及边界进行精确的设计[38]。既往病史,包括癫痫的起病年龄,也可能有助于推断相关的病理基础[7,34,35,39]。

SEEG 方法学的手术部分以及其历史演变

在传播的过程中,随着时间的流逝,SEEG 的手术方法也在不断发展,包括三个主要阶段。在前核磁时代,通过叠加立体的脑室造影和血管造影来划分 AC-PC 线,在图谱指引下确认解剖靶点,并确保直角植入电极时血管的安全性。

而当 MRI 出现后,确保了对所检查脑结构的靶向性,从而迅速取代了脑室造影和图谱引导下的植入方法。然而,在大多数的 SEEG 中心,仍继续使用直角植入并辅以立体的血管造影。造影的 X 线光源距离患者头部 5 米,消除由于 X 线离散所造成的线性放大。最大程度地规避了血管损伤的风险,实现了完美的立体定向注册。最近,血管造影的数字化实现了以平板 X 线探测器对笨重的 5 米间距 X 线源的代替。该方法的安

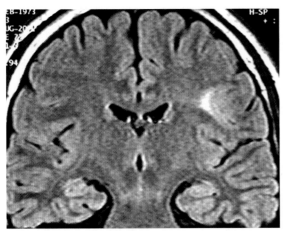
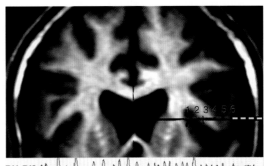

图 11.3　SEEG 在 MRI 隐匿性 II 型局灶性皮层发育不良监测中的优势。左图的 MRI 描述的是一位于脑沟底部的 II 型局灶性皮层发育不良的典型位置。右图显示的是一个以岛叶前部的 MRI 隐匿性 FCD 作为靶点的电极的记录。双极 P′1-P′2(即:岛叶导联)可观测到高幅值棘波,而在其外侧 1cm 处的额叶皮质内则无法探及

全性（详见下文），使得 SEEG 可以针对更多数目、更多类型的目标脑区，实现了对于岛叶皮层的检查，在同一个患者中可以植入的电极数多达 15 根。然而，这样的方法仍然受制于所有植入电极的直角途径。

第三个时代属于机器人辅助的立体定向，实现了双斜的途径。此类方法奠基于 Grenoble（法国）[40]，在 Milano（意大利）和 Marseille（法国）得以发展，目前正随着替代传统血管造影的核磁血管造影的使用而迅速普及。

目前使用 Talairach 栅格的直角植入方法

全麻状态下，患者的头部以经皮头钉固定在立体定向框架内（通常是 Talairach 头架，但只要兼容 Talairach 金属栅格，Leksell 头架也可以替用）。之后，使用与手术台相贴的平板 X 线探测器（通常有两个，分别处于侧位和前后位）来完成数字化立体血管造影。血管造影需包括颈总动脉，从而显示脑膜前动脉和颅内动脉，要有动脉期显影和静脉期显影。提前完成的无框架 MRI 随之与数字化血管造影融合，以大脑前动脉和 Galen 静脉所限定的胼胝体为解剖标志。对于每一个基于 MRI 的脑内靶点进行调整，实现相应电极轨迹对血管的规避，并转化为 Talairach 栅格的坐标。根据每一个计算的坐标在 Talairach 栅格内插入金属标记，通过标准 X 线成像的方法来验证其就最初的解剖靶点和血管限制而言已处于合适的位置。之后通过 Talairach 栅格上所选定的孔洞进行经皮钻孔。钻孔深度不应该过硬膜，而宜小心地电凝之。在每一个透骨的孔道内置入中空的钉子，并以 X 线检查其位置。之后计算从螺钉的内侧端到电极头端所需要的深度之间的距离，保持与各脑池间有 5mm 的安全距离。最后根据这些计算结果，在 X 线透视下仔细调整穿刺的长度，完成电极的植入。电极随后借助塑料帽固定在螺钉上。之后，通过 MRI 扫描可显示每一个记录导联的精确解剖位置[27]。

目前机器人辅助下的斜角度植入方法

斜角度途径（Oblique trajectories）较之经典的直角电极有诸多优势，包括：可以达到 Talairach 栅格所无法达到的靶区（例如，直回和枕极）；增加了对长轴呈矢状走向的大脑结构（如岛叶，扣带回）的采样能力；可实现在灰质内的记录导联的最优化[41]。但是，缺点也依然存在，包括临床解读数据时更复杂的 3D 重现。而且，当我们对于主要通过冠状分布的纤维束连接的皮层网络进行检查，直角的电极可以更为简单易懂地检查和理解这样的网络活动（例如，岛叶及岛盖复合体、顶叶内外侧网络等）。某些倾斜的路径也允许不参照血管造影而植入深部电极。

机器人引导下的 SEEG 业已发展出多种方案，本章节并不涉及其具体的技术特征。在每一个病例中，电极的途径是在患者的 MRI 上通过机器人专用的软件来确定。这个过程需要在 MRI 过程中有植入患者颅骨内的基准标志，也可在围手术期对基准标志补充扫描后与 MRI 融合。常规的数字化血管造影或是核磁血管造影亦可以导入机器人的软件系统，使得侵及血管的风险最小化。类似地，其他配准信息可用来改进植入的策略，包括弥散张量成像及其追踪图像、功能核磁、核医学数据（SPECT 或 PET）、或是电\磁源性成像。也可以通过与 Talairach 框架和栅格的结合，糅合这两种流程，使得电极可呈直角也可倾斜。钻孔和电极植入、固定的过程与直角度植入过程所描述的并无不同。

Cardinale 和合作者们在 118 个患者的 500 个 SEEG 植入过程中，对采用现代机器人辅助流程与传统方式之间的精度评价[42]。传统方法相关的入点位置误差中位值为 1.43mm（四分位数间距 0.99~2.21mm），靶点位置误差中位值为 2.69mm（四分位数间距 1.89~3.67mm），相比而言，就目前的机器人引导流程，其入点位置误差中位值为 0.78mm（四分位数间距 0.49~1.08mm），靶点位置误差中位值为 1.77mm（四分位数间距 1.25~2.51mm）[42]。

SEEG 的并发症

SEEG 检查通常被认为较之硬膜下栅状电极更安全、耐受性更好。然而，并没有随机化的研究对比这两种方法，关于 SEEG 的并发症也仅仅有少数的系统评价见诸报道。

意大利 Milano 的团队已经报道了最大宗的 500 例连续的 SEEG，共植入 6496 根电极[42]。共出现 12 例主要并发症（2.4%），包括一例三岁儿童的死亡病例，尸检显示脑内大片的水肿而无颅内出血，提示不明原因的水电解质平衡受损。亦有 5 例颅内出血（1%），包括一例植入过程前的硬膜外血肿，一例硬膜下血肿和三例脑内出血，脑内出血中有两例导致了永久性的运动功能障碍。有两例患者出现了颅内感染。一例梗阻性脑积水，是由 Sylvius 导水管内的小血凝块导致的，为此临时进行了脑室外引流，同时对一根损坏而滞留（脑内）的电极行手术取出。有趣的是，所有的并发症都是出现在前 215 例中[18]。

第二大样本的报道来自 MNI 团队（Montreal，Canada），包括了 224 例植入，含 3022 根电极[43]。报道了 10 例大的并发症（4.5%），包括三例出血（1.3%），三例脑脓肿，一例脑膜炎，还有一例在电极取出 1 周后发现低信号病灶。另有 4 例患者出现了头皮蜂窝织炎，而在 20 世纪 80 年代的早期有 2 例患者在术前造影中出现了偏瘫[43]。

我们的团队已经报道了前 100 例患者中 SEEG 的并发症发生率，总计植入的电极数为 1118 根。严重并发症共有 3 例（3%），包括 1 例最终致死的脑内出血（1%），两例电极的折断[27]。死亡与操作过程并无直接联系，出现在电极拔除后数天。该患者在 SEEG 监测的后期出现了血栓性静脉炎，并

转至心血管外科，以期外科治疗静脉栓子。最终，尽管近期脑部手术不符合手术指征，血管外科医师仍决定进行静脉内溶栓，从而导致了致命性的出血。我们也已经更新了在 460 例 SEEG 操作中的并发症率。除了上述 3 例并发症外，又出现了 4 例出血，其中包括 3 例无症状的硬膜下或硬膜外出血，另有一例脑内出血，导致了永久性的语言功能障碍。此外还出现了 4 根电极的折断，并未造成神经系统的（不良）后果，以及 2 例很快就得以有效控制的脑膜炎。总体来讲，在我们的患者中所观察到的 SEEG 相关性出血占到了 0.9%，有永久性功能缺失的占 0.2%，较之 Milanno 团队的报道非常类似（1% 出血，包括 0.4% 的永久性功能受损）。

在最近的 100 例患者队列中，有 1310 根电极得以植入，出血性并发症的概率为 3%，未出现永久性功能受损[10]。

最近亦有一例 10 岁男孩在电极植入 8 天后的致死性出血报道，提示为 SEEG 导致的进展性假性动脉瘤破裂或是电极周边血管的渗血所导致[44]。

总体来看，SEEG 操作的严重并发症的出现率为 3%，包括 1%~3% 的颅内出血，其中一部分可能导致永久性的功能缺失或死亡（不超过 0.6%）。

SEEG 监测和刺激过程

SEEG 技术为多种形式的电刺激来检验癫痫起源和植入脑区的功能提供了可能[45,46]。

传统地，用最长持续时间为 5 秒钟，最大电流强度为 3mA 的波列来给予高频 50Hz，0.3 毫秒双相方波脉冲的刺激[47-49]。当这样的刺激应用于癫痫网络所相关的脑区时，可能导致：1. 伴有或不伴有相关的 EEG 后放电的发作期症状[50-52]，2. 亚临床性的后放电，3. 全面发作。在功能区，高频刺激可以直接产生症状，也可以导致功能缺失，从而反映待处理的脑区的确切功能（例如听幻觉、失语）[53-56]。SEEG 对语言或感觉运动区域

的功能定位所能提供的信息较之硬膜下栅状电极要少,这是因为其覆盖的区域相对局限。

低频 1Hz 的刺激,1 毫秒脉冲,高达 30 秒的持续时间,以及 5mA 的电流强度,可能更适宜于检验对电刺激敏感的脑区的致痫性或功能,例如颞叶内侧皮层或是中央区[57,58]。尤其是当低频电刺激诱发海马放电后,较之高频刺激,能更可靠地提示潜在的致痫性质[57,59]。颞叶内侧以外区域的致痫灶则较少被低频刺激所激活[59]。在中央区,低频刺激可以诱发粗大反复的运动征象或感觉症状,而产生不适乃至疼痛感觉的风险较高频刺激要低。

0.2Hz 极低频的刺激及单脉冲电刺激通常并不诱发癫痫样放电或发作期症状和体征。然而,该手段使得在其他记录区域捕获诱发电位成为可能。部分这样的电位是生理

性的,尤其对于那些在刺激后 100 毫秒内所出现的更是如此,所提供的信息更多的是有关功能连接的[60-63]。其他通常更延迟出现的多相电位,应该反映的是刺激区或信号记录区的致痫性质[64,65]。

SEEG 对 MRI 阴性的难治性局灶性癫痫患者的有效性

关于 SEEG 的结果,相关报道中 MRI 阴性患者大于或等于 20 例的组仅占少数,大部分仍包括了 MRI 上有异常发现的患者[10,14,18,35,38]（表 11.1）。其余的大部分序列要么发表于 MRI 时代之前,要么就没有涉及 MRI 阴性患者的相关细节,或者核磁正常的患者数小于 20 例,或所选患者经过成功的手术从而确认了致痫区域的位置,明确了（致痫灶）与其他临床特征的相关性。

表 11.1 MRI 阴性难治性局灶性癫痫患者中 SEEG 的作用

文献	MRI- 阴性癫痫				
	SEEG 数量	患者 例数	手术 例数	I 类缓解 百分比	II 型 FCD 占比
Cossu 等, Neurosurgery 2005	211	77	42	38%	未知
McGonigal 等, Brain 2007	100	43	29	55%	34%
Chassoux 等, Epilepsia, 2012	62	25	25	88%	100%（纳入标准）
Jung 等, Brain 2013	21	21	12	50%	33%
Gonzalez-Martinez 等, Epilepsia 2013	100	28	28	57%	未知
总计	494	194	136	51%	

Milano 在 2005 年（公布的）患者队列是第一个也是最大宗的研究,就大样本量的 MRI 阴性癫痫患者的 SEEG 检查结果及其对癫痫外科的影响提供了相关信息[18]。共报道 211 例患者,其中 77 例（36%）MRI 检查正常;在 204 例患者中（97%）SEEG 明确了癫痫起源区域。185 例患者（88%）被建议手术,实际完成 174 例（82%）,其中 165 例术后随访超过一年,46 例（28%）在 MRI 上表现正常。后者中,完全的癫痫缓解率和 Engel

分级 I 级（无失用性发作）分别为 27% 和 38%,与此对应,在 MRI 异常的患者中,分别为 52% 和 62%。MRI 阴性而经手术的 46 例患者中,有 40 例经病理检查发现异常（87%）。

Marseille 团队报道了一组连续进行 SEEG 的病例共计 100 例,其中 43 例 MRI 表现正常[14,66]。其中有 96% 可勾勒致痫灶,84% 的病患建议手术,MRI 正常和异常的患者对比,手术的可能性无差别。有 60 例手术的患者术后随访时间不小于 12 个月,其完全癫

痛缓解率达 53%,其中, 20 例 MRI 阴性的患者中为 55%, MRI 有异常的患者中为 53%。MRI 阴性的患者的最终病理结果包括局灶性皮层发育不良(n=7/9 发作完全缓解),胶质增生(n=4/7 发作完全缓解),海马硬化(n=1/2 发作完全缓解),另有两例无法获知具体情况(发作无缓解)。

　　类似地, Cleveland 临床中心近期报道了连续纳入的 100 例 SEEG 评估患者,包括 61 例 MRI 正常或广泛、双侧异常的病例,但是未提供具体各亚组的细节[10]。96% 的患者中可确定致痫灶,有 16% 病例提示多灶性或双侧起源,因而不适合手术。这些特征与 Marseille 团队的报道非常接近。共计有 75 例患者接受了手术,其中 53 例术后随访不小于 12 个月。该队列中,有 28 例患者(53%) MRI 正常,癫痫治愈率为 57%,相比而言, MRI 异常的病患中,癫痫治愈率为 68%。大部分患者的病理结果提示 Ⅰ 或 Ⅱ 型局灶性皮层发育不良,有 7 例病理检查正常(25%),其中只有一例癫痫治愈。

　　St Anne 医院报道了 62 例组织学证明为 FCDⅡ 型的患者,有 37 例(60%)在术前接受了 SEEG 检查,包括 25 例 MRI 阴性患者中的 21 例(84%),以及 37 例 MRI 有阳性发现的患者中的 16 例(43%,均在 2006 年以前)[10]。总的手术结果来看, 68% 的患者出现了癫痫发作的完全终止(n=42/62),而 EngelⅠ 级则占到了 92%(n=57/62)。在 MRI 阳性的患者中观察到的癫痫完全缓解率(75%)较之 MRI 阴性的患者(56%)并未显著升高,而在这两组中 EngelⅠ 级结局的比例接近(MRI 阳性患者中 94%, MRI 阴性患者中 88%)。进行 SEEG 的患者中各个亚组的结局数据并未提供。

　　我们的团队近期报道了一组 21 例 MRI 阴性的患者,接受了 SEEG 和 MEG 检查(38)。在所有患者中均划分出了发作的起始区,但仅在 65% 的患者中,相关的定位效果被认为是良好的。11 例患者接受了手术,其

中 6 例获得了 EngelⅠ 级结局(55%)。病理学检查发现在 3 例患者中为 FCD,在另外两例中为某种轻微的、非特异性的皮层发育畸形,其余 6 例为正常。

　　综上所述,大宗的 SEEG 队列报道中共涵盖了不超过 250 例 MRI 阴性的患者; SEEG 展现出其在大部分患者(96%)中就手术与否给予确定性结论的能力,并有 80% 的患者随后手术。在这个富有挑战性的群体中,发作完全缓解率的变化区间从 27% 到 56%,在大部分的队列中均大于 50%。EngelⅠ 级的结局总体而言更高。FCD 作为病理基础的存在提示癫痫完全缓解率会更高,而正常的病理检查结果则往往与手术失败相关。

SEEG 引导下的射频热凝

　　SEEG 较之硬膜下栅状电极的特殊优势之一在于: 当监测记录过程结束后,可提供对病灶进行射频热凝(RFTC)的可能性,这是一项由我们的团队所发展出的技术[67,68]。RFTC 可在非麻醉状态通过使用射频发生器联接电极的各个触点相联而实现。在同一电极的两个相邻通道间产生热凝灶,50V,120mA 的电流可在数秒内将局部温度提升到 78~82℃。这样就可在 10~30 秒中在脑内产生直径约 5mm、以加热的双极为中心的类球形毁损灶。可以在毁损的前后即刻进行 SEEG 的监测,来检验其对间期癫痫样放电的影响。SEEG 的靶点和数目的选择取决于致痫灶的划分。为了避免在皮层的功能区进行 RFTC,相应的各个靶点需要预先使用双极电刺激来进行评估。

　　RFTC 可满足不同的目的。对于那些在功能区有小的 FCD 而难以手术的患者或是有脑室旁异位结节的患者,FRTC 可以实现对致痫灶的大部热凝,从而充分控制发作[69]。而在大部分患者中,RFTC 是用来进一步评估致痫灶的范围。特征性地,发作频率显著而持续的降低被认为反映了热凝中心周边的致痫灶的范围是相当有限的。我们的团队报

道了 9 例接受 RFTC 的 MRI 阴性的患者[70]。有 3 例（33%）癫痫发作的频率降低了 50%，其中有 2 例降低了 95%。这些患者中有 2 例后期进行了手术，方案中包括了对杏仁核和颞极的剪裁式切除，保留海马。这 2 例癫痫发作均完全缓解（Engel I 级）。在另外 6 例 RFTC 未能降低发作频率的患者中，有 4 例进行了手术，术后均获得了发作的缓解[70]。

例证：这是一例双利手的 10 岁男孩，1999 年出生，无特殊既往史，认知发育正常。癫痫 7 岁起病，一开始就表现为药物难治性。发作多见于夜间，患者发作后就此无任何记忆。相反，白天的发作首先表现为舌头的右侧部分感觉异常，之后迅速出现下颌闭锁感和言语停滞。在这个短时间的先兆过程中，

患儿并不能警示其家人。发作录像显示患者迅速出现不对称的运动性行为，体现为右侧半个躯干的特征性姿势，伴有上肢的向上弯曲，而躯干和左侧半身的过度运动。发作短暂，持续约 30 秒，无发作后的朦胧状态。病程中未出现继发性的全面发作。总体而言，发作期的症状提示左侧起源（右侧感觉异常和特殊姿势），迅速累及舌相关的初级和次级感觉皮层，以及下颌的运动皮层和运动前区，但缺乏侧裂周围区域的其他征象（没有多涎、半侧面部的强直和阵挛运动或是轻瘫、咀嚼样动作、喉肌痉挛、味觉或嗅觉症状、眩晕或是听幻觉）。

间期 EEG 始终显示左侧颞中部的棘波，睡眠中更为频繁（图 11.4）；MEG 显示棘

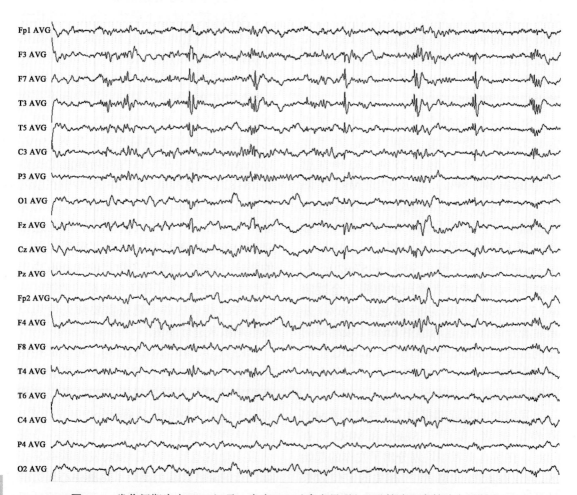

图 11.4 发作间期头皮 EEG 记录。头皮 EEG（参考导联）显示棘波和多棘波主导的 T3

波系列位于左侧侧裂周围区的下部。通过 SAM 分析（合成孔径磁力测定），偶极子建模（Dipole Modeling）将棘波起源定位于左侧岛叶（图 11.5）。头皮 EEG 的发作期显示为左侧起源，但是无法清晰定位。FDG-PET 显示的轮廓鲜明的低代谢区域包绕了大部分的左侧侧裂周围区域，而通过 SPM 分析（统计参数测绘，Statistical Parametric Mapping）所得的最为异常的区域位于左侧岛盖（图 11.6）。

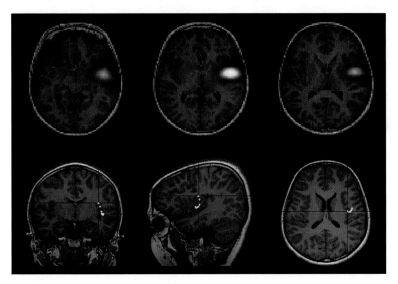

图 11.5　脑磁图。第一行为 SAM（Synthetic Apperture Magnetometry，合成孔径磁场测量）分析，显示一棘波簇（Spike Cluster）位于左侧环侧裂区的下唇。第二行为偶极子建模（Dipole Modeling），显示一棘波源位于岛叶中央

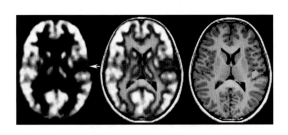

图 11.6　PET 结果，FDG-PET 显示左侧侧裂周围区低代谢（白色箭头），绿点显示的是配准到 MRI 上的在 SPM 上具有相关显著性的点集

SEEG 计划的设定依据所有上述信息而来，最初的假设是癫痫起源区域位于左侧侧裂周围区的中后部和上部（例如：岛叶后上方或是额顶盖）。但是，我们依据头皮 EEG 和 MEG SAM 的结果，也考虑到了颞叶起源的可能。如图 11.7 所示，侧裂上方岛盖区域的每一个主要的脑回均由 SEEG 进行监测

（P、Q、N、G），显示 Q 和 N 为癫痫起源的可能性最大，而 P 和 G 可显示致痫灶大致的前后边界。这四根电极也和电极 T、U、H 一起覆盖了岛叶，后三根电极负责岛叶的后部以及颞盖。而颞叶—边缘系统起源的可能性相对较小，相应的监测电极包括颞极（J）、杏仁核（A）和海马（B，E）。而眶额方向也植入了电极（F）。

SEEG 监测显示了非常局限的间期阵发性放电以及发作期自额盖（Q 末端）后部的起源向顶盖（N）的传导（图 11.8）。刺激 Q 末端可诱导发作，而刺激 F（Broca 区）则导致言语停滞。

RFTC 选择在 Q6-Q7，Q7-Q8 完成，不仅仅在 Q 的沿途可见棘波的迅速消失，在电极 N 也是如此，提示后者的棘波是由 Q 传导而来（图 11.9）。之后的三个月内患者无癫痫

发作,之后复发。针对电极 Q 和 N 所靶定的两个小的岛盖脑回,进行了术中唤醒下的皮层切除(图 11.10)。病理结果为 Ⅱ 型 FCD。之后患者 4 年内无癫痫发作。

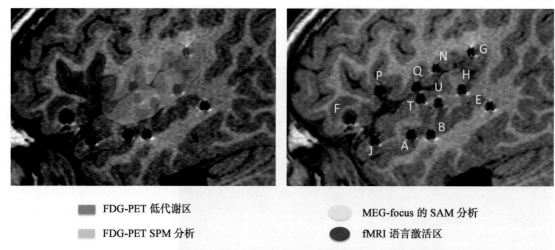

▦ FDG-PET 低代谢区	⬭ MEG-focus 的 SAM 分析
▨ FDG-PET SPM 分析	⬤ fMRI 语言激活区

图 11.7 SEEG 植入策略。左图示截过左侧侧裂周围区的 MRI 矢状层面,所有相关影像发现都已叠加到该图中:蓝色对应视觉可及的覆盖侧裂上沿和侧裂下沿的低代谢区;绿色对应的是 FDG-PET 数据(与 50 位对照数据库对比)SPM 分析得出的点集;黄色勾勒的是 SAM 分析得出的 MEG 定位灶;红色代表语言 fMRI 激活的皮层区域。黑点为植入的电极,监测下列结构:A:杏仁核和颞中回前份,B:前海马和颞中回,E:后海马和颞中回,F:眶额回,G:后扣带和缘上回,H:后下岛叶和颞上回,N:后上岛叶和顶盖,P:前上岛叶和额下回,Q:中上岛叶和额盖,T 和 U:前下岛叶和颞上回

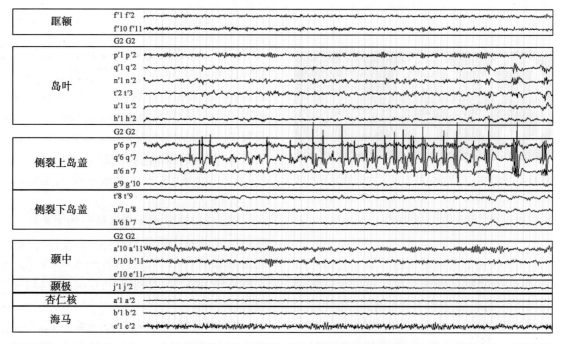

图 11.8 SEEG 结果。在一个十分局限的区域观察到了几乎持续的高幅值棘波,位于电极 Q 的 6-7 触点,对应额盖;邻近的电极 N 6-7(顶盖)可及些许轻微播散。相同触点可观察到发作的起始。所有触点均体现相同所获

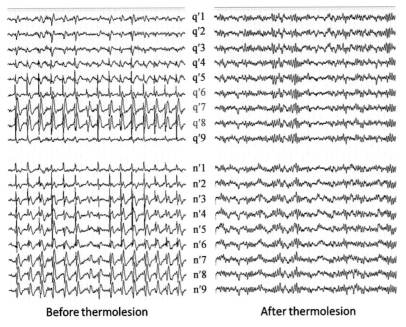

Before thermolesion　　　　　　　After thermolesion

图 11.9　热凝损毁的效果。在 q′6-7 和 q′7-8 偶极子上进行热凝损毁。在触点 q′ 和 n′ 上,热凝治疗前即刻记录到的高幅值棘波在热凝后即刻消失

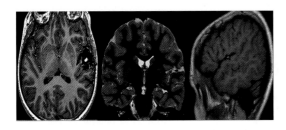

图 11.10　选择性额盖切除术,术后达到长期癫痫缓解(Engel I A 级),无神经功能缺损

结论及 SEEG 的远景

　　SEEG 技术在过去的 5 年内得到了显著的推广,伴随着的是 MRI 阴性的难治性局灶性癫痫患者接受手术的数量增长。尚不清楚这种相关究竟是巧合还是部分地反映了 SEEG 与 MRI 阴性患者的评估相关。不管怎样,总的信息调查比例、外科指证、优良的癫痫预后均肯定了 SEEG 在特定患者中的应用,这也缘于其重大并发症如永久性功能受损、死亡等的比例相当低(≤ 0.6%)。最后,MRI 引导下无框架机器人辅助的 SEEG 正在促进 SEEG 的新时代。

　　由于缺乏相关的对照性研究,SEEG 和硬膜下栅状电极的有效性差异仍然处于争论的范畴。对以往的评估手段有丰富经验的各大癫痫外科中心正动态地由使用栅状电极向 SEEG 转变,比如 Cleveland 临床中心,提示 SEEG 可能为精确定位和切除致痫灶提供了更多的机会。在 Cleveland 临床中心自 1995 年到 2003 年完成了 70 例的额叶癫痫手术,包括了 19 例 MRI 正常的患者,仅有 16% 癫痫完全缓解[71]。在 MRI 隐匿性皮层发育不良的 12 例患者的亚组中,仅有两例在一年后属癫痫完全缓解(16%),仅有 1 例在两年后完全缓解(8%)。与之鲜明对比的是,同一个中心所报道的 28 例 SEEG 评估的 MRI 阴性患者,其癫痫完全缓解率为 57%[10],而 Marseile 团队和 St Anne 团队总结报道了共 30 例 MRI 隐匿性的局灶性皮层发育不良,其 Engel I 级的结局比例从 78% 到 88%[14, 35]。

　　SEEG 也有一定的局限性,但是,其中的一部分可能在未来得以克服。其中的重要一条即缺乏 SEEG 最佳适应证的相关指南,在不同的中心的实践中,SEEG 设计(例如电

极的数量和位置）及植入的方法存在显著的差异性。随着该领域内的技术进展，应以不断加快的脚步促进相关的整合。有关 SEEG 的适应证应该有一致性的表述。手术成功的 MRI 阴性患者中大部分被证实为病理系 FCD，多为 FCDⅡ型。后者在以下方面往往有某些相关的提示性特征：病史（癫痫发病年龄、药物反应性、癫痫频率和模式演变）、间期 FDG-PET 和 EEG/MEG 结果。对于颞叶外癫痫患者，若没有线索指向 MRI 隐匿性 FCD，是否需要行 SEEG 是存在争议的。而这一点在隐源性颞叶癫痫中则有所不同，即使病理检查正常，也往往能取得癫痫发作的完全缓解。然而，为了保留体积正常的海马而进行 SEEG 是否会带来临床的相关获益仍然需要进一步阐明。就热凝灶的预测价值而言，也是如此。总体而言，SEEG 领域内还有许多问题需要处理，以期进一步促进 SEEG 这种评价手段在 MRI 阴性的难治性、局灶性癫痫中的应用。

参考文献

1. Bancaud J. Contribution of functional exploration by stereotaxic ways to the surgery of epilepsy: 8 case reports. *Neurochirurgie.* 1959 Jan;5(1): 55–112.

2. Bancaud J, Dell MB. Technics and method of stereotaxic functional exploration of the brain structures in man (cortex, subcortex, central gray nuclei). *Rev Neurol.* 1959 Sep;101:213–27.

3. Talairach J, Bancaud J, Bonis A, Tournoux P, Szikla G, Morel P. Functional stereotaxic investigations in epilepsy. Methodological remarks concerning a case. *Rev Neurol* (Paris). 1961 Aug;105:119–30.

4. Talairach J, Tournoux P. Stereotaxic localization of central gray nuclei. *Neurochirurgia* (Stuttg). 1958 Jun;1(1):88–93.

5. Spiegel EA, Wycis HT, Marks M, Lee AJ. Stereotaxic apparatus for operations on the human brain. *Science.* 1947 Oct;106(2754): 349–50.

6. Spiegel EA, Wycis HT. Principles and applications of stereoencephalotomy. *J Int Coll Surg.* 1950 Oct;14(4):394–402.

7. Chassoux F, Devaux B, Landré E, Turak B, Nataf F, Varlet P, Chodkiewicz JP, Daumas-Duport C. Stereoelectro-encephalography in focal cortical dysplasia: a 3D approach to delineating the dysplastic cortex. *Brain.* 2000 Aug;123(Pt 8): 1733–51.

8. Crandall PH, Walter RD, Rand RW. Clinical application of studies on stereotactically implanted electrodes in temporal lobe epilepsy. *J Neurosurg.* 1963 Oct;20:827–40.

9. Munari C, Tassi L, Kahane P, et al. Analysis of clinical symptomatology during stereo-EEG recorded mesio-temporal seizures. In Wolf P, ed: Epileptic Seizures and Syndromes. London: John Libbey, 1994. pp. 335–57.

10. Gonzalez-Martinez J, Bulacio J, Alexopoulos A, Jehi L, Bingaman W, Najm I. Stereoelectroencephalography in the "difficult to localize" refractory focal epilepsy: early experience from a North American epilepsy center. *Epilepsia.* 2013 Feb;54(2):323–30.

11. Vadera S, Mullin J, Bulacio J, Najm I, Bingaman W, Gonzalez-Martinez J. Stereo-electroencephalography following subdural grid placement for difficult to localize epilepsy. *Neurosurgery.* 2013 May;72(5): 723–9.

12. Talairach J, Bancaud J. Stereotaxic approach to epilepsy. Methodology of anatomo-functional stereotaxic investigations. *Progr Neurol Surg.* 1973;5:297–354.

13. Talairach J, Bancaud J, Szikla G, Bonis A, Geier S. Approche nouvelle de la neurochirurgie de l'épilepsie. Méthodologie stéréotaxique et resultats thérapeutiques. *Neurochirurgie.* 1974;20(Suppl 1):1–240.

14. McGonigal A, Bartolomei F, Régis J, Guye M, Gavaret M, Trébuchon-Da Fonseca A, Dufour H, Figarella-Branger D, Girard N, Péragut JC, Chauvel P. Stereoelectroencephalography in presurgical assessment of MRI-negative epilepsy. *Brain.* 2007 Dec;130(Pt 12):3169–83.

15. Kahane P, Landré E, Minotti L, Francione S, Ryvlin P. The Bancaud and Talairach view on the epileptogenic zone: a working hypothesis. *Epileptic Disord.* 2006 Aug;8(Suppl 2):S16–26. Erratum in: *Epileptic Disord.* 2008 Jun;10(2):191.

16. David O, Blauwblomme T, Job AS, Chabardès S, Hoffmann D, Minotti L, Kahane P. Imaging the seizure onset zone with stereo-electroencephalography. *Brain.* 2011 Oct;134(Pt 10):2898–911.

17. Chauvel P, Rey M, Buser P, Bancaud J. What stimulation of the supplementary motor area in human tells about its functional organization. *Adv Neurol* 1996;70:199–209.

18. Cossu M, Cardinale F, Castana L, Citterio A, Francione S, Tassi L, Benabid AL, Lo Russo G. Stereoelectroencephalography in the presurgical evaluation of focal epilepsy: a retrospective analysis of 215 procedures. *Neurosurgery.* 2005 Oct;57(4):706–18; discussion, 706–18.

19. Isnard J, Guénot M, Sindou M, Mauguière F. Clinical manifestations of insular lobe seizures: a stereo-electroencephalographic study. *Epilepsia.* 2004 Sep;45(9):1079–90.

20. Kahane P, Minotti L, Hoffmann D, Lachaux JP, Ryvlin P. Invasive EEG in the definition of the seizure onset zone: depth electrodes. In Rosenow F, Lûders HO, eds: Handbook of Clinical Neurophysiology, Vol.3. Presurgical Assessment of the Epilepsies with Clinical Neurophysiology and Functional Imaging. Amsterdam: Elsevier BV, 2004. pp. 109–33.

21. Barba C, Barbati G, Minotti L, Hoffmann D, Kahane P. Ictal clinical and scalp-EEG findings differentiating temporal lobe epilepsies from temporal 'plus' epilepsies. *Brain.* 2007 Jul;130 (Pt 7):1957–67.

22. Ryvlin P, Kahane P. The hidden causes of surgery-resistant temporal lobe epilepsy: extratemporal or temporal plus? *Curr Opin Neurol.* 2005 Apr; 18(2):125–7.

23. Kahane P, Bartolomei F. Temporal lobe epilepsy and hippocampal sclerosis: lessons from depth EEG recordings. *Epilepsia.* 2010 Feb;51 (Suppl 1):59–62.

24. Chabardès S, Kahane P, Minotti L, Tassi L, Grand S, Hoffmann D, Benabid AL. The temporopolar cortex plays a pivotal role in temporal lobe seizures. *Brain.* 2005 Aug;128(Pt 8): 1818–31.

25. Bartolomei F, Khalil M, Wendling F, Sontheimer A, Régis J, Ranjeva JP, Guye M, Chauvel P. Entorhinal cortex involvement in human mesial temporal lobe epilepsy: an electrophysiologic and volumetric study. *Epilepsia.* 2005 May;46(5):677–87.

26. Bartolomei F, Barbeau EJ, Nguyen T, McGonigal A, Régis J, Chauvel P, Wendling F. Rhinal-hippocampal interactions during déjà vu. *Clin Neurophysiol.* 2012 Mar;123(3):489–95.

27. Guenot M, Isnard J, Ryvlin P, Fischer C, Ostrowsky K, Mauguiere F, Sindou M. Neurophysiological monitoring for epilepsy surgery: the Talairach SEEG method. Stereoelectro-encephalography. Indications, results, complications and therapeutic applications in a series of 100 consecutive cases. *Stereotact Funct Neurosurg.* 2001;77(1–4):29–32.

28. Isnard J, Guénot M, Fischer C, Mertens P, Sindou M, Mauguière F. A stereoelectroencephalographic (SEEG) study of light-induced mesiotemporal epileptic seizures. *Epilepsia.* 1998 Oct;39(10): 1098–103.

29. Isnard J, Guénot M, Ostrowsky K, Sindou M, Mauguière F. The role of the insular cortex in temporal lobe epilepsy. *Ann Neurol.* 2000 Oct;48(4):614–23.

30. Maillard L, Vignal JP, Gavaret M, et al. Semiologic and electrophysiologic correlations in temporal lobe seizures subtypes. *Epilepsia.* 2004;45:1590–9.

31. Bancaud J, Brunet-Bourgin F, Chauvel P, Halgren E. Anatomical origin of déjà vu and vivid 'memories' in human temporal lobe epilepsy. *Brain.* 1994 Feb;117 (Pt 1):71–90.

32. Binnie CD, Elwes RD, Polkey CE, Volans A. Utility of stereo-electroencephalography in preoperative assessment of temporal lobe epilepsy. *J Neurol Neurosurg Psychiatry.* 1994 Jan; 57(1):58–65.

33. Cendes F, Dubeau F, Andermann F, Quesney LF, Gambardella A, Jones-Gotman M, Bizzi J, Olivier A, Gotman J, Arnold DL. Significance of mesial temporal atrophy in relation to intracranial ictal and interictal stereo EEG abnormalities. *Brain.* 1996 Aug;119(Pt 4):1317–26.

34. Chassoux F, Rodrigo S, Semah F, Beuvon F, Landre E, Devaux B, Turak B, Mellerio C, Meder JF, Roux FX, Daumas-Duport C, Merlet P, Dulac O, Chiron C. FDG-PET improves surgical outcome in negative MRI Taylor-type focal cortical dysplasias. *Neurology.* 2010 Dec 14;75(24): 2168–75.

35. Chassoux F, Landré E, Mellerio C, Turak B, Mann MW, Daumas-Duport C, Chiron C, Devaux B. Type II focal cortical dysplasia: electroclinical phenotype and surgical outcome related to imaging. *Epilepsia.* 2012 Feb; 53(2):349–58.

36. Tassi L, Garbelli R, Colombo N, Bramerio M, Russo GL, Mai R, Deleo F, Francione S, Nobili L, Spreafico R. Electroclinical, MRI and surgical outcomes in 100 epileptic patients with type II FCD. *Epileptic Disord.* 2012 Sep;14(3):257–66.

37. Salamon N, Kung J, Shaw SJ, Koo J, Koh S, Wu JY, Lerner JT, Sankar R, Shields WD, Engel J Jr, Fried I, Miyata H, Yong WH, Vinters HV, Mathern GW. FDG-PET/MRI coregistration improves detection of cortical dysplasia in patients with epilepsy. *Neurology.* 2008 Nov;71(20): 1594–601.

38. Jung J, Bouet R, Delpuech C, Ryvlin P, Isnard J, Guenot M, Bertrand O, Hammers A, Mauguière F. The value of magnetoencephalography for seizure-onset zone localization in magnetic resonance imaging-negative partial epilepsy. *Brain.* 2013 Oct;136(Pt 10): 3176–86.

39. Lucignani G, Tassi L, Fazio F, Galli L, Grana C, Del Sole A, Hoffman D, Francione S, Minicucci F, Kahane P, Messa C, Munari C. Double-blind stereo-EEG and FDG PET study in severe partial epilepsies: are the electric and metabolic findings related? *Eur J Nucl Med.* 1996 Nov;23(11): 1498–507.

40. Afif A, Chabardes S, Minotti L, Kahane P, Hoffmann D. Safety and usefulness of insular depth electrodes implanted via an oblique approach in patients with epilepsy. *Neurosurgery.* 2008 May;62(5 Suppl 2):ONS471–9; discussion, 479–80.

41. Sieradzan K, Sandeman D, Smith S, Trippick K, Johnson C. Robotic stereo EEG in epilepsy surgery assessment. *J Neurol Neurosurg Psychiatry.* 2013 Nov;84(11):e2.

42. Cardinale F, Cossu M, Castana L, Casaceli G, Schiariti MP,

Miserocchi A, Fuschillo D, Moscato A, Caborni C, Arnulfo G, Lo Russo G. Stereoelectroencephalography: surgical methodology, safety, and stereotactic application accuracy in 500 procedures. *Neurosurgery*. 2013 Mar;72(3):353–66.

43. De Almeida AN, Olivier A, Quesney F, Dubeau F, Savard G, Andermann F. Efficacy of and morbidity associated with stereoelectroencephalography using computerized tomography – or magnetic resonance imaging-guided electrode implantation. *J Neurosurg*. 2006 Apr; 104(4):483–7.

44. Derrey S, Lebas A, Parain D, Baray MG, Marguet C, Freger P, Proust F. Delayed intracranial hematoma following stereoelectroencephalography for intractable epilepsy: case report. *J Neurosurg Pediatr*. 2012 Dec;10(6):525–8.

45. Bernier GP, Saint-Hilaire JM, Giard N, Bouvier G, Mercier M. Commentary: intracranial electrical stimulation. In Engel J Jr, ed: Surgical Treatment of the Epilepsies. New York: Raven Press, 1987. pp. 323–34.

46. Landre E, Turak B, Toussaint D, Trottier S. Intérêt des stimulations électriques intracérébrales en stereo-électroencéphalographie dans les epilepsies partielles. *Epilepsies* 2004;16:213–25.

47. Gordon B, Lesser RP, Rance NE, Hart J Jr, Webber R, Uematsu S, Fisher RS. Parameters for direct cortical electrical stimulation in the human: histopathologic confirmation. *Electroencephalogr Clin Neurophysiol*. 1990 May; 75(5):371–17.

48. Nathan SS, Lesser RP, Gordon B, Thakor NV. Electrical stimulation of the human cerebral cortex. Theoretical approach. *Adv Neurol*. 1993;63:61–85. Review.

49. Nathan SS, Sinha SR, Gordon B, Lesser RP, Thakor NV. Determination of current density distributions generated by electrical stimulation of the human cerebral cortex. *Electroencephalogr Clin Neurophysiol*. 1993b Mar; 86(3):183–92.

50. Bartolomei F, Barbeau E, Gavaret M, Guye M, McGonigal A, Régis J, Chauvel P. Cortical stimulation study of the role of rhinal cortex in déjà vu and reminiscence of memories. *Neurology*. 2004 Sep;63(5):858–64.

51. Ostrowsky K, Magnin M, Ryvlin P, Isnard J, Guenot M, Mauguière F. Representation of pain and somatic sensation in the human insula: a study of responses to direct electrical cortical stimulation. *Cereb Cortex*. 2002 Apr;12(4):376–85.

52. Vignal JP, Chauvel P. Functional localization of the cortex with depth electrodes. In Textbook of Epilepsy Surgery. CRC Press, 2008.

53. Vignal JP, Maillard L, McGonigal A, Chauvel P. The dreamy state: hallucinations of autobiographic memory evoked by temporal lobe stimulations and seizures. *Brain*. 2007 Jan; 130(Pt 1):88–99.

54. De Graff J, Liegeois-Chauvel C, Vignal JP, Chauvel P. Electrical stimulation of the auditory cortex. In Lüders HO, Noachtar S, eds: Epileptic Seizures: Pathophysiology and Clinical Semeiology. Philadelphia: Churchill Livingstone, 2000. pp. 228–36.

55. Kahane P, Hoffmann D, Minotti L, Berthoz A. Reappraisal of the human vestibular cortex electrical stimulation study. *Annals Neurol* 2003;54: 615–24.

56. Ostrowsky K, Isnard J, Ryvlin P, Guénot M, Fischer C, Mauguière F. Functional mapping of the insular cortex: clinical implication in temporal lobe epilepsy. *Epilepsia*. 2000 Jun;41(6):681–6.

57. Ostrowsky K, Desestret V, Ryvlin P, Coste S, Mauguière F. Direct electrical stimulations of the temporal pole in human. *Epileptic Disord*. 2002 Sep;4 (Suppl 1):S23–7.

58. Kahane P, Tassi L, Francione S, Hoffmann D, Lo Russo G, Munari C. Electroclinical manifestations elicited by intracerebral electric stimulation "shocks" in temporal lobe epilepsy. *Neurophysiol Clin*. 1993 Jul;23(4):305–26.

59. Bancaud J, Talairach J.

Organisation fonctionnelle de l'aire motrice supplémentaire. Enseignements apportés par la stereo-EEG. *Neurochirurgie*. 1967;13:343–56.

60. Munari C, Kahane P, Tassi L, Francione S, Hoffmann D, Lo Russo G, Benabid AL. Intracerebral low frequency electrical stimulation: a new tool for the definition of the "epileptogenic area"? *Acta Neurochir Suppl (Wien)*. 1993;58:181–5.

61. Catenoix H, Magnin M, Guénot M, Isnard J, Mauguière F, Ryvlin P. Hippocampal-orbitofrontal connectivity in human: an electrical stimulation study. *Clin Neurophysiol*. 2005 Aug;116(8):1779–84.

62. Catenoix H, Magnin M, Mauguière F, Ryvlin P. Evoked potential study of hippocampal efferent projections in the human brain. *Clin Neurophysiol*. 2011 Dec;122(12):2488–97.

63. Almashaikhi T, Rheims S, Ostrowsky-Coste K, Montavont A, Jung J, De Bellescize J, Arzimanoglou A, Keo Kosal P, Guénot M, Bertrand O, Ryvlin P. Intrainsular functional connectivity in human. *Hum Brain Mapp*. 2013 Sep 12; doi: 10.1002/hbm.22366.

64. Almashaikhi T, Rheims S, Jung J, Ostrowsky-Coste K, Montavont A, De Bellescize J, Arzimanoglou A, Keo Kosal P, Guénot M, Bertrand O, Ryvlin P. Functional connectivity of insular efferences. *Hum Brain Mapp*. 2014 May 19; doi:10.1002/hbm.22549. [Epub ahead of print].

65. Valentin A, Anderson M, Alarcon G, Seoane JJ, Selway R, Binnie CD, Polkey CE. Responses to single pulse electrical stimulation identify epileptogenesis in the human brain in vivo. *Brain* 2002;125: 1709–18.

66. Valentin A, Alarcon G, Honavar M, Garcia Seoane JJ, Selway RP, Polkey CE, Binnie CD. Single pulse electrical stimulation for identification of structural abnormalities and prediction of seizure outcome after epilepsy surgery: a prospective study. *Lancet Neurol*. 2005;4:718–26.

67. McGonigal A, Gavaret M, Da Fonseca AT, Guye M, Scavarda D, Villeneuve N, Régis J, Bartolomei F, Chauvel P. MRI-negative prefrontal epilepsy due to cortical dysplasia explored by stereoelectroencephalography (SEEG). *Epileptic Disord.* 2008 Dec;10(4):330–8.

68. Guénot M, Isnard J, Ryvlin P, Fischer C, Mauguière F, Sindou M. SEEG-guided RF thermocoagulation of epileptic foci: feasibility, safety, and preliminary results. *Epilepsia.* 2004 Nov;45(11):1368–74.

69. Guénot M, Isnard J, Catenoix H, Mauguière F, Sindou M. SEEG-guided RF-thermocoagulation of epileptic foci: a therapeutic alternative for drug-resistant non-operable partial epilepsies. *Adv Tech Stand Neurosurg.* 2011;36:61–78.

70. Cossu M, Fuschillo D, Cardinale F, Castana L, Francione S, Nobili L, Lo Russo G. Stereo-EEG-guided radio-frequency thermocoagulations of epileptogenic grey-matter nodular heterotopy. *J Neurol Neurosurg Psychiatry.* 2013 Jul 13. [Epub ahead of print]

71. Catenoix H, Mauguière F, Guénot M, Ryvlin P, Bissery A, Sindou M, Isnard J. SEEG-guided thermocoagulations: a palliative treatment of nonoperable partial epilepsies. *Neurology.* 2008 Nov;71(21):1719–26.

72. Jeha LE, Najm I, Bingaman W, Dinner D, Widdess-Walsh P, Lüders H. Surgical outcome and prognostic factors of frontal lobe epilepsy surgery. *Brain.* 2007 Feb;130(Pt 2):574–84.

73. Bancaud J, Talairach J, Bonis A, et al., eds. La Stéréoencéphalographie dans L'épilepsie. Informations Neuro-Physio-Pathologiques Apportées par L'investigation Fonctionnelle Stéréotaxique. Paris: Masson, 1965.

74. Catenoix H, Guénot M, Isnard J, Fischer C, Mauguière F, Ryvlin P. Intracranial EEG study of seizure-associated nose wiping. *Neurology.* 2004 Sep;63(6):1127–9.

75. Chassoux F. Stereo-EEG: the Sainte-Anne experience in focal cortical dysplasias. *Epileptic Disord.* 2003 Sep;5 (Suppl 2): S95–103.

76. Chauvel P, Vignal JP, Biraben A, Scarabin JM. Stereoelectro-encephalography. In Pawlik G, Stephan H, eds: Focus Localization. Berlin: Liga Verlag, 1996: pp. 135–63.

77. Cossu M, Cardinale F, Colombo N, Mai R, Nobili L, Sartori I, Lo Russo G. Stereoelectroencephalography in the presurgical evaluation of children with drug-resistant focal epilepsy. *J Neurosurg.* 2005 Oct;103(4 Suppl):333–43.

78. Guénot M, Isnard J, Ryvlin P, Fischer C, Ostrowsky K, Mauguiere M, Sindou M. Neurophysiological monitoring for epilepsy surgery: the Talairach SEEG method. *Stereotact Funct Neurosurg* 2002;73:84–87.

79. Isnard J. Drug-resistant partial epilepsy. Invasive electrophysiological explorations. *Rev Neurol* (Paris) 2004; 160(Spec No 1):138–43.

80. Liava A, Francione S, Tassi L, Lo Russo G, Cossu M, Mai R, Darra F, Fontana E, Dalla Bernardina B. Individually tailored extratemporal epilepsy surgery in children: anatomo-electro-clinical features and outcome predictors in a population of 53 cases. *Epilepsy Behav.* 2012 Sep;25(1):68–80.

81. Munari C, Bancaud J, Bonis A, et al. Rôle du Noyau amygdalien dans la survenue des manifestations oro-alimentaires au cours des crises épileptiques chez l'homme. *Rev EEG Neurophysiol.* 1979;9:236–40.

82. Munari C, Tassi L, Francione S, et al. Electroclinical semiology of occipital seizures with occipital seizures with chidhood onset. In Andermann F, Beaumanoir A, Mira L, Roger J, Tassinari CA, eds.: Occipital Seizures and Epilepsies in Children. London: John Libbey, 1993. pp. 203–11.

83. Munari C, Hoffmann D, Francione S, Kahane P, Tassi L, Lo Russo G, Benabid AL. Stereo-electroencephalography methodology: advantages and limits. *Acta Neurol Scand Suppl.* 1994;152:56–67.

84. Palmini A, Andermann F, Dubeau F, et al. Occipitotemporal relations: evidence for secondary epileptogenesis. *Adv Neurol.* 1999;81:115–29.

85. Proserpio P, Cossu M, Francione S, Tassi L, Mai R, Didato G, Castana L, Cardinale F, Sartori I, Gozzo F, Citterio A, Schiariti M, Lo Russo G, Nobili L. Insular–opercular seizures manifesting with sleep-related paroxysmal motor behaviors: a stereo-EEG study. *Epilepsia.* 2011 Oct; 52(10):1781–91.

86. Quesney LF, Constain M, Rasmussen T, Stephan H, Olivier A. How large are frontal epileptogenic zones? EEG, EcoG, and SEEG evidence. *Adv Neurol.* 1992;57:311–23.

87. Rektor I, Zákopcan J, Tyrlíková I, Kuba R, Brázdil M, Chrastina J, Novák Z. Secondary generalization in seizures of temporal lobe origin: ictal EEG pattern in a stereo-EEG study. *Epilepsy Behav.* 2009 Jun;15(2): 235–9.

88. Rheims S, Demarquay G, Isnard J, Guenot M, Fischer C, Sindou M, Mauguiere F, Ryvlin P. Ipsilateral head deviation in frontal lobe seizures. *Epilepsia.* 2005 Nov; 46(11):1750–3.

89. Rheims S, Ryvlin P, Scherer C, Minotti L, Hoffmann D, Guenot M, Mauguière F, Benabid AL, Kahane P. Analysis of clinical patterns and underlying epileptogenic zones of hypermotor seizures. *Epilepsia.* 2008 Dec;49(12): 2030–40.

90. Ryvlin P, Minotti L, Demarquay G, Hirsch E, Arzimanoglou A, Hoffman D, Guénot M, Picard F, Rheims S, Kahane P. Nocturnal hypermotor seizures, suggesting frontal lobe epilepsy, can originate in the insula. *Epilepsia.* 2006 Apr;47(4): 755–65.

91. Ryvlin P. Avoid falling into the depths of the insular trap. *Epileptic Disord.* 2006 Aug;8 (Suppl 2):S37–56.

92. Schneider F, Alexopoulos AV,

Wang Z, Almubarak S, Kakisaka Y, Jin K, Nair D, Mosher JC, Najm IM, Burgess RC. Magnetic source imaging in non-lesional neocortical epilepsy: additional value and comparison with ICEEG. *Epilepsy Behav*. 2012 Jun;24(2): 234–40.

93. Talairach J, Tournoux P. Co-planar Stereotaxic Atlas of the Human Brain. Stuttgart: Georg Thieme Verlag, 1988. p.122.

94. Talairach J, Bancaud J, Bonis A, et al. Surgical therapy for frontal lobe epilepsies. *Adv Neurol*. 1992;57:707–32.

第 12 章

MRI 阴性的难治性局灶性癫痫的超慢高频脑电记录

王逸鹤 译

鸣谢: 这项研究由美国国立卫生院 R01-NS63039(GW),欧洲地区发展基金会的 FNCUSA-ICRC 项目(No.CZ.1.05/1.1.00/02.0123)以及欧洲社会基金会的年轻英才孵育项目(reg.no.CZ.1.07/2.3.00/20.0117)支持。

头皮脑电图(Scalp EEG)及颅内脑电图(Intracranial EEG, icEEG)是致痫脑区定位的关键技术,对 MRI 阴性药物难治性局灶癫痫患者的癫痫手术有指导意义。头皮脑电图被广泛应用于癫痫的诊断,并对致痫脑组织的定位提出假设。为了定位致痫脑区,基于无创检查(如症状学、头皮脑电图及功能影像),MRI 阴性(癫痫)的病人常常会接受颅内电极植入。目前,可认为 icEEG 为定位发作起始区域(Seizure Onset Zone, SOZ)的金标准[1],但是对于致痫区域(Epileptogenic Zone, EZ),是否存在电生理的生物学标记仍然是个待解决的问题[2,3]。

癫痫的 EEG 特性是指癫痫发作时(发作期, ictal)的病理性电活动,但是发作间期(Interictal)仍然会有短暂的癫痫样放电,比如发作间期的尖波和棘波(interictal epileptiform spikes and sharp waves, IES)[4]。尽管 IES 在癫痫形成和发作产生中的地位存在广泛的争论,但是在定位致痫脑组织的临床实践过程中,IES 一直明确地起到重要的作用。目前,虽然 icEEG 的临床重要性已经显现出来,数字电子学和计算科学业已使动物的电生理学获得了革新[5],但是临床上,icEEG 仍主要沿用宽距(5~10mm)的粗电极(>1mm)记录较窄的频谱宽度(1~100Hz)。临床 icEEG 一个未解决而本质的挑战是空间分辨率和记录的频带宽度的最优化。

人脑的空间组织源自神经元,数千神经元构成了直径在亚毫米水平的皮层柱,进而构成厘米尺度的脑叶网络。由这些神经构造产生的电活动频谱由直流漂移到高频振荡不等(~0~1000Hz)。人脑电生理活动如此大的频谱范围现在可由广频带宽度的记录系统,以及包含有微电极和临床常用的粗电极的混合电极对来记录[6-8]。

在通常的临床频带宽度以外包含了超慢,慢和高频活动。但在目前,针对标准临床"Berger 频带"(1~25Hz)以外的振荡尚无固定确立的命名系统来描述。在癫痫病人的脑内,除 IES 以外尚有一系列的病理性间变状态,包括高频振荡(High-Frequency Oscillations, HFOs)[3,9]、微小发作[10]、局灶性超慢活动[7,11,12],以及网络同步性和连接性的改变[13]。这些发作间期异常对于描绘致痫脑区的空间分布而言全都是可靠的生物标识,但有效地区分正常和异常的脑活动仍是最本质的挑战[14,15]。对于 HFOs 而言更是如此。

表 12.1 人脑电活动的 EEG 谱

直流漂移(Direct Current Shifts)
超慢振荡(0.01~0.1Hz)低频振荡
慢振荡(0.1~1.0Hz)
Berger 频带:δ(1~4Hz),θ(4~8Hz),α(8~14Hz),β(14~30Hz)
γ(30~80Hz)
涟波(Ripple, 80~250Hz)高频振荡
快速涟波(Fast Ripple, >250Hz)

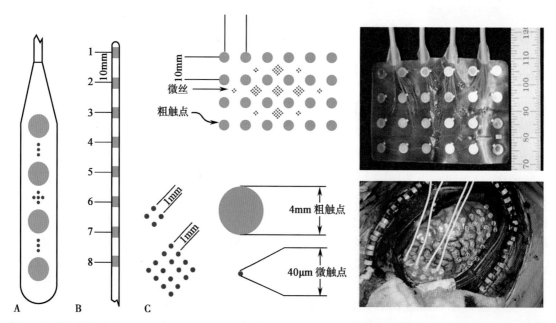

图 12.1 微/粗复合（Hybrid micro- and macro）的条状电极（Strip electrode，A）、深部电极（Depth electrode，B）和栅状电极（Grid electrode，C）。微丝电极固定在硅胶基质上，典型的尺度为 40μm 直径微电极，由 500 到 1000μm 的间距分隔。复合电极对提升了空间覆盖而无需增加临床电极对的数量。由于埋入的微丝与硅胶切齐，刺激或伤害所覆盖的皮层组织的风险可不增加

HFOs 与诸如知觉捆绑[14]、记忆编码和巩固[17,18]、感觉编码及运动动作[9,19]等正常活动相关，但有时却是致痫脑组织产生的病理性振荡[3,20]。在随后的部分，我们会进一步讨论 HFOS，微小发作，局灶性慢活动，同步性以及其可作为诸如致痫脑组织潜在生物标志特征的证据。

发作间期和发作期的高频振荡（HFOs）： 除可见诸于正常脑功能活动外，γ、涟波和快速涟波（Fast Ripple，FR：250~1000Hz）频段高频振荡的升高也可见于致痫脑区[3,14,20]。

与癫痫大鼠类似，涟波和快速涟波振荡最早见于人类致痫海马的电极记录中[6]。相对清醒期而言，二者也可见于慢波睡眠。据最早的此类研究，在致痫海马中可找到快速涟波，而涟波在致痫海马中则是下降的。早期动物研究是在趋化性诱导的癫痫大鼠中通过微丝电极完成的[21]，而人类研究则主要来自颞叶内侧硬化的患者[6]。这可能解释了为何在后续研究中，致痫区的涟波 HFOs

与快速涟波类似，也同样是上升的[22,23]。分歧也同样可能源于这样的事实，即更多的后续人类研究采用的是粗电极记录，而非早期大鼠和人类身上采用的微电极。多项研究后来清晰地表明涟波和快速涟波也可用临床粗电极可靠记录[23]。涟波 HFOs 在癫痫起始区事实上是增加的而非减低的，这与动物研究的报告一致，即涟波在发作前是上升的[24]，这进一步支持了涟波频段的 HFOs 与发作的产生相关的假设[25]，涟波可作为致痫脑组织的一个精准的生物标志。

发作起始时的高频振荡在人身上最早由接受癫痫手术评估的病人的颅内电极记录所描述[26,27]。这些早期的观察显示：局灶性发作常以低幅值高频振荡开始。频率范围随报道的不同而不同，但都位于 γ，涟波和快速涟波频率范围内：30~500Hz[28]，40~120Hz[27]，60~100Hz[29]，79~90Hz[30]，80~110Hz[26]，和 100~150Hz[31]。若发作起始出现局灶性低电压快速振荡（Focal Low-voltage Fast Oscil-

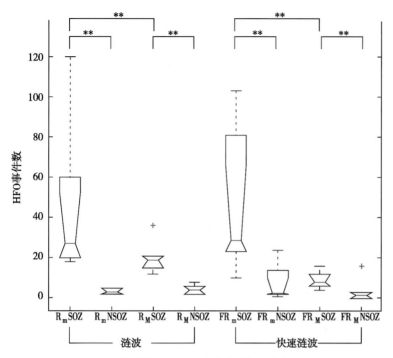

图 12.2　Kurskal-Wallis 检验应用于 HFO（涟波 / 快速涟波），电极类型（微丝 / 粗线），和发作起始区域（SOZ）以及非发作起始区域（NSOZ）。箱形图和事后分析法的结果（***P<0.002，**P<0.01，*P<0.05）。SOZ 区微丝电极的涟波（R_m）和快速涟波（FR_m）HFO 数目较 NSOZ 升高。粗线电极中，涟波（R_M）和快速涟波（FR_M）HFO 在 SOZ 区较 NSOZ 区增加，但快速涟波的增加不显著。（引自 Worrell 等，2008）

lation，>20~100Hz），则如果 SOZ 区全切即可有好的手术预后[32,33]。此力证了高频振荡为致痫脑区的一个功能性标记[3]并参与到发作产生过程中[25]。为更有效地采样 HFO，可在亚毫米空间尺度用微电极进行 icEEG 记录，但其临床优越性目前尚不得而知。

HFO 与癫痫预后的关系：在一组病灶性颞叶和非颞叶病患中，一项近期的研究调查了 HFOs 和发作间期痫样棘波的空间关系，发现 HFOs 与 SOZ 紧密相连[34]，且涟波及快速涟波 HFOs 与发作产生相关区域关系密切[35]。该项研究同样显示，在局灶性皮层发育不良的病患中，HFOs 存在于非 SOZ 的病灶区域，这可能表明相比病灶的 MRI 所见而言，这些病灶的潜在致痫性分布更为宽泛。

在随后的研究中，Jacobs 等人将产生 HFO 的组织切除与癫痫手术预后相联系，结果发现切除产生涟波和快速涟波 HFOs 的组织往往与良好预后相关联[22]。Haegelen 等的近期研究则表明[36]，切除产生 HFO 的组织对于 TLE 组的癫痫病人来说可以提高手术愈后，然而 ETLE 的病人则不能。Wu 等人更进一步[37]运用术中记录来辨识快速涟波 HFOs（>250Hz），结果发现所有将有 HFO 的区域切除的病人都达到了术后的癫痫治愈。相比之下，在快速涟波 HFO 组织未全切的病人中（其中包括 1 例 MRI 阴性病例），无人达到无癫痫状态。

高频振荡的头皮 EEG 记录

同步头皮和 icEEG 的研究已经证实，如果达到大约 7cm² 的最小受累面积，则痫样尖波也可在表面 EEG 中探及。尽管 HFOs 可能比预想的分布更广泛[38,39]，由于 HFOs

127

常受空间限制,用头皮 EEG 探测 HFOs 是一个显而易见的挑战。最近的一项研究对 10 位慢波睡眠中有持续棘慢波的患儿进行了广频带宽度(Wide bandwidth)EEG 记录,结果表明头皮 EEG 的 HFOs 与发作间期棘波相伴,其中,HFO 的峰值位于 97.7 到 140.6Hz 的范围[40]。这些数据证实,在原始头皮 EEG 数据中可及的短暂的 HFO 事件与大幅值的棘波有联系[40]。类似的,在局灶性癫痫的患者中,也存在着头皮 EEG 中 γ 和涟波活动的叙述,大多数此类电活动常在发作间期棘波发生前后出现,但与 SOZ 的联系较发作间期棘波要好[41]。

在分析 HFOs 时,常常需要分析带通滤波数据(Band Pass Filtered Data)。需要强调,

在此过程中,非脑活动(干扰波)与脑源性活动的区分尤其困难。比如,当出现一个视觉刺激时,在头皮 EEG 中诱导出的 γ 带活动被证实为微眼动引起的伪影[42]。微眼动可伴肌源性棘波电位,后者存在可被误解为脑源性信号的宽域高频谱。因此,部分所诱导出的头皮 EEG 记录的 γ 波段功率实则是肌源性(眼动相关)而非所预想的脑源性[42]。

发作间期和发作期直流漂移和低频振荡:尽管在早期的动物皮层记录中即有所认识[43],但直流漂移与超慢振荡在人脑记录中一直鲜受关注[7,11]。作为此类电活动的特征,持续直流及变化极慢的电位(<0.1Hz)可从剥离了输入的新皮质小区域(如,离体

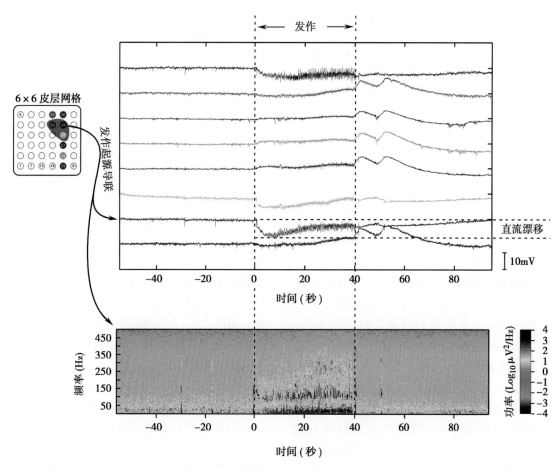

图 12.3　6×6 硬膜下栅状电极的广频带宽度记录。右侧发作起始区的 icEEG 记录。当发作起始时可见明显慢波,高频段(下图)活动的幅值增高。(引自 Matt Stead, MD, PhD.)

新皮质片）中记录到，二者似乎存在皮层的起源。此类电活动的产生似乎同时与神经源性和非神经源性机制相关[44,45]。超慢和慢振荡可使更高频率的振荡同步发生并调节皮层兴奋性，这可能解释慢波睡眠中痫样放电为何增加[11]。最近的一项研究表明发生在睡眠期的超慢振荡可以是局灶性的[46]。

在大多数人类的研究中都采用了可提供足够长时恒量的交流耦合放大器，来作为慢波电位记录滤波后的直流漂移。89 位患者在发作起始时，有 85% 的患者探及了局灶性发作期慢波电位，其中 6 位患者为新皮质癫痫[12]。在 Bragin 及其同事的报道中，89% 高频发作的海马性癫痫与同时发生的慢波电位相关[47]。有证据表明发作间期和发作期的直流漂移也有定位价值，但最终临床可用性还有待确定[7]。

发作间期的微小发作（Interictal Microseizures）：在体对致痫脑区以更大的时空跨度进行监测的能力产生了大量丰富的数据。其中，最引人注目的发现之一是微观领域的发作样事件（Micro-domain Seizure-like Events），此类事件在微丝电极上较为明显，而与之毗邻的临床粗电极则无法探及[10,48]。这些发作样事件，或者说是微小发作，是临床

静默的电记录事件，仅可通过微丝电极探及。微小发作有与粗电极记录到的发作类似的特征谱，形态和间期。典型的间期从 10~60 秒不等（中位数不超过 30 秒），但也可突破 100 秒。微小发作是亚临床的，有自限性的，可电记录的活动，通常仍局限在单个微丝电极，但偶尔可直接发展为粗电极可记录的发作。

总结：总而言之，寻找发作间期致痫脑区生物标记仍是一个较为活跃的研究领域[2,3]。发作间期致痫区生物标记的存在将是一个变革性的技术，因为这将消除长期以来对 icEEG 记录的依赖，且将对 MRI 阴性患者致痫灶的描绘大有帮助。目前，用发作间期病理性 HFO 在来定位致痫灶的临床可用性也得到了实质性证据的支持，且 HFOs 显然是致痫区最好的发作间期生物标记。尽管结果是令人振奋的，但到目前为止，这些结果主要来自一些小的，纳入了病灶性或 MRI 阴性癫痫的回顾性研究，几乎没有研究直接比较 IES，HFO 以及其他潜在的发作间期生物标记在自发性癫痫中的定位作用。在将来，对于广频带宽度发作间期电生理在病灶性或 MRI 阴性局灶癫痫手术中的临床可用性，开展寻求其 I 类证据的前瞻性研究是可能的。

参考文献

1. Luders JJ, Comair Y. *Epilepsy Surgery*. Philadelphia: Lippincott Williams & Wilkins; 2001.

2. Engel J. Biomarkers in epilepsy: Introduction. *Biomark Med* 2011, Oct;5(5):537–44.

3. Worrell G, Gotman J. High-frequency oscillations and other electrophysiological biomarkers of epilepsy: Clinical studies. *Biomark Med* 2011, Oct;5(5):557–66.

4. Stone JL, Hughes JR. Early history of electroencephalography and establishment of the American Clinical Neurophysiology Society. *J Clin Neurophysiol* 2013, Feb; 30(1):28–44.

5. Buzsaki G. Large-scale recording of neuronal ensembles. *Nat Neurosci* 2004, May;7(5):446–51.

6. Bragin A, Engel JJ, Wilson CL, Fried I, Buzsaki G. High-frequency oscillations in human brain. *Hippocampus* 1999;9(2): 137–42.

7. Vanhatalo S, Voipio J, Kaila K. Full-band EEG (fbeeg): An emerging standard in electroencephalography. *Clin Neurophysiol* 2005, Jan;116(1): 1–8.

8. Worrell GA, Jerbi K, Kobayashi K, Lina JM, Zelmann R, Le Van Quyen M. Recording and analysis techniques for high-frequency oscillations. *Prog Neurobiol* 2012, Sep;98(3):265–78.

9. Crone NE, Miglioretti DL, Gordon B, Lesser RP. Functional mapping of human sensorimotor cortex with electrocorticographic spectral analysis. II. Event-related synchronization in the gamma band. *Brain* 1998, Dec;121(Pt 12): 2301–15.

10. Stead M, Bower M, Brinkmann BH, Lee K, Marsh WR, Meyer FB, et al. Microseizures and the spatiotemporal scales of human partial epilepsy. *Brain* 2010,

Sep;133(9):2789–97.

11. Vanhatalo S, Palva JM, Holmes MD, Miller JW, Voipio J, Kaila K. Infraslow oscillations modulate excitability and interictal epileptic activity in the human cortex during sleep. *Proc Natl Acad Sci USA* 2004(101):5053–7.

12. Ikeda A, Taki W, Kunieda T, Terada K, Mikuni N, Nagamine T, et al. Focal ictal direct current shifts in human epilepsy as studied by subdural and scalp recording. *Brain* 1999;122(Pt 5): 827–38.

13. Warren CP, Hu S, Stead M, Brinkmann BH, Bower MR, Worrell GA. Synchrony in normal and focal epileptic brain: The seizure onset zone is functionally disconnected. *J Neurophysiol* 2010, Dec; 104(6):3530–9.

14. Buzsáki G, Silva FL. High-frequency oscillations in the intact brain. *Prog Neurobiol* 2012, Sep; 98(3):241–9.

15. Zijlmans M, Jiruska P, Zelmann R, Leijten FS, Jefferys JG, Gotman J. High-frequency oscillations as a new biomarker in epilepsy. *Ann Neurol* 2012, Feb;71(2):169–78.

16. Singer W. Neuronal synchrony: A versatile code for the definition of relations? *Neuron* 1999, Sep; 24(1):49–65.

17. Baker SN, Curio G, Lemon RN. EEG oscillations at 600 Hz are macroscopic markers for cortical spike bursts. *J Physiol* 2003, Jul 15; 550(Pt 2):529–34.

18. Telenczuk B, Baker SN, Herz AV, Curio G. High-frequency EEG covaries with spike burst patterns detected in cortical neurons. *J Neurophysiol* 2011, Jun; 105(6):2951–9.

19. Whitmer D, Worrell G, Stead M, Lee IK, Makeig S. Utility of independent component analysis for interpretation of intracranial EEG. *Front Hum Neurosci* 2010;4:184.

20. Staba RJ, Bragin A. High-frequency oscillations and other electrophysiological biomarkers of epilepsy: Underlying mechanisms. *Biomark Med* 2011, Oct;5(5): 545–56.

21. Bragin A, Mody I, Wilson CL, Engel JJ. Local generation of fast ripples in epileptic brain. *J Neurosci* 2002;22(5):2012–21.

22. Jacobs J, Zijlmans M, Zelmann R, Chatillon CE, Hall J, Olivier A, et al. High-frequency electroencephalographic oscillations correlate with outcome of epilepsy surgery. *Ann Neurol* 2010, Feb;67(2):209–20.

23. Worrell GA, Gardner AB, Stead SM, Hu S, Goerss S, Cascino GJ, et al. High-frequency oscillations in human temporal lobe: Simultaneous microwire and clinical macroelectrode recordings. *Brain* 2008, Apr;131 (Pt 4):928–37.

24. Grenier F, Timofeev I, Steriade M. Neocortical very fast oscillations (ripples, 80–200 Hz) during seizures: Intracellular correlates. *J Neurophysiol* 2003;89:841–52.

25. Timofeev I, Steriade M. Neocortical seizures: Initiation, development and cessation. *Neuroscience* 2004;123(2): 299–336.

26. Allen PJ, Fish DR, Smith SJ. Very high-frequency rhythmic activity during SEEG suppression in frontal lobe epilepsy. *Electroencephalogr Clin Neurophysiol* 1992, Feb; 82(2):155–9.

27. Fisher RS, Webber WR, Lesser RP, Arroyo S, Uematsu S. High-frequency EEG activity at the start of seizures. *J Clin Neurophysiol* 1992, Jul;9(3):441–8.

28. Alarcon G, Binnie CD, Elwes RD, Polkey CE. Power spectrum and intracranial EEG patterns at seizure onset in partial epilepsy. *Electroencephalogr Clin Neurophysiol* 1995, May;94(5): 326–7.

29. Worrell GA, Parish L, Cranstoun SD, Jonas R, Baltuch G, Litt B. High-frequency oscillations and seizure generation in neocortical epilepsy. *Brain* 2004, Jul; 127(Pt 7):1496–506.

30. Traub RD, Whittington MA, Buhl EH, LeBeau FE, Bibbig A, Boyd S, et al. A possible role for gap junctions in generation of very fast EEG oscillations preceding the onset of, and perhaps initiating, seizures. *Epilepsia* 2001;42(2):153–70.

31. Jirsch JD, Urrestarazu E, LeVan P, Olivier A, Dubeau F, Gotman J. High-frequency oscillations during human focal seizures. *Brain* 2006, Jun;129(Pt 6): 1593–608.

32. Lee SA, Spencer DD, Spencer SS. Intracranial EEG seizure-onset patterns in neocortical epilepsy. *Epilepsia* 2000, Mar;41(3): 297–307.

33. Low PA, Singer W. Management of neurogenic orthostatic hypotension: An update. *Lancet Neurol* 2008, May;7(5):451–8.

34. Jacobs J, Levan P, Chander R, Hall J, Dubeau F, Gotman J. Interictal high-frequency oscillations (80–500 Hz) are an indicator of seizure onset areas independent of spikes in the human epileptic brain. *Epilepsia* 2008, May 9.

35. Jacobs J, Levan P, Châtillon CE, Olivier A, Dubeau F, Gotman J. High frequency oscillations in intracranial EEGs mark epileptogenicity rather than lesion type. *Brain* 2009, Apr;132(Pt 4): 1022–37.

36. Haegelen C, Perucca P, Châtillon CE, Andrade-Valença L, Zelmann R, Jacobs J, et al. High-frequency oscillations, extent of surgical resection, and surgical outcome in drug-resistant focal epilepsy. *Epilepsia* 2013, May;54(5):848–57.

37. Wu JY, Sankar R, Lerner JT, Matsumoto JH, Vinters HV, Mathern GW. Removing interictal fast ripples on electrocorticography linked with seizure freedom in children. *Neurology* 2010, Nov 9;75(19): 1686–94.

38. Tao JX, Ray A, Hawes-Ebersole S, Ebersole JS. Intracranial EEG substrates of scalp EEG interictal spikes. *Epilepsia* 2005, May; 46(5):669–76.

39. Crépon B, Navarro V, Hasboun D, Clemenceau S, Martinerie J, Baulac M, et al. Mapping interictal oscillations greater than 200 Hz recorded with intracranial macroelectrodes in human epilepsy. *Brain* 2010, Jan; 133(Pt 1):33–45.

40. Kobayashi K, Watanabe Y, Inoue T, Oka M, Yoshinaga H, Ohtsuka

Y. Scalp-recorded high-frequency oscillations in childhood sleep-induced electrical status epilepticus. *Epilepsia* 2010, Oct; 51(10):2190–4.

41. Andrade-Valenca LP, Dubeau F, Mari F, Zelmann R, Gotman J. Interictal scalp fast oscillations as a marker of the seizure onset zone. *Neurology* 2011, Aug 9;77(6):524–31.

42. Yuval-Greenberg S, Tomer O, Keren AS, Nelken I, Deouell LY. Transient induced gamma-band response in EEG as a manifestation of miniature saccades. *Neuron* 2008, May 8;58(3):429–41.

43. Aladjalova NA. Infra-slow rhythmic oscillation of the steady potential of the cerebral cortex. *Nature* 1957;4567:957–9.

44. Somjen GG. Electrogenesis of sustained potentials. *Prog Neurobiol* 1973;1(3):201–37.

45. Nita DA, Vanhatalo S, Lafortune FD, Voipio J, Kaila K, Amzica F. Nonneuronal origin of CO2-related DC EEG shifts: An in vivo study in the cat. *J Neurophysiol* 2004, Aug;92(2):1011–22.

46. Nir Y, Staba RJ, Andrillon T, Vyazovskiy VV, Cirelli C, Fried I, Tononi G. Regional slow waves and spindles in human sleep. *Neuron* 2011, Apr 14;70(1):153–69.

47. Bragin A, Claeys P, Vonck K, Van Roost D, Wilson C, Boon P, Engel J. Analysis of initial slow waves (ISWS) at the seizure onset in patients with drug resistant temporal lobe epilepsy. *Epilepsia* 2007, Oct;48(10):1883–94.

48. Schevon CA, Ng SK, Cappell J, Goodman RR, McKhann G, Waziri A, et al. Microphysiology of epileptiform activity in human neocortex. *J Clin Neurophysiol* 2008, Dec;25(6):321–30.

MRI 阴性癫痫手术中的皮层功能定位

引言

应该从两方面确定癫痫治疗的切除范围：1. 切除引起癫痫发作的区域；2. 避免因切除功能区而引起功能缺损。为了尽可能控制癫痫发作，通常需要将切除范围扩大到病灶或致痫灶之外。致痫灶范围可能与功能区接近甚至重合，故而必须采取措施以将功能缺损的风险降到最低。尤其在 MRI 阴性患者中，大部分被切除的皮质可能结构正常甚至是有功能的。联络皮质的局限性切除通常并不会引起严重的神经学或认知损伤。然而，切除语言区、运动区或者感觉区能够引起一过性甚至永久性的功能缺失，任何时候都应该避免这种情况发生。单侧颞叶切除或在一小部分患者中引起记忆缺失，他们的记忆功能位于被切除的那侧半球。

因此，皮层功能定位非常重要，以避免切除及导致的功能缺失。第一步是解剖学上定位运动、感觉和语言区。然而考虑到这些区域位置的个人变异（图 13.1，也见于 Ojemann[1] 和 Nii[2] 等），为避免切除，患者术前需要接受详细定位。例如，避开感觉性语言区的解剖标志为距颞极 4~4.5cm（保留颞上回），但皮层功能定位偶尔会发现语言区位于 3cm 以内[3,4]。

对于 MRI 阴性或者阳性的癫痫患者和其他需要手术但没有癫痫的患者（肿瘤，动静脉畸形）来说，皮层功能定位的方法并无不同。通过颅内电极进行电刺激是传统的实现手段[5]。在非癫痫患者中，术中功能定位是优先选择，因为没必要对这些患者进行长期记录来明确癫痫发作。有证据显示功肉眼可见病灶的周围和内部有功能区重塑[6-10]，

提示有可察病灶患者的个人变异比影像正常患者的更大。然而，在本中心过去三年研究的患者中，MRI 阴性和阳性患者有一个显著的功能区分布重叠（图 13.1）。

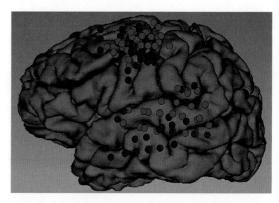

图 13.1　癫痫患者的功能去分布，伦敦 King's College Hospital 在过去三年对其进行了功能区测定。正常 MRI 表现的患者为红色，异常 MRI 表现的患者为蓝色。15 位患者的手、腕和手指的运动区分布中央前回皮层。8 位患者的 Wernicke's 区在一侧颞叶皮层。值得注意的是 MRI 阴性和阳性患者有一个显著的重叠。然而，有一些 MRI 阴性患者与其他有差异。每一个圆点对应了一个硬膜下电极电。（图片由 DrsSusana Sainz de la MazaCantero 和 Robert Morris 提供）

通过电刺激进行功能区定位

发展历史： 大脑功能定位很早就出现在对癫痫患者的研究中。在 20 世纪（请译者参考），癫痫并不被认为必须起源于大脑，分为原发（起源于脑）和继发（起源于其他器官并影响大脑，像先兆提示的那样起源于身体任何部位）。Hughlings Jackson 首次对大脑起源局灶性癫痫进行明确阐述。之后，对局灶

性癫痫的研究成为对皮层功定位理解的开始。Fritsch 和 Hitzig[11]，Ferrier[12] 和 Luciani[13] 第一次对功能区定位进行了实验研究。对动物运动皮层进行电刺激可以引出局部运动，而不断增大的刺激量可以引发局部运动性发作和大发作。从 1901 年到 1917 年，Sherrington 报导刺激猿类中央前回可以引出对侧肢体的运动，刺激额叶前外侧区域和枕叶距状沟可以引出眼球凝视。Vogt C 和 Vogt O[14] 发现刺激 Brodmann 6 区（4 区之前）可以引出眼球向对侧运动，而且在 6 区引发眼球运动需要更高的刺激强度，并能够通过切断 6 区和 4 区的纤维束来阻断。因此，他们描述 4 区为第一运动区，6 区细分为第二和第三运动区，并使用"偏转性（Adversive）"来描述对

侧眼球、耳朵和头的偏转，就像动物在看或者听刺激对侧的事物。Foerster[15] 发现高强度地刺激 6 区，5 区（顶）和 22 区（颞）引发双侧运动和偏转，并称为"锥体外系"，视其为第二运动区来同锥体束起始的第一运动区（4 区）相区分。Penfield 和 Jasper[5] 对癫痫患者进行术前功能区定位。他们证实作为第一运动皮层的 4 区（中央前回）和 1~3 区（中央后回）为人类的第一运动感觉皮层（图 13.2A）他们设计了著名的侏儒图（图 13.2B）而且描述了通过刺激辅助运动皮区和第二感觉区来阻断自主运动（图 13.2C）。他们强调了中央前区和中央后区的联系，形容两个区域都是感觉运动单元，这种观点进来为更多研究证实[16, 17]。

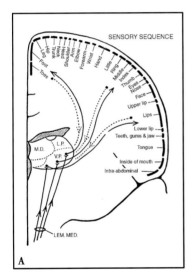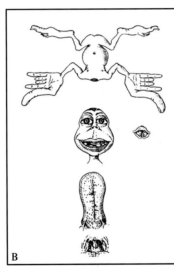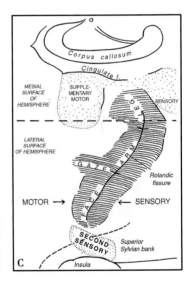

图 13.2　Penfield 和 Jasper 的图表显示了运动和躯体感觉区拓扑构图。（A）感觉顺序在中央后回皮层在大脑半球横切面上展示出。皮层中黑线的长度代表躯体每部分代表区的近似长度。（B）感觉和运动侏儒。直观体现了躯体每部分代表区域的顺序和相对尺寸，正如它们在中央区皮层的分布。（C）体感运动和感觉区图。额叶和顶叶区域扩展形成一张从胼胝体到岛叶的地图。因此，大脑半球的内侧面在上，侧裂内部在下，大脑凸面在二者中间。点状区域为辅助运动和感觉区和第二体感。中央区的体感运动区着以平行线。刺激后诱发凝视和头偏转的额叶动眼区标以"gaze 凝视"。经 Penfield 和 Jasper 同意转载[5]

　　主要步骤：通过电刺激识别和划定功能区的范围可以实现功能区定位。功能区定位可以在病房长程颅内电极记录和术中局麻状况下进行。功能区定位最好是在患者清醒放松状态下进行，全麻状态下运动反应会降低，

而增加刺激量会引起更大范围反应，因此得到的结果不如清醒患者精确。患者必须被告知可能发生的运动（如强迫运动，语言暂停）来缓解紧张情绪，可能诱发癫痫发作的风险也应予以告知。功能区定位最好是用片状电

极来确保足够的空间分辨率。用片状电极进行内侧颞叶刺激可能会痛，因为可能刺激邻近的颅神经。在不断增加刺激强度和时间时（尤其是两相 0.3~1ms 脉冲，0.5~15mA，50Hz，持续时间到 10s），电流可以通过邻近的成对电极，而同步脑电可以记录下非刺激电极点的电信号。刺激过程逐渐增加强度和时间，起始时以低强度（0.5mA）和短时间（1s），然后逐渐增加时间到 6~10s，然后增加强度后再逐步增加时间，以此往复（例如，0.5mA 1s，继而 0.5mA 3s，然后 0.5mA 6 秒，随后 1mA 1s 和 1mA 3s，等等）。刺激的时长和强度如此逐渐增加知道出现下述现象：

a. 刺激相关的阳性的临床指征或症状（反应）：刺激运动皮层引起对侧肢体运动，

简单强直动作，或者肌肉收缩。当体感皮层受刺激时，患者可能汇报对侧的感觉异常（刺痛、麻木、灼烧以及电流感）。当视觉皮层受到刺激。患者可能形容对侧视野的视觉症状（闪光、线、色彩、移动的图形）。

b. 刺激相关阴性临床反应：这些反应包括正常进行运动的中止。为了确认这些反应，患者必须进行相应活动。当运动性语言区受刺激时，言语中断。刺激运动前区和辅助运动区会出现运动中断，这可以表现为负性肌阵挛和手、肢体的下垂。

c. 刺激后在脑电记录上立刻出现后放电：刺激可以诱发简单的癫痫样放电或者发作期脑电节律（图 13.3）。他们通常短暂而且无症状。然而需要停止更高强度的刺激以

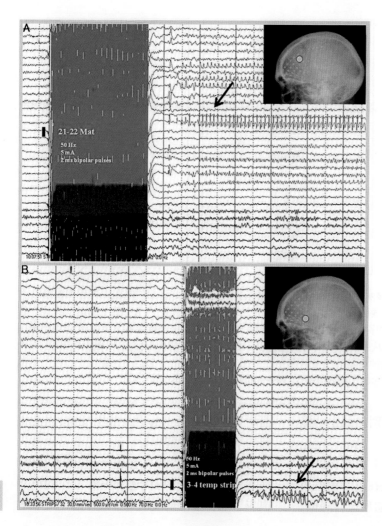

图 13.3 同一患者的两例后放电。通过外侧额叶硬膜下电极片和侧裂和中央 4 点条状电极进行功能区定位。（A）刺激片状电极的 21 和 22 点（X 线平片中圆圈区域）3s 引起临近电极持续数秒的后放电（箭头所示）。（B）刺激侧裂电极 3-4 点（X 线平片中圆圈区域）1.5s，在剩下的电极点诱发后放电（箭头所示）。注意大刺激会干扰脑电记录

免引起可能的更长时间后放电进而引起癫痫发作。这个现象在儿童中可能需要重新考虑（参见下文"儿童电刺激"）。

d. 刺激强度和时长到达上限，通常设为 7.5~15mA，6~10s。

功能区定位也可以通过深部电极进行。在空间分辨率方面逊于片状电极。但是可以用更小的强度检测同样的功能（一般到 3mA）。同样，用深部电极可使用 1Hz 刺激测试运动区和其下锥体束。

当刺激进行时，医务人员需要观察患者和脑电图是否出现临床反应或后放电。如果出现以下情况，为确保准确度，刺激需要在至少 30s 后重复进行。刺激效应是可重复的、短暂的，通常仅在刺激持续过程中或多几秒，除非诱发出癫痫发作。对定位电极点下的皮层运动、感觉和语言区来说，出现不伴随后放电的阳性或隐性的指征及症状是最好标志。但如果伴有后放电，相似的指征或症状的价值或大打折扣，他们可能是后放电引起的皮层活动表现，8% 的案例是自相对较远的受刺激皮层传播到这些区域的[18]，有可能导致错误的功能定位。功能性反应及后放电的阈值在每个刺激点都差异，可能有周期性的变化，也可能有日间波动，因此对每个测试点选择最佳的刺激强度很重要，需要根据上文所述步骤逐渐增强刺激。如果出现后放电，在同一位置可以以稍低的刺激重新刺激一遍，有时能够避免进一步后放电的产生，然后刺激可以逐渐增大到功能阈值。如有大范围后放电的患者，可以在刺激前使用低剂量的劳拉西泮或者地西泮。

阳性临床反应有时是刺激第二运动和感觉区引起的。刺激联络皮层而不是语言区，通常并不能引起临床反应。

这种步骤中电流强度的改变引起的反应的范围是非常局限的，在短距离内迅速衰减正如单因素模型[19] 和临床反应非常局限这个事实中表现，例如，当分开刺激电极仅仅几毫米反应会出现明显地改变或者消失。[20,21]

安全事项： 用于刺激的电流强度和脉冲时长是确定的，也可以表达为每位相或电流密度（每单位电极区域的电流）。更小的电极会产生更高的电流密度，这需要使用更小的电流强度来中和。使用 55uC/cm2/phase 的电流刺激不会引起病理性改变[22]，使用这之下电流强度刺激是安全的。在孩童的髓鞘发育不完全，高电流密度是必要的[22]。实际上，电流刺激的主要副作用是诱发癫痫发作，这本身也很有信息量（见下文）。在过去 20 年，笔者只见过一次在持续部分发作的儿童功能区定位中电刺激诱发出癫痫持续状态的。

推荐使用高频（500Hz）刺激运动皮层，可以诱发对侧肌肉电位同时减少诱发出癫痫的风险[23]。人类中还没有发现点燃效应（Kindling effect）。刺激阈值不会因持续的刺激而明显减少，高等灵长类没有发现新皮层点燃。除了电刺激引起的特殊安全问题，手术过程有主要的风险，这些与手术和颅内电极长期植入相关（感染，出血，硬膜下血肿）。

体感运动皮层定位： 刺激运动区引起对侧相应肢体或肌群强直或阵挛收缩和运动。同样的，刺激体感皮层引起对侧相应肢体的感觉异常，通常是刺痛，麻木，灼烧或者运动感。这种阳性的通常有具体位置，通常是手或一侧面部，因为这些区域在皮层有最大的代表区。这是 Penfield 用来设计侏儒的方法[5]。刺激同时引起感觉和运动是极少的，可能因为运动和感觉区混在一起或者刺激了邻近的第二皮层或联络纤维。在 25% 的案例中感觉反应可以通过刺激运动前区或者 vice versa 诱发出[5]。刺激刺激运动前区可以引起正在进行动作的中断和失张力[24]。这种运动暂停特别影响精细运动而且可以与对侧或同侧肌张力的侧增强或减弱。运动停止可以通过让患者在刺激期间进行阅读，如果阅读中断出现，可以重复刺激同时进行对侧轮替动作来区分负性运动反应和刺激语言区引起的言语暂停。刺激脸和手指之间的第一运动区以及这个区域之前的运动前区可以引起头眼向对侧偏转[5,25]。这些区域同样被称为额叶眼区。刺激口周运动区可以引出一种口、喉咽和呼吸肌收缩产生的低沉声音。呼吸暂停以往描述可以通过刺激感觉运动区的底部外侧区域诱发。[5]单侧刺激口、舌、和喉咙区域可以引起双册或对侧单侧反应。颈部运动（与偏转不同）可以通过刺激面部区域上下两个区域引出。

在人类中，辅助运动区是位于纵裂腿区之前的额上回背侧面。刺激这一区域可以引出恶心动作。（例如，这一区域也被称为辅助动眼区）除了复杂的运动和张力障碍姿势（通常双侧，包括头部旋转和肩肘的姿势），自主运动和语言的暂停或减慢、发声和感觉（躯体感觉，面热感，头部感觉，上腹部感觉或者不能描述的感觉，对侧或双侧腿部感觉），非自主改变（瞳孔放大和心率改变）和失语[5]。辅助运动区表现为躯体特定区的组织功能[26]。

运动（中央前回）和感觉（中央后回）侏儒是相似的平行分布的，除了没有头皮和生殖器运动代表区。刺激诱发对侧的感觉，除了刺激面部和舌部区域，这些区域是双侧的。刺激喉部区域也是双侧的。刺激舌头口部区域可以引起麻木或者刺痛，但不是味觉。侧裂上皮层有第二感觉区，包括中央前后区域。[5]刺激第二感觉区可以引起类似第一感觉区的简单反应，通常与运动意向或者失去力量有关，或者对侧区域暂时瘫痪（有时是同侧）。有趣的是，皮层刺激可以诱发患肢体感感觉[27]。

单个电脉冲可以引出非常局限的运动反应，通常局限在一个手指或肌肉[28]。

视觉皮层定位：刺激枕叶视觉皮层可以在对侧视觉区域诱发出光幻视（闪烁的光，跳动的光，星星，颜色，阴影和灰斑）或者视觉元素形状（线条，转动圆盘）。在人类，18和19区最容易放置硬膜下电极。矩状裂处的17区（第一视觉皮层）是很难到达的，除了黄斑，它的代表区在枕极。刺激颞枕区可以引起相反的运球运动。除了视觉皮层，切除应该避开视觉通路，比如视辐射和能被电刺激证实的其他连接[29]。

嗅觉和味觉：刺激沟回和附近的嗅球、杏仁核可以引出令人不快的味道。刺激岛叶可以引出难受的味觉[5]。

听觉皮层定位：刺激颞上回后半部分可以诱发出铃声、嗡嗡声或其他声音，或者听不到声音或者扭曲。声音在对侧或者双侧，刺激颞上回也能抑制听力[30]。

刺激岛叶（也见以下非自主功能）：看上去岛叶皮层与两个不同皮层网络相连接。一个内脏网络，它扩展到颞叶内侧结构。另一个是体感网络，到达腮盖皮层，相应地刺激岛叶前部或者后部可以诱发内脏或体感感觉[31]。

语言区定位：基于大脑病灶出现后产生失语这个基础，大脑负责语言功能的特殊区域是某种第一功能区得以确认。最初的发现显示额下回损伤可以引起说话和书写的扰乱[32]。有颞上回后部后部病灶的患者，会出现语言的分析和理解障碍[33]。本质上，被 Broca 描述的区域与言语产生有关（被称为 Broca 区或者运动性语言区），而被 Wernicke 描述的区域与语言理解相关（称为 Wernicke 区或者感觉性语言区）。在图 13.4 中展示了语言区的分布和联系。另外，电刺激定位显示颞底语言区是在梭状回，颞极之后 1~9cm[34]。事件相关电位[35]和功能神经影像[36]证明双侧颞底语言代表区。

通过 Wada 试验进行语言优势半球定侧是传统方法。定侧代替方法现在不断出现（见第 8 章）。

语言区定位而不是定侧，需要使用电刺激。刺激后语言反应通常是负性反应。刺激 Broca 区可以使正在进行的言语中断，刺激 Wernicke 区可以出现影响语言理解。因此，为了评估语言功能，患者必须在刺激时进行某种语言任务。不同皮层区域可以进行不同任务测试（表 13.1）。任务开始时进行刺激，患者在刺激过程中进行评估。如果言语被干扰，应该重复刺激加以确定。

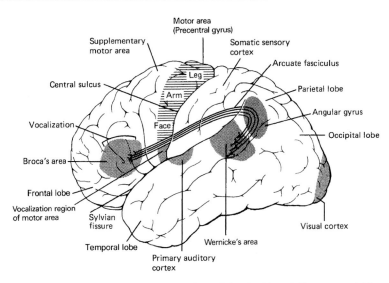

图 13.4　左侧大脑半球侧面图,标记区域为运动和语言相关主要区域。连接 Wernicke 区和 Broca 区的弓状束（图来自 Principles of Neural Science,第二版,由 ER Kandel 和 JH Schwartz 编辑,纽约 Elsevier, 1985,第 8 页,图 1–5）

表 13.1　不同语言任务的定位点

测评功能	位点辨析	测评功能	位点辨析
口面部序贯运动	包括额叶、颞叶和顶叶皮质在内的侧裂周边区域	听觉言语理解	STG 中后部, 颞叶底面皮层, STG 后部,额叶后下部皮层, STG,MTG 中部,额叶外侧及后下部皮层
言语自动（言语暂停）	包括额叶、颞叶和顶叶皮质在内的侧裂周边区域; 额叶后下部皮层; 颞叶基底面皮层; STG 后部; 顶下小叶及颞中回后上方（Wernicke 区）	短期言语记忆	颞顶外侧皮层（获取）额叶外侧皮层（检索）
复述	STG 后部	阅读（构句）	颞中回及顶下小叶
音素辨认	包括额叶、颞叶和顶叶皮质在内的侧裂周边区域,STG 中后部	阅读（语法）	额叶外下部,顶叶及颞叶皮层（视觉命名相关位点之前,较命名相关区域更广）,颞叶底部
视觉命名	颞叶后部皮层, 颞叶底面语言区, STG 后部, 颞叶中后部皮层	动词生成	额叶（距离视觉命名区域 1cm）,颞顶部皮层（与视觉命名位点无关）
听觉命名	颞叶外侧皮层, 前颞叶	书写	额叶后下方皮质,颞叶底面

经同意后摘引自 Hamberger 2007（39）;

STG:颞上回英文缩写;MTG:颞中回英文缩写

Broca 区的定位时,传统的方法包括遵嘱阅读、数数或者复述歌词,当需要检查与刺激有关的言语停顿时使用。Wernicke 区定位时,常沿用三种不同方法(图 13.5);也见于 Ojemann, 1981[37]:

a. 听力反应命名:在此机种患者听主要的描述("告诉我什么宠物能叫"等等)然后说出描述东西的名字。

b. 图片选择:在电刺激过程中,检查者说出一个词,刺激完成后患者需要在四张常见物体的图片中指出这个词的图片。

c. 视觉对抗命名:刺激中,向患者展示一种常见物体的图片并让其命名。

听觉和视觉任务应该在每一个患者都使用,相对于视觉命名点(图片选择和视觉对

▶ AUDITORY RESPONSIVE NAMING

stimulate for five seconds - - - - - - - - - - - |

Tell me what's a barking pet?   *"Dog"*

▶ PICTURE SELECTION

stimulate for five seconds - - - - - - - - - - - |

Can you point to the sailboat?   *"There it is"*

▶ VISUAL CONFRONTATION NAMING

stimulate for five seconds - - - - - - - - - - - |

What is this?   *"Key"*

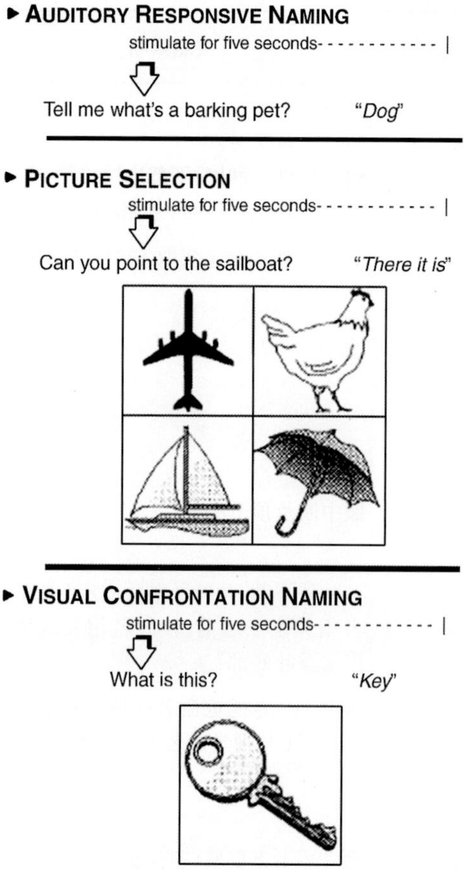

图 13.5 常用的确认 Wernicke 区的范例。显示语言任务和刺激的时间关系。向下箭头提示电刺激开始。图片经 Malow 等同意转载

抗命名),对听觉命名点的干扰(听觉反应命名)在颞叶更前端[38,39]。

最近也建议用其他试验来评估 Broca 和 Wernicke 区,包括自发语言,复述单词,物体描述,阅读,理解和动词生成[39]。这些任务的结果指向与传统方法确定的接近却不相同的脑区域。然而,用于患者的任务数需要限制。每个个案需要选择与临床关系最紧密的任务。

对颞底语言区的电刺激引发一系列反应,包括从高强度刺激中完整表达、理解和复述缺陷到低强度刺激中的命名性失语和其他失语症状[40,41]。

电刺激行为本质上像是短暂可逆的病灶,这种障碍在切除后也会出现,现在被认为是定位语言区的金标准[37,39]。儿童语言区定位的难度会在其他地方评论[42]。

新的无创功能检查方法(PET, MEG, fMRI)在语言方面涉及大脑大块区域。例如,尽管颞上回是分析语言声音,其他颞顶区是语言理解必需的。这些区域包括颞中回,颞下回,梭状回和角回(Broadmann 20 21 27 36 39 区)。在语法形成中,位于额下回的不同区域起作用(Broadmann44, 45, 47 区)。电刺激和 DTI 可以确认弓状纤维(链接 Broca 和 Wernicke 区),两种方法能很好地定位前面语言区,但是对于后面语言区效果较差,提示后面的语言区也许更加分散[43]。

自主神经功能:刺激侧裂上区和岛叶引起自主神经改变,比如流涎,味觉和不正常感觉(恶心,胃气上升)。刺激辅助运动区可以引起瞳孔和心率改变。

记忆定位:近期记忆是双侧半球独立产生的,尤其是双侧半球的颞叶内侧结构[44,45]尽管颞叶新皮层也起作用[46-48],尤其是优势半球语言记忆[49,50]。有时记忆过程被定侧到计划切除的一侧而且这些定位区域是记忆需要的。这需要在记忆任务中对刺激进行计时以确定是否记忆的减退表现与电刺激相关。这些试验是很耗时间的[51],而且现在

也没有标准化。记忆定位限制在 Wada 试验失败的患者(见下文)或者那些生活严重依赖良好记忆的患者[52]。在这些患者,可以裁剪式切除来分开外侧颞叶记忆区和海马前部[48,49]。

刺激颞叶(非内侧)可以引起记忆重现和混乱,如似曾相识感[5]。Feindel 和 Penfield 发现刺激人海马附近引起记忆编码暂停[53]。然而,刺激单侧颞叶内侧结构引起的记忆表现的打断只发生在很少的患者中而且需要引发出刺激后放电[54,55]。尽管如此,用持续 3~50s 的电脉冲刺激双侧颞叶内侧结构可以引起短暂失忆[56-58]。因此,这些早期研究发现为了产生对记忆的影响,需要进行单侧刺激出后放电或者双侧刺激。之后的研究证明以产生后放电以下的电流刺激颞叶内侧结构可以引起记忆重认试验中的特定缺陷,在单侧单点刺激[51,59,60]或双侧[61]都会出现。最近,Lacruz 和学者们[45]明确了即使对双侧海马的一个单脉冲刺激足以引起记忆缺陷,单侧不行。刺激优势半球颞叶外侧新皮层可以引起语言记忆错误[52]。记忆是个复杂过程,包含一系列的位置和任务。因此电刺激记忆定位没有标准,刺激策略在其他文献可以找到[63,64]。

电刺激定位的指征:功能定位的主要指征是计划切除的区域邻近第一运动、感觉或语言区。对于语言试验,优势半球定侧要先于刺激(见第 8 章)。定位的需要在评估标准颞叶切除术中是有争议的,因为标准颞叶切除在优势半球范围更小。据我们经验,Wernicke 区的语言功能定位在颞叶外侧癫痫患者是有用的,尤其是当致痫灶比较靠后。

术中术后功能定位比较:局麻下术中定位需要患者配合,环境困难,通常时间限制在 1 小时。术中定位在孩童和听力障碍患者中很难进行。这些患者和需要长程颅内脑电记录的患者,定位在检测过程中会更准确,一次或多次进行数小时,允许重复试验

以得到可靠结果。术中定位需要同步即时脑电监测以记录后放电,从而避免对手术室中开颅患者诱发出癫痫发作。这种情况下尽量减少后放电阈值之上的刺激。术中功能区定位的记录方法与病房记录方法相似。然而不同中心的术中定位方法有所差别。患者和术者都回避清醒开颅。在本中心,我们倾向于在连续两天进行这个步骤。第一天,全麻下开颅关颅;第二天,局麻下重新开颅,将电极片放到皮层,电刺激功能区定位然后裁剪式切除。在切除中需要最终功能评估。其他中心倾向于一次完成全部步骤,包括全麻和局麻阶段。这种方法下,患者清醒时保持气道通畅是有难度的。侧卧和丙泊酚麻醉可能会有所帮助[65]。丙泊酚和美托咪定镇静在患者转醒中应用成功[55]。术中、术后定位应相互补充[67]。

儿童电刺激

实验和临床证据提示未成熟大脑神经有可塑性,可以在脑损伤后出现功能重塑[68-70]。6~7 岁前行优势半球切除语言可以转移到对侧半球并能够完全恢复[69,71]。然而,切除第一运动区会产生永久运动障碍,尤其是影像手部精细动作。儿童髓鞘不完整,功能区定位应该小心,因为相比成人他们通常需要更高的刺激强度和脉冲时间。十岁以下儿童的后放电阈值通常比功能反应的低。感觉或语言区的确认因为不能配合而无法在新生儿、幼儿和 4 岁以下儿童中进行。体感诱发电位在这个年龄段更有用。儿童功能区定位的难度称为共识[72-74]。

非电刺激功能区定位

使用电刺激进行功能区定位有许多方案。记录皮层表面诱发的反应被用于定位体感皮层[75-79],听觉区[80]和运动皮层[81]。皮层刺激诱发肌肉反应用于确定运动皮层[79,82,83]。功能活动相关快节律越来越多地应用于确定涉及到运动感觉语言和认知功能的区域,但

它们的效果仍在评估[84-89]。一些令人鼓舞的报道提示瞬间磁刺激可以用于非侵入性功能区定位[90]。脑磁图反应可以用来定位体感运动皮层[91]和语言区[92,93]。神经影像和 Wada 试验在功能区定位的应用在第 8 章论述。显然大部分技术是互补的而非排他。

电刺激确认致痫灶皮层

功能区定位的电刺激参数经常诱发脑电图上癫痫样放电或者其他发作节律。很多术语用于描述这些反应：后放电，电诱发癫痫，脑电图癫痫和亚临床癫痫。后两个词不准确，因为脑电图癫痫和亚临床癫痫可以自发产生，而这些放电未必没有临床症状。后放电通常持续几秒钟，倾向于局限在皮层刺激点周围。在这些情况下，如果在非功能区通常没有临床症状。然而，如果后放电传播到功能区皮层，他们的存在会影响功能区定位，因为临床征象可能源于后放电影响功能区而不是电刺激的直接局部效应。有时后放电持续时间常并扩展到更大范围，有时诱发明显临床发作，伴有意识损害，感觉或运动症状或者其他发作症状。使用后放电确定致痫灶范围很有争议[94-96]。后放电可以在癫痫起始灶之外诱发出来，它们的存在并不是致痫灶的明确标识。在早期的研究中，人们认为刺激出最长时间后放电或唯一后放电的区域在 75% 的案例中是自主发作起始区[5]。一个包含 133 例颞叶癫痫患者的研究证实自主发作和后放电有 77% 的吻合度[97]。另一项126 例的研究发现在 88% 的颞叶癫痫、92% 的额叶癫痫及全部后头部癫痫中病灶和后放电在拓扑构图中有一致性，所有病例中有 38 例为单一病灶[96]。刺激后引起惯常先兆或发作可能是癫痫起源的更可靠标识。一项72 例的研究报道了自主发作起始区和刺激后诱发惯常先兆或发作区域有密切关系，尤其是对于内侧颞叶癫痫[98]。

最低强度刺激产生后放电的区域（最低后放电阈值）并不能可靠预示着自然发作起始部位[98]。后放电阈值通常会在癫痫起始区降低但在 25% 的患者中反而升高[96]，可能是因为某些病理改变导致神经元缺失。而且，后放电的激发也能改变其自身阈值[94]。

有趣的是，一个 1ms 的单刺激可以引起脑电反应，这能帮助确定致痫皮层[99]。

如何处理癫痫起源于功能区的情况

中央前回运动区的切除会造成对侧肢体对应肌群的瘫痪。对上肢来说，肩膀、胳膊和手的大体运动可以几个月后恢复，但手指精细动作极少恢复。下肢部分的切除会引起部分瘫痪。面部区域的切除会引起脸的下半部分面瘫，但通常不会影响额部和闭眼，这与颅神经或核团的病灶有所不同。切除颈部或躯干区域不会引起明显瘫痪。切除儿童运动皮层会引起与成人相似的功能缺陷，此外还可以影响对应区域的生长。有报道称一过性动眼神经麻痹与额叶眼区的病灶相关[100,101]。移除手的体感运动区引起的不便通常比预想的要大。切除第二感觉区通常不会引起障碍。辅助运动区的切除并不引起明显的永久缺陷。已有报道，切除辅助运动区后出现一过性失语（优势半球手术）对侧偏瘫、失用，或者对侧运动缓慢或强握（抓到物体后难以松开）[5,102]。6~7 岁之前手术引起的语言障碍可以完全恢复（如上）。一侧听觉区的切除通常不引起障碍，因为听觉是双侧支配。故而听觉皮层附近的病灶可以不经功能定位直接切除[103]，尤其是在非优势半球侧。切除矩状裂周围的第一视觉皮层（17 区）会引起对侧视野偏盲。切除其他视觉区引起的缺陷不可预测，因为他们能接受双侧的信号。对侧视野缺陷有时是由切除颞叶损伤视辐射引起的。

通常认为，一旦重要皮层位置确认后，切除范围应该至少距离这些功能皮层 0.5~1 厘米。功能定位在标准前颞叶切除手术中的作用是有争议的,为避开语言区,在优势半球切除范围要小(限制在距离颞极 4 厘米)。然而,在小部分切除的患者皮层中存在语言区[104],而且在这种标准切除后出现一过性失语[105]。这提示术中功能定位能够帮助避免右利手患者右侧切除后的语言障碍,这些患者有发作性语言和语言功能 MRI 右侧活跃[106]。

半球凸面功能区皮层起源的癫痫患者可以进行软膜下横切[107],这能在保留功能的同时缓解 33%~80% 患者的癫痫发作[108-111]。

评估

脑电图记录结合硬膜下电极的功能定位是一种广泛应用的技术,可以进行裁剪式、最大范围地切除致痫灶同时减少功能损伤[111]。然而很难对这些预防功能缺陷措施的效果进行评估,没有进行预防的患者中可能会出现这些缺陷,并且对照研究是不道德的。经过系统功能定位,切除第一运动区能够治愈癫痫并且避免功能障碍[113],或者在少数患者中引起轻微缺陷[10]。

至于未进行功能定位而实施的颞叶切除,当该手术在患者的优势半球进行时,并未观察到语言功能的受损[4],亦无轻微的命名不能,尤其当患者的癫痫属于迟发性时,情况更是如此[114]。偶尔,当优势半球位于右侧时,在该侧进行颞叶切除可能导致失语[115]。

临床病例

患者没有相关病史和家族史,首次发作在 29 岁。自述在第一次发作时,夜间醒来,伴有眩晕感及不适感。约 1 年后睡眠中出现惊厥性发作,并在接下来的 2 年中有严重部分性发作。诊断为癫痫。3 年无发作,直到出现另一次强直阵挛发作,并开始每日发作。惊厥性发作消失后仍然出现复杂部分性发作,自我描述如下:他思维混乱并试图摆脱这种状况,向外走,有似曾相识感,对周围事物失去感知,据他妻子描述有舔嘴唇和摩挲

手指动作。MRI 正常。但是 FDG-PET 检查显示左侧颞叶代谢减低。

间期脑电显示左侧颞叶背景活动减弱,可见尖波。一次复杂部分性发作,表现为头非强制性左偏,发作末期言语困难。发作期左侧颞叶脑电活动显著减慢,尽管是在 δ 频谱并且比在海马硬化应还位置靠后,可能提示是颞叶外侧发作。

患者同意通过硬膜下电极行颅内脑电监测(图 13.6)。范围包括了上面颞叶外侧发作和发作后失语所提示的区域。这样为语言区定位提供足够的空间取点,并且能够发现外侧颞叶癫痫发作。两次复杂部分性发作合并一次继发发作,发作起源在左侧前方颞叶下条状电极的内侧触点。单脉冲电刺激显示前方颞叶下电极的触电有延迟反应。语言区定位结果和听觉反应在图 13.6 中展示。Wernicke 区远离致痫灶和延迟反应区,故决定行左侧颞叶切除。

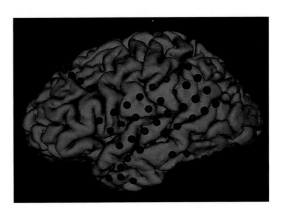

图 13.6 使用硬膜下电极进行颅内视频脑电记录。通过左侧开颅,植入一 32 导的片状电极,覆盖左侧颞叶外侧面和侧裂上区域,此外还有四枚 8 导的条状硬膜下电极,分别位于额部、前颞部、后颞部和枕部。通过相邻的电极进行听觉反应性的命名方式完成言语功能定位。对图中标蓝的触点进行 2.5mA 的刺激时,出现命名的障碍,故而推断这些触点位于 Wernicke 区。对片状电极的触点 7-8(后上角)进行刺激,证明亦与命名障碍有关,但是所需要的强度较高(7.5mA),故而认为其邻近但不属于语言区。片状电极的触点从 1 到 32 排列,电极片的前上角为触点 1,而后上角为触点 8

参考文献

1. Ojemann GA, Sutherling WW, Lesser RP, Dinner DS, Jayakar P, Saint-Hilaire JM (1993). Cortical stimulation. In Surgical Treatment of the Epilepsies, second edition. Edited by Engel J, Jr. Raven Press Ltd (New York), pp. 399–414.

2. Nii Y, Uematsu S, Lesser RP, Gordon B. Does the central sulcus divide motor and sensory functions? Cortical mapping of human hand areas as revealed by electrical stimulation through subdural grid electrodes. *Neurology*. 1996;46:360–7.

3. Barbaro NM, Walker JA, Laxer KD. Temporal lobectomy and language function. *J Neurosurg*. 1991 Nov;75(5):830–1.

4. Hermann BP, Wyler AR, Somes G. Language function following anterior temporal lobectomy. *J Neurosurg*. 1991 Apr;74(4): 560–6.

5. Penfield W, Jasper H (1954). Epilepsy and the Functional Anatomy of the Human Brain. Little, Brown and Company (Boston).

6. Little AS, Ng YT, Kerrigan JF, Treiman DM, Fram E, Rekate HL. Anterior motor strip displacement in a boy with right frontal gray matter heterotopia undergoing epilepsy surgery. *Epilepsy Behav*. 2007 Sep;11(2):241–6. Epub 2007 Jul 27.

7. Breier JI, Castillo EM, Simos PG, Billingsley-Marshall RL, Pataraia E, Sarkari S, Wheless JW, Papanicolaou AC. Atypical language representation in patients with chronic seizure disorder and achievement deficits with magnetoencephalography. *Epilepsia*. 2005 Apr;46(4):540–8.

8. Kirsch HE, Sepkuty JP, Crone NE. Multimodal functional mapping of sensorimotor cortex prior to resection of an epileptogenic perirolandic lesion. *Epilepsy Behav*. 2004 Jun;5(3): 407–10.

9. Duffau H, Capelle L. Functional recuperation following lesions of the primary somatosensory fields. Study of compensatory mechanisms. *Neurochirurgie*. 2001 Dec;47(6):557–63. [Article in French.]

10. Devaux B, Chassoux F, Landré E, Turak B, Daumas-Duport C, Chagot D, Gagnepain JP, Chodkiewicz JP. Chronic intractable epilepsy associated with a tumor located in the central region: functional mapping data and postoperative outcome. *Stereotact Funct Neurosurg*. 1997;69(1–4 Pt 2):229–38.

11. Fritsch G, Hitzig E. Ueber die elektrische Erregbarkeit des Grosshirns. *Arch Anat Physiol*. 1870;37:300–32.

12. Ferrier D. Experimental researches in cerebral physiology and pathology. *West Riding Lunatic Asylum Medical Reports*. 3:30–96.

13. Luciani L. Sullo patogenesi della epilessia studio critico sperimentale. *Revista Sperimentale Di Freniatria E Di Medicina Legale*. 1878;4:617–46.

14. Vogt C, Vogt O. Die vergleichendarkitektonische und die vergleichend-reizphysiologische Felderung der Grosshirnrinde unter besonderer Berücksichtigung der menschlichen. *Naturwissenschaften*. 1926;14:1190–4.

15. Foerster O. The motor cortex in man in the light of Hughlings Jackson's doctrines. *Brain*. 1936;59:135–59.

16. Matelli M, Luppino G. Parietofrontal circuits: parallel channels for sensory-motor integrations. *Advances in Neurology*. 2000; 84:51–61.

17. Freund HJ. Sensorimotor processing in parietal neocortex. *Adv Neurol*. 2000;84:63–74.

18. Blume WT, Jones DC, Pathak P. Properties of after-discharges from cortical electrical stimulation in focal epilepsies. *Clin Neurophysiol*. 2004 Apr; 115(4):982–9.

19. Nathan SS, Sinha SR, Gordon B, Lesser RP, Thakor NV. Determination of current density distributions generated by electrical stimulation of the human cerebral cortex. *Electroencephalogr Clin Neurophysiol*. 1993 Mar; 86(3):183–92.

20. Lesser RP, Lüders H, Klem G, Dinner DS, Morris HH, Hahn J. Cortical afterdischarge and functional response thresholds: results of extraoperative testing. *Epilepsia*. 1984 Oct;25(5):615–21.

21. Sutherling WW, Risinger MW, Crandall PH, Becker DP, Baumgartner C, Cahan LD, Wilson C, Levesque MF. Focal functional anatomy of dorsolateral frontocentral seizures. *Neurology*. 1990 Jan; 40(1):87–98.

22. Gordon B, Lesser RP, Rance NE, Hart J Jr, Webber R, Uematsu S, Fisher RS. Parameters for direct cortical electrical stimulation in the human: histopathologic confirmation. *Electroencephalogr Clin Neurophysiol*. 1990 May; 75(5):371–7.

23. Usui N, Terada K, Baba K, Matsuda K, Tottori T, Umeoka S, Mihara T, Nakamura F, Usui K, Inoue Y. Extraoperative functional mapping of motor areas in epileptic patients by high-frequency cortical stimulation. *J Neurosurg*. 2008 Oct;109(4):605–14.

24. Lüders HO, Lesser RP, Dinner DS, Morris HH, Wyllie E, Godoy J, Hahn JH (1992). A Negative Motor Response Elicited by Electrical Stimulation of the Human Frontal Cortex. In Advances in Neurology, volume 57. Edited by Chauvel P, Delgado Escueta AV, Halgren E, Bancaud J. Raven Press (New York), pp. 149–57.

25. Schlag J, Schlag-Rey M (1992). Neurophysiology of Eye Movements. In Advances in Neurology, volume 57. Edited by Chauvel P, Delgado Escueta AV, Halgren E, Bancaud J. Raven Press (New York), pp. 149–57.

26. Dinner DS and Lüders HO (1995). Human Supplementary Sensorimotor Area: Electrical Stimulation and Movement-related Potential Studies. Advances in Neurology, volume 66. Edited by Jasper HH, Riggio S, Goldman-Rakic PS. Raven Press (New York), pp. 261–71.

27. Ojemann JG, Silbergeld DL. Cortical stimulation mapping of phantom limb rolandic cortex. Case report. *J Neurosurg*. 1995

Apr;82(4):641–4.

28. Valentín A, Alarcón G, García-Seoane JJ, Lacruz ME, Nayak SD, Honavar M, Selway RP, Binnie CD, Polkey CE. Single-pulse electrical stimulation identifies epileptogenic frontal cortex in the human brain. *Neurology*. 2005 Aug 9;65(3):426–35.

29. Mandonnet E, Gatignol P, Duffau H. Evidence for an occipito-temporal tract underlying visual recognition in picture naming. *Clin Neurol Neurosurg*. 2009 Sep; 111(7):601–5. Epub 2009 May 2.

30. Fenoy AJ, Severson MA, Volkov IO, Brugge JF, Howard MA 3rd. Hearing suppression induced by electrical stimulation of human auditory cortex. *Brain Res*. 2006 Nov;1118(1):75–83.

31. Ostrowsky K, Isnard J, Ryvlin P, Guénot M, Fischer C, Mauguière F. Functional mapping of the insular cortex: clinical implication in temporal lobe epilepsy. *Epilepsia*. 2000 Jun;41(6): 681–6.

32. Broca, P. Nouvelle observation d'aphémie produite par une lésion de la moitié postérieure des deuxième et troisième circonvolution frontales gauches. *Bulletin de la Société Anatomique*. 1861;36:398–407.

33. Wernicke C (1874). *Der Aphasische Symtmenkomplex. Eine Psychologische Studie auf Anatomischer Basis*. M Cohn und Weigart (Breslau).

34. Koubeissi MZ, Lesser RP, Sinai A, Gaillard WD, Franaszczuk PJ, Crone NE. Connectivity between perisylvian and bilateral basal temporal cortices. *Cerebral Cortex*. April 2012;22:918–25.

35. Nobre AC, Allison T, McCarthy G. Word recognition in the human inferior temporal lobe. *Nature*. 1994;372:260–3.

36. Sharp DJ, Scott SK, Wise RJ. Retrieving meaning after temporal lobe infarction: the role of the basal language area. *Ann Neurol*. 2004;56:836–46.

37. Ojemann GA. Electrical stimulation and the neurobiology of language. *The Behavioural and Brain Science*. 1981;2:221–30.

38. Malow BA, Blaxton TA, Sato S, Bookheimer SY, Kufta CV, Figlozzi CM, Theodore WH. Cortical stimulation elicits regional distinctions in auditory and visual naming. *Epilepsia*. 1996 Mar;37(3):245–52.

39. Hamberger MJ. Cortical language mapping in epilepsy: a critical review. *Neuropsychol Rev*. 2007 Dec;17(4):477–89.

40. Lüders H, Lesser RP, Hahn J, Dinner DS, Morris H, Resor S, Harrison M. Basal temporal language area demonstrated by electrical stimulation. *Neurology*. 1986;36:505–10.

41. Lüders H, Lesser RP, Hahn J, Dinner DS, Morris HH, Wyllie E. Basal temporal language area. *Brain*. 1991;114(Pt 2):743–54.

42. Schevon CA, Carlson C, Zaroff CM, Weiner HJ, Doyle WK, Miles D, Lajoie J, Kuzniecky R, Pacia S, Vazquez B, Luciano D, Najjar S, Devinsky O. Pediatric language mapping: sensitivity of neurostimulation and Wada testing in epilepsy surgery. *Epilepsia*. 2007 Mar;48(3):539–45.

43. Diehl B, Piao Z, Tkach J, Busch RM, LaPresto E, Najm I, Bingaman B, Duncan J, Lüders H. Cortical stimulation for language mapping in focal epilepsy: correlations with tractography of the arcuate fasciculus. *Epilepsia*. 2010 Apr;51(4):639–46. Epub 2009 Dec 7.

44. Lacruz ME, Alarcón G, Akanuma N, Lum FC, Kissani N, Koutroumanidis M, Adachi N, Binnie CD, Polkey CE, Morris RG. Neuropsychological effects associated with temporal lobectomy and amygdalohippocampectomy depending on Wada test failure. *J Neurol Neurosurg Psychiatry*. 2004 Apr;75(4):600–7.

45. Lacruz ME, Valentín A, Seoane JJ, Morris RG, Selway RP, Alarcón G. Single pulse electrical stimulation of the hippocampus is sufficient to impair human episodic memory. *Neuroscience*. 2010 Oct 13; 170(2):623–32.

46. Fedio P, van Buren J. Memory deficits during electrical stimulation of speech cortex in conscious man. *Brain Lang*.

1974:1:29–42.

47. Ojemann GA. Organization of short-term verbal memory in language areas of human cortex: evidence from electrical stimulation. *Brain Lang*. 1978 May;5(3):331–40.

48. Ojemann GA, Creutzfeldt O, Lettich E, Haglund MM. Neuronal activity in human lateral temporal cortex related to short-term verbal memory, naming and reading. *Brain*. 1988 Dec;111(Pt 6):1383–403.

49. Ojemann GA, Dodrill CB. Verbal memory deficits after left temporal lobectomy for epilepsy. Mechanism and intraoperative prediction. *J Neurosurg*. 1985 Jan;62(1):101–7.

50. Akanuma N, Reed LJ, Marsden PK, Jarosz J, Adachi N, Hallett WA, Alarcón G, Morris RG, Koutroumanidis M. Hemisphere-specific episodic memory networks in the human brain: a correlation study between intracarotid amobarbital test and [(18)F]FDG-PET. *J Cogn Neurosci*. 2009 Mar;21(3):605–22.

51. Coleshill SG, Binnie CD, Morris RG, Alarcón G, van Emde Boas W, Velis DN, Simmons A, Polkey CE, van Veelen CW, van Rijen PC. Material-specific recognition memory deficits elicited by unilateral hippocampal electrical stimulation. *J Neurosci*. 2004 Feb;24(7):1612–6.

52. Delgado Escueta AV, Treiman DM, Walsh GO. The treatable epilepsies (second of two parts). *N Engl J Med*. 1983 Jun;308(26): 1576–8, 1579–84.

53. Feindel W, Penfield W. Localization of discharge in temporal lobe automatism. *AMA Arch Neurol Psychiatry*. 1954 Nov;72(5):603–30.

54. Bickford RG, Mulder DW, Dodge HW Jr, Svien HJ, Rome HP. Changes in memory function produced by electrical stimulation of the temporal lobe in man. *Res Publ Assoc Res Nerv Ment Dis*. 1958; 36:227–40; discussion, 241–3.

55. Halgren E, Wilson CL. Recall deficits produced by after-discharges in the human hippocampal formation and amygdala. *Electroencephalogr Clin*

Neurophysiol. 1985:61:375–80.

56. Brazier MAB (1966). Stimulation of the Hippocampus in Man Using Implanted Electrodes. In RNA and Brain Function, Memory and Learning. Edited by Brazier MAB. University of California Press (Berkeley, CA), pp. 299–310.

57. Chapman LF, Walter RD, Markham CH, Rand RW, Crandall PH. Memory changes induced by stimulation of hippocampus or amygdala in epilepsy patients with implanted electrodes. *Trans Am Neurol Assoc.* 1967:92:50–6.

58. Ervin FR, Mark VH, Stevens J. Behavioral and affective responses to brain stimulation in man. *Proc Annu Meet Am Psychopathol Assoc.* 1969;58:54–65.

59. Lee GP, Loring DW, Flanigin HF, Smith JR, Meador KJ. Electrical stimulation of the human hippocampus produces verbal intrusions during memory testing. *Neuropsychologia.* 1988:26:623–7.

60. Lee GP, Loring DW, Smith JR, Flanigin HF. Material-specific learning during electrical stimulation of the human hippocampus. *Cortex.* 1990; 26:433–42.

61. Halgren E, Wilson CL, Stapleton JM. Human medial temporal lobe stimulation disrupts both formation and retrieval of recent memories. *Brain Cogn.* 1985; 4:287–95.

62. Perrine K, Devinsky O, Uysal S, Luciano DJ, Dogali M. Left temporal neocortex mediation of verbal memory: evidence from functional mapping with cortical stimulation. *Neurology.* 1994 Oct;44(10):1845–50.

63. Perrine K, Uysal S, Dogali M, Luciano DJ, Devinsky O. Functional mapping of memory and other nonlinguistic cognitive abilities in adults. *Adv Neurol.* 1993;63:165–77.

64. Thompson RF. In search of memory traces. *Annu Rev Psychol.* 2005;56:1–23.

65. Ojemann GA (1997). Intraoperative Methods. In Epilepsy: A Comprehensive Textbook. Edited by Engel J, Jr, Pedley TA. Lippincott-Raven

Publishers (Philadelphia), pp. 1777–83.

66. Souter MJ, Rozet I, Ojemann JG, Souter KJ, Holmes MD, Lee L, Lam AM. Dexmedetomidine sedation during awake craniotomy for seizure resection: effects on electrocorticography. *J Neurosurg Anesthesiol.* 2007 Jan;19(1):38–44.

67. Gil Robles S, Gelisse P, Vergani F, Moritz-Gasser S, Rigau V, Coubes P, Crespel A, Duffau H. Discrepancies between preoperative stereo-encephalography language stimulation mapping and intraoperative awake mapping during resection of focal cortical dysplasia in eloquent areas. *Stereotact Funct Neurosurg.* 2008;86(6):382–90. Epub 2008 Nov 25.

68. Rasmussen T, Milner B. The role of early left-brain injury in determining lateralization of cerebral speech functions. *Ann N Y Acad Sci.* 1977 Sep 30;299:355–69.

69. Smith A, Sugar O. Development of above normal language and intelligence 21 years after left hemispherectomy. *Neurology.* 1975 Sep;25(9):813–18.

70. Villablanca JR, Hovda DA, Jackson GF, Gayek R. Neurological and behavioral effects of a unilateral frontal cortical lesions in fetal kittens. I. Brain morphology, movement, posture, and sensorimotor tests. *Behav Brain Res.* 1993 Oct 21; 57(1):63–77.

71. Shields WD, Peacock WJ, Roper SN. Surgery for epilepsy. Special pediatric considerations. *Neurosurg Clin N Am.* 1993 Apr;4(2):301–10.

72. Jayakar P, Duchowny M (1997). Invasive EEG and Functional Cortical Mapping. In Paediatric Epilepsy Syndromes and their Surgical Treatment. Edited by Tuxhorn I, Holthausen H, Boenigk H. John Libbey (London), pp. 547–56.

73. Chitoku S, Otsubo H, Harada Y, Jay V, Rutka JT, Weiss SK, Abdoll M, Snead OC 3rd. Extraoperative cortical stimulation of motor function in children. *Pediatr Neurol.* 2001 May;24(5):344–50.

74. Gallentine WB, Mikati MA. Intraoperative electro-corticography and cortical stimulation in children. *J Clin Neurophysiol.* 2009 Apr;26(2): 95–108.

75. Gregorie EM, Goldring S. Localization of function in the excision of lesions from the sensorimotor region. *J Neurosurg.* 1984 Dec;61(6):1047–54.

76. Goldring S, Gregorie EM. Surgical management of epilepsy using epidural recordings to localize the seizure focus. Review of 100 cases. *J Neurosurg.* 1984 Mar;60(3): 457–66.

77. Sutherling WW, Crandall PH, Darcey TM, Becker DP, Levesque MF, Barth DS. The magnetic and electric fields agree with intracranial localizations of somatosensory cortex. *Neurology.* 1988 Nov;38(11):1705–14.

78. Wood CC, Spencer DD, Allison T, McCarthy G, Williamson PD, Goff WR. Localization of human sensorimotor cortex during surgery by cortical surface recording of somatosensory evoked potentials. *J Neurosurg.* 1988 Jan;68(1):99–111.

79. Neuloh G, Pechstein U, Cedzich C, Schramm J. Motor evoked potential monitoring with supratentorial surgery. *Neurosurgery.* 2007 Jul;61(1 Suppl):337–46; discussion, 346–8.

80. Sinai A, Crone NE, Wied HM, Franaszczuk PJ, Miglioretti D, Boatman-Reich D. Intracranial mapping of auditory perception: event-related responses and electrocortical stimulation. *Clin Neurophysiol.* 2009 Jan;120(1): 140–9.

81. Yazawa S, Ikeda A, Terada K, Mima T, Mikuni N, Kunieda T, Taki W, Kimura J, Shibasaki H. Subdural recording of Bereitschaftspotential is useful for functional mapping of the epileptogenic motor area: a case report. *Epilepsia.* 1997 Feb; 38(2):245–8.

82. Mikuni N, Okada T, Taki J, Matsumoto R, Nishida N, Enatsu R, Hanakawa T, Ikeda A, Miki Y, Urayama S, Fukuyama H, Hashimoto N. Fibers from the dorsal premotor cortex elicit

motor-evoked potential in a cortical dysplasia. *Neuroimage.* 2007 Jan;34(1):12–18.

83. Kikuchi T, Matsumoto R, Mikuni N, Yokoyama Y, Matsumoto A, Ikeda A, Fukuyama H, Miyamoto S, Hashimoto N. Asymmetric bilateral effect of the supplementary motor area proper in the human motor system. *Clin Neurophysiol.* 2012 Feb;123(2): 324–34.

84. Brunner P, Ritaccio AL, Lynch TM, Emrich JF, Wilson JA, Williams JC, Aarnoutse EJ, Ramsey NF, Leuthardt EC, Bischof H, Schalk G. A practical procedure for real-time functional mapping of eloquent cortex using electrocorticographic signals in humans. *Epilepsy Behav.* 2009 Jul;15(3):278–86.

85. Hill NJ, Gupta D, Brunner P, Gunduz A, Adamo MA, Ritaccio A, Schalk G. Recording human electrocorticographic (ECoG) signals for neuroscientific research and real-time functional cortical mapping. *J Vis Exp.* 2012 Jun;(64). pii: 3993. doi: 10.3791/ 3993.

86. Lachaux JP, Jerbi K, Bertrand O, Minotti L, Hoffmann D, Schoendorff B, Kahane P. A blueprint for real-time functional mapping via human intracranial recordings. *PLoS One.* 2007 Oct; 2(10):e1094.

87. Marsden JF, Werhahn KJ, Ashby P, Rothwell J, Noachtar S, Brown P. Organization of cortical activities related to movement in humans. *J Neurosci.* 2000 Mar; 20(6):2307–14.

88. Miller KJ, Abel TJ, Hebb AO, Ojemann JG. Rapid online language mapping with electrocorticography. *J Neurosurg Pediatr.* 2011 May;7(5):482–90.

89. Sinai A, Bowers CW, Crainiceanu CM, Boatman D, Gordon B, Lesser RP, Lenz FA, Crone NE. Electrocorticographic high gamma activity versus electrical cortical stimulation mapping of naming. *Brain.* 2005 Jul;128(Pt 7): 1556–70.

90. Picht T, Schmidt S, Brandt S, Frey D, Hannula H, Neuvonen T, Karhu J, Vajkoczy P, Suess O.

Preoperative functional mapping for rolandic brain tumor surgery: comparison of navigated transcranial magnetic stimulation to direct cortical stimulation. *Neurosurgery.* 2011 Sep;69(3): 581–8; discussion, 588.

91. Morioka T, Yamamoto T, Mizushima A, Tombimatsu S, Shigeto H, Hasuo K, Nishio S, Fujii K, Fukui M. Comparison of magnetoencephalography, functional MRI, and motor evoked potentials in the localization of the sensory-motor cortex. *Neurol Res.* 1995 Oct; 17(5):361–7.

92. Lee D, Sawrie SM, Simos PG, Killen J, Knowlton RC. Reliability of language mapping with magnetic source imaging in epilepsy surgery candidates. *Epilepsy Behav.* 2006 Jun; 8(4):742–9.

93. Van Poppel M, Wheless JW, Clarke DF, McGregor A, McManis MH, Perkins FF Jr, Van Poppel K, Fulton S, Boop FA. Passive language mapping with magnetoencephalography in pediatric patients with epilepsy. *J Neurosurg Pediatr.* 2012 Aug; 10(2):96–102. doi: 10.3171/2012.4. PEDS11301. Epub 2012 Jun 22.

94. Ajmone Marsan C (1973). Electrocorticography. In Handbook of Electro- encephalography and Clinical Neurophysiology, volume 10, Part C. Edited by Remond A. Elsevier (Amsterdam).

95. Gloor P (1975). Contributions of Electroencephalography and Electrocorticography to the Neurosurgical treatment of the Epilepsies. In Advances in Neurology, volume 8. Edited by Penry JK and Walter RD. Raven Press (New York), pp. 59–105.

96. Bernier G, Richer F, Giard N et al. Electrical stimulation of the human brain in epilepsy. *Epilepsia.* 1990;31:513–20.

97. Wieser HG, Bancaud J, Talairach J, Bonis A, Szikla G. Comparative value of spontaneous and chemically and electrically induced seizures in establishing the lateralisation of temporal lobe seizures. *Epilepsia.* 1979; 20: 47–59.

98. Chauvel P, Landré E, Trottier S, Vignel JP, Biraben A, Devaux B, Bancaud J. Electrical stimulation with intracerebral electrodes to evoke seizures. *Adv Neurol.* 1993; 63:115–21.

99. Valentín A, Alarcón G, Honavar M, García Seoane JJ, Selway RP, Polkey CE, Binnie CD. Single pulse electrical stimulation for identification of structural abnormalities and prediction of seizure outcome after epilepsy surgery: a prospective study. *Lancet Neurol.* 2005b Nov; 4(11):718–26.

100. Holmes G. Cerebral integration of ocular movements. *Br Med J.* 1938 Jul;2(4045):107–12.

101. Luria AR, Karpov BA, Yarbus AL. Disturbances of active visual perception with lesions of the frontal lobes. *Cortex.* 1996;2: 202–12.

102. Zentner J, Hufnagel A, Pechstein U, Wolf HK, Schramm J. Functional results after resective procedures involving the supplementary motor area. *J Neurosurg.* 1996 Oct;85(4): 542–9.

103. Silbergeld DL. Tumors of Heschl's gyrus: report of two cases. *Neurosurgery.* 1997 Feb; 40(2):389–92.

104. Ojemann G, Ojemann J, Lettich E, Berger M. Cortical language localization in left, dominant hemisphere. An electrical stimulation mapping investigation in 117 patients. *J Neurosurg.* 1989 Sep;71(3):316–26.

105. Hellman K, Wilder B, Malzone W. Anomic aphasia following anterior temporal lobectomy. *Trans Am Neurol Assoc.* 1972;97:291–93.

106. Vassal M, Le Bars E, Moritz-Gasser S, Menjot N, Duffau H. Crossed aphasia elicited by intraoperative cortical and subcortical stimulation in awake patients. *J Neurosurg.* 2010 Dec;113(6): 1251–8. Epub 2010 Jul 30.

107. Morrell F, Whisler WW, Bleck TP. Multiple subpial transection: a new approach to the surgical treatment of focal epilepsy. *J Neurosurg.* 1989;70(2):231–9.

108. Benifla M, Otsubo H, Ochi A, Snead OC 3rd, Rutka JT. Multiple

subpial transections in pediatric epilepsy: indications and outcomes. *Childs Nerv Syst*. 2006 Aug;22(8): 992–8. Epub 2006 Jun 20.

109. Guénot M. Surgical treatment of epilepsy: outcome of various surgical procedures in adults and children. *Rev Neurol (Paris)*. 2004 Jun;160 Spec No 1:5S241–50. [Article in French].

110. Zhao Q, Tian Z, Liu Z, Li S, Cui Y, Lin H. Evaluation of the combination of multiple subpial transection and other techniques for treatment of intractable epilepsy. *Chin Med J (Engl)*. 2003 Jul;116(7):1004–7.

111. Spencer SS, Schramm J, Wyler A, O'Connor M, Orbach D, Krauss G, Sperling M, Devinsky O, Elger C, Lesser R, Mulligan L, Westerveld M. Multiple subpial transection for intractable partial epilepsy: an international meta-analysis. *Epilepsia*. 2002 Feb; 43(2):141–5.

112. Uematsu S, Lesser R, Fisher R, Krauss G, Hart J, Vining EP, Freeman J, Gordon B. Resection of the epileptogenic area in critical cortex with the aid of a subdural electrode grid. *Stereotact Funct Neurosurg*. 1990;54–55:34–45.

113. Asano E, Ishikawa S, Otsuki T, Nakasato N, Yoshimoto T. Surgical treatment of intractable epilepsy originating from the primary sensory area of the hand – case report. *Neurol Med Chir (Tokyo)*. 1999 Mar;39(3): 246–50.

114. Hermann BP, Wyler AR, Somes G, Clement L. Dysnomia after left anterior temporal lobectomy without functional mapping: frequency and correlates. *Neurosurgery*. 1994 Jul;35(1): 52–6; discussion, 56–7.

115. Loring DW, Meador KJ, Lee GP, Flanigin HF, King DW, Smith JR. Crossed aphasia in a patient with complex partial seizures: evidence from intracarotid amobarbital testing, functional cortical mapping, and neuropsychological assessment. *J Clin Exp Neuropsychol*. 1990 Mar;12(2): 340–54.

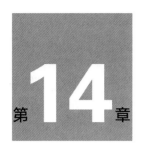

MRI 阴性的颞叶癫痫和颞叶叠加癫痫的定位与手术

第**14**章　赵国光　译

引言

　　药物难治性癫痫患者可以通过手术治疗获益,其中内侧颞叶癫痫手术是最为常见的且效果较好的手术方式。目前统计显示,新皮层癫痫手术在整个癫痫外科中所占的比例还很少[1]。临床癫痫症状表现不可能具有一致性,症候学的不同只有通过分析定位致病灶才能够得到合理的解释。当前,人们还没有获得对癫痫脑网络的清晰认识和理解。头皮脑电图在定位癫痫起源区时,由于脑电记录受到空间局限性和传导广泛性的限制,常常会导致误判甚至定位错误的发生。

　　MRI 明确显示的局部结构病灶通常是可靠的癫痫起源区[2,3]。MRI 的阳性发现与电生理的一致性预示着手术可以获得好的结果[4,5]。然而,临床上很多癫痫患者 MRI 是阴性的,有时即便是局限性皮层发育不良,MRI 也可以为阴性。对于这一类癫痫患者,为保证手术效果,多种术前评估方法是必要的手段,其中颅内电极埋植记录癫痫发作是不可或缺的方法。文献报道,相比有病灶的患者,MRI 阴性癫痫手术的效果会更差一些[1,6,7]。显然,对于这一类患者分析与预后相关的决定因素和保证手术成功的指南是非常必要的。

　　MRI 阴性的颞叶癫痫(Temporal Lobe Epilepsy, TLE)可以分为以下四型:MRI 正常的内侧颞叶癫痫,颞叶新皮层癫痫,颞叶叠加癫痫(Temporal-Plus Epilepsy, TPE),酷似颞叶癫痫的非颞叶癫痫。最近引入了颞叶癫痫叠加的概念来描述这样一类癫痫症候,该症候表现为特定的多脑叶起源的发作形式,形成了囊括颞叶和邻近脑叶(眶直回,岛叶,额顶叶背盖以及颞顶枕交界区)的复杂致病网络[8]。TPE 和酷似颞叶癫痫的非颞叶癫痫可部分解释为 MRI 阴性 TLE 手术成功率相对较低,对于此类患者,颞叶切除术很难获得满意的疗效。既往报道 33 例诊断为颞叶癫痫叠加的患者,在接受标准的前颞叶切除术后,只有 8% 的患者癫痫消失[8]。

　　MRI 可以清楚地诊断海马硬化。垂直于海马长轴的冠状位 MRI 成像可以显示海马体积的减少,T2 加权像海马信号的增加,以及海马内部结构的破坏。然而,海马硬化的一些微小改变或特别的亚型 MRI 可能难以探及。MRI 阴性颞叶癫痫的病理学研究显示,9% 的出现海马硬化[9]。作者手术的一组患者中,病理证实的内侧颞叶癫痫的患者中有 13%(16/121)为 MRI 阴性[10]。因此,我们的经验是即便 MRI 阴性,也不能排除内侧颞叶癫痫伴海马硬化的可能。清楚的鉴别上述四种颞叶癫痫分型,可以提高 MRI 阴性颞叶癫痫的手术效果。本章节我们将通过临床症状和有创/无创电生理研究,鉴别诊断四种颞叶癫痫分型。在此类患者中,我们也评估了功能影像对癫痫手术成功的重要性。

症状学

　　癫痫症状和体征起源于脑内某一皮层或脑内结构的发作期放电,而这些临床表现有时可以起到定位致病灶的作用。一些研究也证实了癫痫症候区通常与致痫灶非常靠近[11]。由于脑内多数皮层对于发作时的电刺激保持沉默，因此临床症状和体征只是反映出癫痫起源传播到具有引起癫痫表现的特定脑功能区域[12]。所以仅依靠临床症状有时也会导致致痫灶定位错误。癫痫发作前的先兆感作为首先出现的症状对于致痫灶的定位有参考价值[12]。某些特定的先兆对于定位内侧颞叶癫痫的侧别有帮助[13]。先兆感可以表现为单纯听幻觉（初级听觉皮层），复杂性听幻觉（听觉相关皮层），眩晕（颞枕皮层或颞顶交界区）[14]，以及复杂视幻觉（颞枕交界和颞叶底面皮层）。腹部和嗅幻觉主要起源于内侧颞叶癫痫，有时来自额叶眶直回和岛叶的癫痫也可以出现嗅幻觉。症状学研究发现自主神经症状和先兆感也可以来自于岛叶，前扣带回，感觉运动辅助区以及内侧结构如杏仁核[15]。恐惧感也可以来自于杏仁核等内侧颞叶结构。恐惧、似曾相识感或不曾相识感等精神幻觉产生于颞叶新皮层或内侧颞叶癫痫。刺激顶叶背盖和内侧颞叶结构可以产生味幻觉[16]。同样，欣快感也可起自颞叶内侧底面[17]。

癫痫发作时的自动症表现可以定义为远端肢体、嘴部和语言反复刻板的，似有目的性的运动表现。颞叶癫痫主要特征之一就是自动症，而起源于额叶的复杂部分性癫痫也可以表现为远端肢体的过度运动[18]。有两项研究总结分析了内侧颞叶癫痫和颞叶新皮层癫痫[19,20]。除了发作前的先兆感，内侧颞叶和新皮层癫痫在症候学上没有特异性的区别。内侧颞叶癫痫和颞叶新皮层前部癫痫最为常见的表现是口消化道自动症和手部的自动症[21]。起源于颞叶新皮层后部的癫痫可以表现为愣神而不伴有自动症，虽然这种愣神发作本身不具有定位的价值，继发性全面强直阵挛发作（Secondarily Generalized Tonic-clonic Seizures, 2GTCS）也可以发生的更早。研究显示，伴有海马硬化的颞叶癫痫向两侧大脑半球传导时间要长于没有海马硬

化的癫痫[22]。然而，作为颞叶癫痫最常见的表现，自动症也可起源于其他脑区。如，经过脑内有创检查或手术证实的额叶癫痫，也可以表现为伴有或不伴有继发性全面强直阵挛的 TLE 型复杂部分发作（25.3%）[23]。如果额叶癫痫发作早期就传导至颞叶，就会出现典型的颞叶癫痫自动症表现。

与颞叶癫痫叠加比较，典型的颞叶癫痫患者经常出现癫痫发作的强烈预感，如腹部先兆、姿势性自动症以及发作后的失忆[24]。颞叶癫痫叠加的症状和体征常常在发作早期就累及到外侧裂周围皮层，眶直回，或者颞顶枕交界区[8]。味幻觉和眩晕觉是颞叶癫痫叠加发作时常有的表现，而且发作后期可伴有旋转性发作和烦躁不安[24]。

发作间期和发作期 EEG

发作间期癫痫样放电是颞叶癫痫的典型表现。这一放电形式在颞叶癫痫手术组更为突出（手术组比非手术组为 90% : 22%～75%）[25,26,27]。但这一结果也会出现偏差，因为手术组 EEG 监测时间和频率要明显多于非手术组。

颞叶癫痫双侧独立放电是常见现象，但这并不代表是双侧起源的颞叶癫痫。一项内侧颞叶癫痫手术患者 2 小时发作间期 EEG 记录显示颞叶癫痫样放电的比例为 79.9%[28]。内侧颞叶癫痫单侧发作间期放电定位侧别的准确率为 90.9%，据统计 13.8% 的单侧颞叶癫痫患者一侧放电比率为 50%～70%，19.3% 的患者的比率将超过 70%。然而，手术效果并不是仅决定于单侧或者双侧放电。起源于颞叶以外的癫痫如额叶或者枕叶癫痫也可以出现颞叶放电。

根据作者单位的手术病例分析（结果未发表），我们分析了 62 例 MRI 阴性的颞叶新皮层癫痫患者，诊断为颞叶癫痫的 27 例患者出现发作间期颞叶放电。在 43 例癫痫治愈的患者中 21 例为发作间期局灶性放电。据文献分析发作间期局灶性癫痫放电特点与良

好的手术效果呈正相关[29,30]。手术效果不佳与切除部位远隔区的棘波，多棘波或弥漫性棘慢波的出现有关[31]。

颞叶癫痫叠加常表现为中央区周围的痫样放电，这与内侧颞叶癫痫的放电形式有很大区别[24]。而且颞叶癫痫叠加也常表现为双侧大脑半球发作间期放电，预示着手术效果不佳[24,32]。

发作期 EEG 为准确定位致痫灶提供了依据，据统计其在颞叶外癫痫的定位作用为 50.2%，在颞叶新皮层癫痫为 74.5%[33]。发作期的放电节律主要表现为颞叶 θ 节律，与其他类型癫痫比较，这种节律放电在颞叶癫痫发作时表现尤为显著，新皮质颞叶癫痫中也同样如此（数据显示在 50% 的患者中 43% 出现这种节律）。在我们的手术人群中经有创检查证实的 39 例颞叶新皮层癫痫中，74% 的出现发作期有定位意义的放电节律，52% 的发作期 EEG 可以定位于颞叶起源[34]。颞叶新皮质癫痫最常见的发作期节律为 θ，接下来为 β，α 和 δ（比率分别为 36%，23%，16% 和 14%）。

在 MRI 阴性的新皮质颞叶癫痫手术组中，发作期头皮 EEG 具有很高的定位价值[29]。然而在如此高的诊断灵敏性背后可能存在着选择偏差，因为更多 EEG 定位明确的患者选择了手术，尤其在 MRI 阴性的病例中。研究发现，由于很多颞叶的发作起源较为弥散，故发作初始的头皮 EEG 对于鉴别新皮质颞叶癫痫起自颞叶前部还是后部的作用有限[21]。同样，头皮 EEG 也很难区别内侧颞叶癫痫和颞叶新皮层癫痫[19,35]。有报道指出发作早期 2–5Hz 多形性节律（译注：即多形性 δ 波）可以诊断颞叶新皮层癫痫[36]。而其他研究认为起始时的快速节律对新皮质癫痫更具有特异性，它可将颅内发作起始区近似地反映到头皮电极上。

头皮 EEG 也可能会对发作起始造成错误的定位。作者研究了连续的 33 例 MRI 阴性的新皮层癫痫，这些患者发作期头皮 EEG 定位于颞叶，经局灶切除手术效果满意[29]。33 例患者中，颅内电极记录癫痫起源证实 22 例颞叶癫痫，5 例顶叶，3 例额叶，2 例颞顶叶，1 例枕叶。因此仅仅依赖发作期头皮 EEG，很难诊断颞叶以外 MRI 阴性的新皮层癫痫。

作者的经验，当发作期节律性痫样放电起源于颞叶以外时要考虑颞叶癫痫叠加类型的可能性[24]。即便发作间期或发作期颞叶出现痫样放电，也不能完全排除颞叶癫痫叠加的诊断。其他一些研究也发现，当发作期放电位于颞叶以外或者颞后区域，单纯颞叶切除不一定能够获得满意的效果[38,39]。

决定 MRI 阴性颞叶癫痫手术预后的因素

决定癫痫手术成功的因素包括：肿瘤引发的癫痫、MRI 有阳性发现、脑电与 MRI 高度一致，以及扩大的病灶切除范围。既往研究表明，完全切除引起癫痫发作的致痫病灶可以获得满意的疗效[40-42]。一系列有关手术预后因素的分析再次证明 MRI 阳性发现与良好的手术效果密切相关（表 14.1 所示）[2,3,43,44]。与脑内其他类型的病灶手术效果相比较，皮层发育不良所致的癫痫手术预后会差一些，肿瘤的出现往往可有更高的癫痫去除率[45,46]。这是因为在肿瘤引起的癫痫病例中，病理改变明确且范围局限，而皮层发育不良常较 MRI 揭示的病变范围更广泛[47,48]。

MRI 阴性的癫痫病例，由于其内在的病理特性，难以准确定位致痫灶范围，导致手术不能完全切除。尽管如此，研究表明 MRI 阴性的颞叶癫痫手术效果要好于颞叶外的癫痫，前者癫痫完全消失的比例为 31%~70%，后者在 17%~57% 之间[29,30,31,49,50,51]。Lee 和 Jayakar 等人总结的两组病例报告中，MRI 阴性颞叶癫痫治愈率分别为 47% 和 55%，颞叶外癫痫为 41% 和 43%。这一结果要明显低于有 MRI 阳性发现的病例[5,41,52]。

表 14.1　按 MRI 结果分类的手术预后

位置	作者	MRI 阴性	MRI 病灶性
所有脑叶	Spencer[98]	43%（n=43）	70%（n=183）
	Guldvog 等[94]	45%（n=33）	57%（n=47）
	Yun 等[44]	40%（n=82）	62%（n=111）
颞叶	Guldvog 等[94]	50%（n=26）	59%（n=27）
	Berkovic 等[42]	33%（n=21）	65%（n=86）
颞叶外区域	Guldvog 等[94]	29%（n=7）	55%（n=20）
	Zentner 等[1]	20%（n=10）	61%（n=46）
非颞叶内侧	Smith 等[96]	37%（n=65）	70%（n=86）
额叶	Smith 等[97]	29%（n=17）	70%（n=32）

n：病人数

表 14.2　MRI 阴性癫痫患者的术后效果

作者	位置	患者数	I	II	III	IV
Siegel 等[49]	颞叶癫痫	10	70%	20%		10%
	非颞叶癫痫	14	57%	21%		21%
Blume 等[31]	颞叶癫痫	43	42%	19%	14%	26%
	非颞叶癫痫	27	30%	4%	7%	59%
Chapman 等[50]	颞叶癫痫	13	31%	54%		15%
	非颞叶癫痫	11	45%	20%		35%
Alarcón 等[51]	颞叶癫痫	13	62%	31%	8%	0%
	非颞叶癫痫	6	17%	17%	33%	33%
Jayakar 等[30]	颞叶癫痫	47	47%	15%	17%	21%
	非颞叶癫痫	54	41%	15%	17%	28%
Lee 等[29]	颞叶癫痫	31	55%	10%	16%	19%
	非颞叶癫痫	58	43%	5%	31%	21%

I，II，III，IV：手术结果，Engel 分级

FDG-PET 和发作期 EEG 的定位、异常病灶的全切与癫痫缓解的预后相关[29,30]。当发作间期 EEG、发作期 EEG、FDG-PET 以及发作期 SPECT 检查，其中两项或更多项结果吻合时，癫痫治愈的几率会显著提升[29]。上述术前评估方案发表 7 年之后，为了了解新策略的引入是否改变了手术效果，我们比较了 MRI 阴性癫痫患者中采用新的选择策略前和后的手术效果（结果未发表）。新的策略为选择术前评估（发作间期 EEG，发作期 EEG，FDG-PET 和发作期 SPECT）中吻合率高的病人。新策略组中吻合率明显较旧

策略组更高,两项或两项以上一致性比例分别为 83%(新策略组)和 54%(旧策略组),手术效果也获得显著提升,旧策略组中 73 例(82%)获得满意结果(Engel I – III),其中 42 例(47.2%)癫痫完全缓解,而新方法评估组中 50 例(94.3%)获得满意效果,其中 35 例(66%)术后癫痫完全消失。两组手术预后统计学分析有显著差异。采用新的评估方法组中,额顶部手术例数显著减少,而颞叶新皮层癫痫例数明显增加。与旧组中 58.1% 癫痫治愈的结果比较,新组 31 例患者中的 25 例(80.6%)MRI 阴性颞叶癫痫手术治愈。对于 MRI 阴性颞叶癫痫患者,此结果表明,以术前检查的吻合率为依据合理的选择病人可以得到更好的手术效果。

功能神经影像的作用

　　FDG-PET 和 发 作 期 SPECT 在 MRI 阴性癫痫患者致痫灶定位中发挥着重要的作用(图 14.1 和 图 14.2)。 同 样 FDG-PET 和 SPECT 减影技术也有很高的诊断价值[53-56]。但对颞叶以外的癫痫发作期起源区的定位作用有限,如额叶癫痫的阳性发现仅为 29%~45%[29,57,58]。因此 FDG-PET 扫描对颞叶癫痫的定位作用要好于额叶癫痫。一项研究显示在 30 例不伴有海马硬化的颞叶癫痫患者中 26 例 FDG-PET 低代谢区与癫痫侧别相一致[59]。在作者的研究中,16 例 MRI 阴性癫痫患者中 14 例依靠 FDG-PET 结果准确定位了致痫灶[29]。最近,在我们未发表的研究中,42 例手术治愈的 MRI 阴性颞叶新皮层癫痫患者中 38 例(90.5%)FDG-PET 扫描正确定位了致痫灶。当然,这一方法诊断的敏感性也会存在选择偏差,因为术前各种检查结果一致(阳性结果)的患者通常都接受了手术治疗。

　　作者发现,采用统计参数图(SPM)技术分析 FDG-PET 结果要优于常规的视觉阅

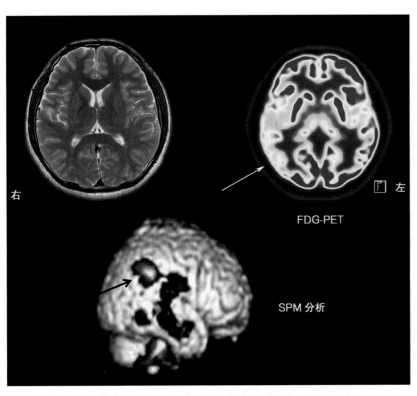

图 14.1　MRI 阴性癫痫患者的 FDG-PET。箭头所示颞叶低代谢区范围延伸至右侧颞后

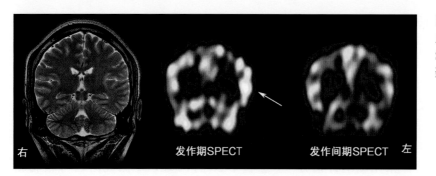

图 14.2 MRI 阴性癫痫患者发作期和发作间期SPECT。箭头所示左侧颞后发作期高代谢

发作期SPECT　　　发作间期SPECT

图分析[60]。如果 FDG-PET 可以区分内侧颞叶癫痫和新皮质颞叶癫痫就将会非常有用，尤其对于 MRI 阴性患者。SPM 分析技术可使 FDG-PET 达到这一目的[61]。在新皮质颞叶癫痫组，葡萄糖代谢可在颞叶内侧保留。另一研究也比较了 FDG-PET 在海马硬化和 MRI 阴性颞叶癫痫患者中的代谢格局差异[62]，发现海马硬化的患者内侧颞叶结构包括海马区葡萄糖代谢明显降低。反之，在 MRI 阴性患者中颞底外侧皮层代谢减低。然而，由于低代谢区可延伸到致痫灶以外，内侧颞叶癫痫和新皮质颞叶癫痫的代谢分布可存在重叠。因此，仅依赖 PET 影像鉴别内侧颞叶癫痫和颞叶新皮层癫痫有时是很困难的。

发作期 SPECT 减影对定位新皮层致痫灶有一定价值[63,64]。发作前后 SPECT 减影可以发现 66.7%~86% 新皮层癫痫患者中有定位意义的高灌注区，即便是对 MRI 阴性患者也有意义[64,65]。尽管依赖于致痫灶的位置和解读的标准，SPECT 减影技术的定位对于术后结果也是有预判价值的[66]。在额叶癫痫患者中其定位意义仅为 33%~43%[29,67,68]。

发作期 SPECT 定位 MRI 阴性颞叶癫痫患者有特殊价值。作者病例组中，依靠发作期 SPECT 检查，43 例 MRI 阴性新皮质颞患者中 26 例获得癫痫治愈。而且，我们发现发作期和发作间期 SPECT 减影与 FDG-PET 有同样高的诊断敏感性；22 例（84.6%）取得正确的定位（结果未发表）。本书第 5 章节介绍了采用发作期 SPECT 和 SPM 技术鉴别内侧颞叶癫痫和颞叶新皮层癫痫的结果。

若能用发作期 SPECT 或 PET 技术区分 MRI 阴性颞叶癫痫和颞叶叠加癫痫将会非常有意义，但目前还没有足够的证据证明做到了这一点。有些病例中，发作期 SPECT 显示为颞叶后部高灌注可提示新皮质颞叶癫痫（图 14.2 所示），但局灶性灌注增加并不总在发作起始的区域，这可能与发作期快速的痫样放电节律传播有关。从技术层面讲，发作期 SPECT 高灌注在很大程度上依赖示踪剂给药和图像采集时间。例如，即使内侧颞叶癫痫患者，异常 SPECT 也可首先累及颞叶外侧皮层[69]。因此，对于 MRI 阴性癫痫患者术前评估时，尽管采用了功能影像检查，仍有可能会出现致痫灶位置和侧别的错误定位。在依据长时头皮视频脑电图监测及功能影像结果诊断为 MRI 阴性外侧颞叶癫痫的患者中，也可存在颞叶以外的致痫区[36]。为了避免这一错误的发生，需在颞叶及其邻近区域埋置颅内电极仔细鉴别。

颅内电极记录分析与手术切除范围的制订

用颅内电极对发作起始区的精确定位是保证手术成功的最灵敏最重要的评估手段[70-73]。对于 MRI 阴性新皮质癫痫患者的术前评估，颅内电极监测是不可或缺的有效手段，但由于颅内电极存在采样不足的局限性,为了用颅内监测获得恰当的信息,需要很多颅内电极。然而,由于此类电极仅覆盖大脑中较为有限的部分,真正的发作起始区域有时会被遗漏[74],并为此需要重置或增加新电极。

颅内电极埋植计划要依据多种无创检查手段结果综合制订。由于 MRI 阴性癫痫可于内侧颞叶发作起始,深部电极要植入这些内侧结构。深部电极对于内侧颞叶癫痫的定位定侧起到关键的作用,放置方法可以垂直、与矢状位平行或者经枕叶植入海马。硬膜下条状电极也可以经颞底记录颞叶内侧放电。然而,亚临床发作活动可仅见于深部电极,而邻近的内侧颞叶硬膜下条状电极则记录不到[75]。临床上可以使用脑皮层栅状电极,条状电极和深部电极覆盖颞叶内侧结构、相邻区域以及外侧新皮层。有时即便这样,也不能保证成功的区别内侧颞叶癫痫还是颞叶新皮层癫痫。临床发现有很多颞叶癫痫发作时以内侧和外侧颞叶结构几乎同步的低伏快节律为表现[76,77]。目前,还不能完全断定这种同步放电是真的同时放电,还是电极数量覆盖不够,痫样放电传播所致的误差。当怀疑颞叶癫痫位于优势半球时,颞上回中回后部电极还可以用于语言功能定位,以避免手术并发症。电刺激这些区域可以干扰命名、阅读和理解等语言相关功能。通常,优势半球感觉性语言中枢位于颞上回后部(从颞极向后 4cm 左右的区域)。如果致痫灶位于左侧颞顶枕交界区的颞叶叠加癫痫,电刺激皮层可以诱发失读失写失认综合症(Gerstman 综合症)。研究证实颞叶底部也可能具有语言功能[78]。切除这些颞叶底部的语言区并不一定会发生明显的或者持久的语言功能缺损。

颅内电极埋植的目的是识别发作间期异常和发作起始区域,进行功能区定位。这样医生就可以决定切除范围。颅内发作起始形式本身是重要的。现已知电记录的一系列颅内发作起始电图形式[79-82]。然而,最早记录的电图改变并不总能提示一个真正的发作起始区域,有的电图形式也可代表播散现象[81,82]。手术效果取决于准确的致痫灶定位和完整的切除[30,83]。一项荟萃分析显示,在多数研究中,扩大切除较局限性切除手术效果更好[84]。另一项硬膜下电极分析皮层发育不良的研究发现,"发作起始于硬膜下电极覆盖区域的边缘"和"发作期痫样异常的不完全切除"预示着癫痫复发风险的增加[85]。

目前,广泛认为内侧颞叶癫痫的患者海马具有较高的致痫性,且内侧颞叶癫痫的致痫网络已被充分研究过。相反,对新皮层癫痫的致痫区分析由于受累区域和病理改变不尽相同而更加复杂。新皮质癫痫即便是起源于同一部位致痫灶,也可以形成非常不同的致痫网络和传播途径。充分地理解认识这一特殊性,就能获得更好的手术效果。

目前,诊断颞叶癫痫叠加需要依赖颅内电极结果,该结果来自于对 TPE 高度怀疑的区域和包括岛叶在内的临近结构的合理的电极安放[25]。对于 TPE 患者,手术常以剪裁式切除的方式进行,切除范围至少包括颞极和内侧颞叶结构。手术后界则根据电极记录结果而决定。对于一些颞叶癫痫叠加患者,切除范围可延伸到颞叶以外,涵盖眶直回、额极、前额叶、顶叶背盖、顶下回以及颞枕交界区。优势半球往往很难做到完全切除[24]。

为了了解颅内电极记录与手术效果之间的关系,我们分析了 177 例接受切除性癫痫手术的连续病例的颅内 EEG 资料[86]。该有创结果显示:术后无发作状态与"播散缓慢"和"局灶性或区域性的发作起始区"相关,还与"囊括了发作播散节律在前三秒内累及的区域的切除术",以及"囊括了所有电极中的病理性 δ 波区域"或"大于 0.2Hz 的频繁的发作间期棘波区域"的切除术明显相关。也就是说,切除范围包括发作期节律放电和间期的异常放电越多,术后效果越好。尽管 β 和 γ 波段的发作起始预示着良好的手术效果,但作者团队仍未发现颅内 EEG 发作起始波形和与手术结果之间存在特定的关联。目前认为电极记录到的发作起始时的高频发作期放电区与发作起始区更相近[87, 88]。一些研究认为低伏 β 节律是癫痫起源的电生理标记物[74, 89],但也有学者质疑这一结论[81, 82]。因此,发作期脑电波形态或频率与手术预后之间的关系需要进一步研究。

我们的经验总结,对于像颞叶癫痫叠加或非颞叶癫痫这一类复杂患者,分两期电极植入监测或者调整颅内电极埋植方案是必要的。电极埋植一周后,重新调整电极或者二次埋植电极的有 18 例[90]。通过调整电极位置,13 例患者新发现了致痫灶。根据调整的电极重新决定切除范围的 4 例。11 例经过二次评估明确了致痫灶的患者,最终有 7 例获得良好的手术效果。我们认为,发作期放电节律的空间局限性决定了手术的治愈性。这些发现支持了这样一个考虑,即对于特定病人,颅内电极调整位置的间期为时一周。

最近正确识别发作起始区域的尝试使短时高频震荡波(High-Frequency Oscillations,HFO)的研究成为了热点[91-93]。这些研究报道了新皮质发作起始区恒定存在 HFO 的增加。更好的理解此类 HFO 的含义可有利于提升 MRI 阴性难治性癫痫的术后效果。

总结

由于 MRI 阴性癫痫患者内在病理学特性,决定了这是一组致痫灶定位困难的癫痫人群,手术往往会发生致痫灶切除不能完全。然而,通过仔细的解读包括神经功能影像在内的多种术前评估手段以及具有一致性的相关结果,手术治疗可使 MRI 阴性新皮层癫痫患者,尤其是 MRI 阴性颞叶癫痫患者受益。FDG-PET 技术和发作期 SPECT 减影对于探测 MRI 阴性颞叶癫痫非常有用。既往研究表明,MRI 阴性颞叶癫痫患者术后 50% 可达到无发作状态,但当多种术前评估取得一致性结果并用于指导手术时,这一比率可提

升到 80%。因此,为了保证 MRI 阴性颞叶癫痫患者的手术效果,选择多手段评估后结果一致性高的病例接受手术是必要的条件。应该指出,发作期 EEG 和功能神经影像对 MRI 阴性颞叶癫痫的定位也会存在错误,对颞叶癫痫叠加以及表现为颞叶癫痫发作的颞叶外癫痫也应该认真加以甄别。仔细解读症状学和电生理研究在 MRI 阴性癫痫病人中是必要的。在评估这些病人时,在邻近区域合理放置颅内电极非常重要。在癫痫切除性手术中,颅内 EEG 是手术计划最重要的步骤之一,对获得良好的手术疗效至关重要。缓慢播散的癫痫和局灶或区域性发作起始的癫痫往往术后可达到无发作的状态。切除过程中包含更多记录到发作期节律或发作间期异常的电极区往往预示着好的手术效果。重新安放颅内电极可发现新的发作起始区域。对于特定病人,尤其是 TPE 或酷似颞叶癫痫的非颞叶癫痫病人,按 1 周的间期重新放置颅内电极是有益的。

病例

男性,21 岁,14 岁开始出现发作症状。其癫痫以视幻觉(物体是移动的和倾斜的)起始,继而出现意识丧失伴凝视,偶可进展为继发性全面强直阵挛发作(GTCS)。有时可见发作期咳嗽或者吹口哨。每月复杂部分性发作平均 4 次,继发 GTCS 1 次。服用四种抗癫痫药物不能够控制发作。

VEEG 记录到短暂的愣神发作,继而(头部)左偏,并继发 GTCS。患者自诉发作前出现视幻觉然后失去意识。EEG:发作间期右侧颞后枕交界区频发的尖波放电。发作期脑电图示发作起始时右侧颞叶为主的 δ 节律活动,进而表现为高波幅的 δ 节律电活动。

MRI 标准癫痫扫描(3T)结果正常,FDG-PET 示右颞低代谢区,向颞后区域延伸(图 14.1);MEG 示右后颞区发作间期棘波(图 14.3C)。

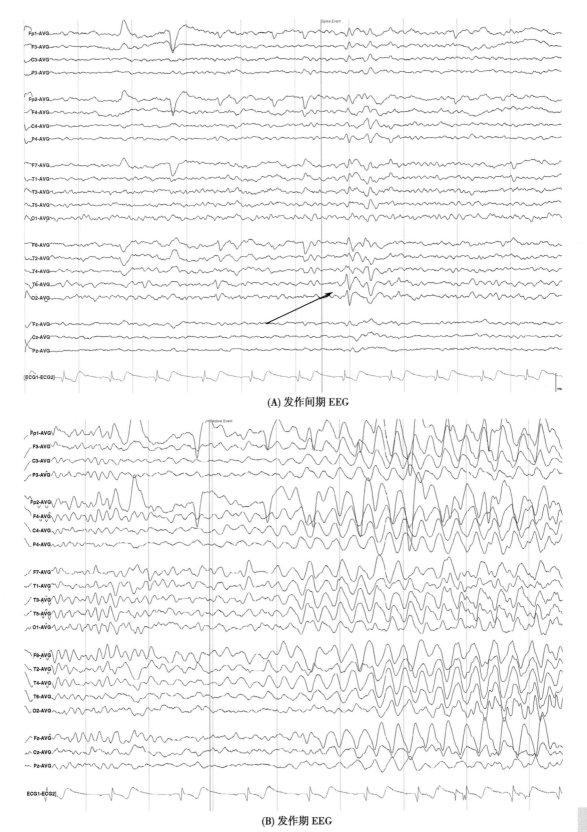

(A) 发作间期 EEG

(B) 发作期 EEG

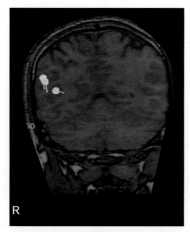

(C)MEG

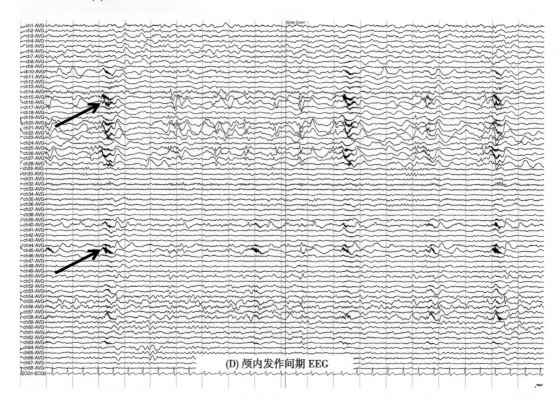

(D) 颅内发作间期 EEG

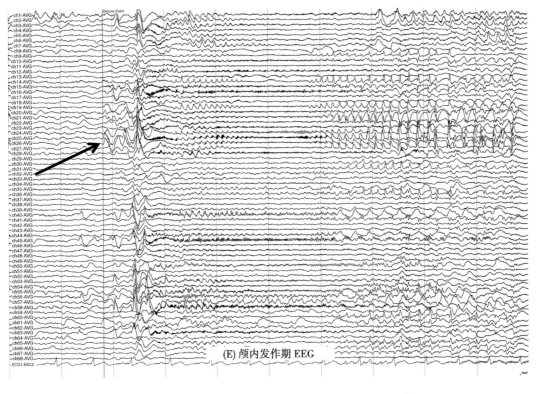

(E) 颅内发作期 EEG

M/21

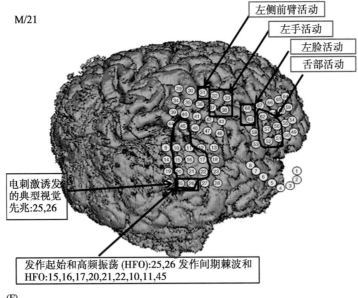

左侧前臂活动

左手活动

左脸活动

舌部活动

电刺激诱发的典型视觉先兆:25,26

发作起始和高频振荡 (HFO):25,26 发作间期棘波和 HFO:15,16,17,20,21,22,10,11,45

(F)

图 14.3　病例阐述(A) 发作间期右侧颞后枕交界区频发的尖波放电(箭头所示)。(B) 发作期 EEG 示在发作起始时,右侧颞叶以节律性 δ 活动为主,随后演变为高波幅的节律性 δ 活动。(C) 脑磁图显示发作间期右侧后颞部痫样放电。(D) 箭头所示多导联脑电高频振荡波(HFO)。(E) 颅内电极记录到发作起源于电极点 25, 26,表现为高频快节律(箭头)。(F) 脑皮层功能定位和手术切除范围

根据患者发作时视觉先兆、FDG-PET 结果以及发作间期 EEG，我们将栅状电极埋植于右侧颞顶枕交界区和颞叶。依据发作间期颅内 EEG 的高频振荡和颅内发作起始区，我们切除了右侧颞后—顶交界区域（图 14.3）。患者术后 2 年癫痫未发作。

参考文献

1. Zentner J, Hufnagel A, Ostertum B, et al. Surgical treatment of extratemporal epilepsy: clinical, radiologic, and histopathologic findings in 60 patients. *Epilepsia* 1996;37:1072–1080.

2. Radhakrishnan K, So EL, Silbert PL, et al. Predictors of outcome of anterior temporal lobectomy for intractable epilepsy: a multivariate study. *Neurology* 1998;51: 465–471.

3. Cascino GD. Surgical treatment for extratemporal epilepsy. *Curr Treat Options Neurol* 2004;6: 257–262.

4. Bronen RA. Epilepsy: the role of MR imaging. *Am J Radiol* 1992;159:1165–1174.

5. Cascino GD, Boon PA, Fish DR. Surgically remediable lesional syndrome. In Engel J Jr, ed. Surgical Treatment of the Epilepsies. 2nd edn. New York: Raven Press, 1993, pp. 77–86.

6. Talairach J, Bancaud J, Boris A, et al. Surgical therapy of frontal epilepsies. *Adv Neurol* 1992;57:702–732.

7. Haglund MM, Ojemann GA. Extratemporal respective surgery for epilepsy. *Neurosurg Clin North Am* 1993;4:283–292.

8. Ryvlin P and Kahane P. The hidden causes of surgery-resistant temporal lobe epilepsy: extratemporal or temporal plus? *Curr Opin Neurol* 2005;18: 125–127.

9. Wang ZI, Alexopoulos AV, Jones SE, et al. The pathology of magnetic-resonance-imaging-negative epilepsy. *Mod Pathol* 2013 (Epub ahead of print).

10. Jeong SW, Lee SK, Hong KS, et al. Prognostic factors for the surgery for mesial temporal lobe epilepsy: longitudinal analysis. *Epilepsia* 2005;46:1273–1279.

11. Lesser RP, Lüders H, Klem G, et al. Cortical afterdischarge and functional response thresholds: results of extraoperative testing. *Epilepsia* 1984;25:615–621.

12. Foldvary-Schaefer N, Unnwongse K. Localizing and lateralizing features of auras and seizures. *Epilepsy Behav* 2011;20:160–166.

13. Rona S. Auras: localizing and lateralizing value. In Luders HO, ed. Textbook of Epilepsy Surgery. London:Boca Raton, 2008, pp. 432–442.

14. Kahane P, Hoffmann D, Minotti L, et al. Reappraisal of the human vestibular cortex by cortical electrical stimulation study. *Ann Neurol* 2003;54:615–624.

15. Fish DR, Gloor P, Quesney FL, et al. Clinical responses to electrical brain stimulation of the temporal and frontal lobes in patients with epilepsy: pathophysiological implications. *Brain* 1993;116:397–414.

16. Hausser-Hauw C, Bancaud J. Gustatory hallucinations in epileptic seizures: electrophysiological, clinical and anatomical correlates. *Brain* 1987;110:339–359.

17. Stefan H, Schulze-Bonhage A, Pauli E, et al. Ictal pleasant sensations: cerebral localization and lateralization. *Epilepsia* 2004;45:35–40.

18. Jobst BC, Siegel AM, Thadani VM, et al. Intractable seizures of frontal lobe origin: clinical characteristics, localizing signs, and results of surgery. *Epilepsia* 2000;41:1139–1152.

19. O'Brien TH, Kilpatrick C, Murrie V, et al. Temporal lobe epilepsy caused by mesial temporal sclerosis and temporal neocortical lesions: a clinical and electroencephalographic study of 46 pathologically proven cases. *Brain* 1996;119:2133–2141.

20. Pacia SV, Devinski O, Perrine K, et al. Clinical features of neocortical temporal lobe epilepsy. *Ann Neurol* 1996;40:724–730.

21. Lee SY, Lee SK, Yun C, et al. Clinico-electrical characteristics of lateral temporal lobe epilepsy: anterior and posterior lateral temporal lobe epilepsy. *J Clin Neurol* 2006b;2:118–125.

22. Lieb JP, Engel J Jr, Babb TL. Interhemispheric propagation time of human hippocampal seizures. l. Relationship to surgical outcome. *Epilepsia* 1986;27:286–293.

23. Lee JJ, Lee SK, Lee S, et al. Frontal lobe epilepsy: clinical characteristics, surgical outcomes and diagnostic modalities. *Seizure* 2008;17:514–523.

24. Barba C, Barbati G, Minotti L, et al. Ictal clinical and scalp-EEG findings differentiating temporal lobe epilepsy from temporal 'plus' epilepsies. *Brain* 2007;130: 1957–1967.

25. Currie S, Heathfield KE, Henson RA, et al. Clinical course and prognosis of temporal lobe epilepsy. A survey of 666 patients. *Brain* 1971;94:173–190.

26. Berkovic SF, McIntosh A, Howell RA, et al. Familial temporal lobe epilepsy: a common disorder identified in twins. *Ann Neurol* 1996;40:227–235.

27. Gil-Nagel A, Abou-Khalil B. Electroencephalography and video-electroencephalography. In Stefen H and Theodore WH, eds. Handbook of Clinical Neurology; vol 107, Epilepsy; Part 1. Amsterdam: Elsevier, 2012, pp. 323–345.

28. Lee SK, Kim KK, Hong KS, et al. The lateralizing and surgical prognostic value of a single 2-hour EEG in mesial TLE. *Seizure* 2000b;9:336–339.

29. Lee SK, Lee SY, Kim KK, et al. Surgical outcome and prognostic

factors of cryptogenic neocortical epilepsy. *Ann Neurol* 2005;58:525–532.

30. Jayakar P, Dunoyer C, Dean P, et al. Epilepsy surgery in patients with normal or nonfocal MRI scans: integrative strategies offer long-term seizure relief. *Epilepsia* 2008;49:758–764.

31. Blume WT, Ganapathy GR, Munoz D, et al. Indices of resective surgery effectiveness for intractable MR-negative focal epilepsy. *Epilepsia* 2004;45:46–53.

32. Sylaja PN, Radhakrishnan K, Kesavadas C, et al. Seizure outcome after anterior temporal lobectomy and its predictors in patients with apparent temporal lobe epilepsy and normal MRI. *Epilepsia* 2004;45:803–808.

33. Foldvary N, Klem G, Hammel J, et al. The localizing value of ictal surface EEG in focal epilepsy. *Neurology* 2001;57:2022–2028.

34. Lee SK, Kim JY, Hong KS, et al. The clinical usefulness of ictal surface EEG in neocortical epilepsy. *Epilepsia* 2000c;41: 1450–1455.

35. Gil-Nagel A, Risinger MW. Ictal semiology in hippocampal versus extrahippocampal temporal lobe epilepsy. *Brain* 1997;120:183–192.

36. Ebersole JS, Pacia SV. Localization of temporal lobe foci by ictal EEG patterns. *Epilepsia* 1996;37:386–399.

37. Lee SK, Yun CH, Oh JB, et al. Intracranial ictal onset zone in nonlesional lateral temporal lobe epilepsy on scalp ictal EEG. *Neurology* 2003;61:757–764.

38. Velasco AL, Boleaga B, Brito F, et al. Absolute and relative predictor values of some non-invasive and invasive studies for the outcome of anterior temporal lobectomy. *Arch Med Res* 2000;31:62–74.

39. Prasad A, Pacia SV, Vazquez B, et al. Extent of ictal origin in mesial temporal sclerosis patients monitored with subdural intracranial electrodes predicts outcome. *J Clin Neurophysiol* 2003;20:243–248.

40. Duncan JS, Sagar HJ. Seizure characteristics, pathology, and outcome after temporal lobectomy. *Neurology* 1987;37:405–409.

41. Awad IA, Rosenfield J, Ahl J, et al. Intractable epilepsy and structural lesion of the brain: mapping, resection strategies, and seizure outcome. *Epilepsia* 1991;32: 179–186.

42. Berkovic SF, McIntosh AM, Kalnins RM, et al. Preoperative MRI predicts outcome of temporal lobectomy: an actuarial analysis. *Neurology* 1995;45: 1358–1363.

43. Mosewich RK, So EL, O'Brien TJ, et al. Factors predictive of the outcome of frontal lobe epilepsy surgery. *Epilepsia* 2000;41:843–849.

44. Yun CH, Lee SK, Lee SY, et al. Prognostic factors in neocortical epilepsy surgery: multivariate analysis. *Epilepsia* 2006;47:574–579.

45. Schramm J, Kral T, Grunwald T, et al. Surgical treatment for neocortical temporal lobe epilepsy: clinical and surgical aspects and seizure outcome. *J Neurosurg* 2001;94:33–42.

46. Zaatreh MM, Spencer DD, Thompson JL, et al. Frontal lobe tumoral epilepsy: clinical, neurophysiologic features and predictors of surgical outcome. *Epilepsia* 2002;43:727–733.

47. Palmini A, Andermann F, Olivier A, et al. Focal neuronal migration disorders and intractable partial epilepsy: a study of 30 patients. *Ann Neurol* 1991;30:741–749.

48. Palmini A, Andermann F, Dubeau F, et al. Occipitotemporal epilepsies: evaluation of selected patients requiring depth electrodes studies and rationale for surgical approaches. *Epilepsia* 1993;34:84–96.

49. Siegel AM, Jobst BC, Thadani VM, et al. Medically intractable, localization-related epilepsy with normal MRI: presurgical evaluation and surgical outcome in 43 patients. *Epilepsia* 2001;42:883–888.

50. Chapman K, Wyllie E, Najm I, et al. Seizure outcome after epilepsy surgery in patients with normal preoperative MRI. *J Neurol Neurosurg Psychiatry* 2005;76:710–713.

51. Alarcón G, Valentín A, Watt C, et al. Is it worth pursuing surgery for epilepsy in patients with normal neuroimaging? *J Neurol Neurosurg Psychiatry* 2006;77:474–480.

52. Fried I, Cascino GD. Lesional surgery. In Engel J Jr, ed. Surgical Treatment of the Epilepsies. 2nd edn. New York: Raven Press, 1993, pp. 501–509.

53. Geier S, Bancaud J, Talairach J, Bonis A, Szikla G, Enjelvin M. The seizures of frontal lobe epilepsy. *Neurology* 1977;27:951–958.

54. Williamson PD, Spencer DD, Spencer SS, Novelly RA, Mattson RH. Complex partial seizures of frontal lobe origin. *Ann Neurol* 1985;18:497–504.

55. Shields WD, Duchowny MS, Holmes GL. Surgically remediable syndromes of infancy and early childhood. In Engel J Jr, ed. Surgical Treatment of the Epilepsies, 2nd edn. New York: Raven Press, 1993, pp. 35–48.

56. Henry TR, Babb TL, Engel J Jr, Mazziotta JC, Phelps ME, Crandall PM. Hippocampal neuronal loss and regional hypometabolism in temporal lobe epilepsy. *Ann Neurol* 1994;36:925–927.

57. Ryvlin P, Bouvard S, Le Bars D, et al. Clinical utility of flumazenil-PET versus [18F] fluorodeoxyglucose-PET and MRI in refractory partial epilepsy. A prospective study in 100 patients. *Brain* 1998;121: 2067–2081.

58. Swartz BE, Brown C, Mandelkern MA, et al. The use of 2-deoxy-2[^{18}F]fluoro-D-glucose (FDG-PET) positron emission tomography in the routine diagnosis of epilepsy. *Mol Imaging Biol* 2002;4:245–252.

59. Carne RP, O'Brien TJ, Kalipatrick CJ, et al. MRI-negative PET-positive temporal lobe epilepsy: a distinct surgically remediable syndrome. *Brain* 2004;127: 2276–2285.

60. Plotkin M, Amthauer H, Merschhemke M, et al. Use of statistical parametric mapping of ^{18}F-FDG-PET in frontal lobe epilepsy. *Nuklearmedizin*

159

2003;42:190–196.

61. Kim YK, Lee DS, Lee SK, et al. Differential features of metabolic abnormalities between medial and lateral temporal lobe epilepsy: Quantitative analysis of 18F-FDG PET using SPM. *J Nucl Med* 2003;44:1006–1012.

62. Carne RP, Cook MJ, MacGregor LR, et al. "Magnetic resonance imaging negative positron tomography positive" temporal lobe epilepsy: FDG-PET pattern differs from mesial temporal lobe epilepsy. *Mol Imaging Biol* 2007;9:32–42.

63. Spencer SS. The relative contributions of MRI, SPECT, and PET imaging in epilepsy. *Epilepsia* 1994;35 (Suppl 6):72–89.

64. O'Brien TJ, So EL, Mullan BP, et al. Subtraction ictal SPECT co-registered to MRI improves clinical usefulness of SPECT in localizing the surgical seizure focus. *Neurology* 1998;50:445–454.

65. O'Brien TJ, So EL, Mullan BP, et al. Subtraction peri-ictal SPECT is predictive of extratemporal epilepsy surgery outcome. *Neurology* 2000;50:1668–1677.

66. O'Brien TJ, So EL, Cascino GD, et al. Subtraction SPECT coregistered to MRI in focal malformation of cortical development: localization of the epileptogenic zone in epilepsy surgery candidates. *Epilepsia* 2004;45:367–376.

67. Kaiboriboon K, Lowe VJ, Chanatujikapong SI, et al. The usefulness of subtraction ictal SPECT coregistered to MRI in single- and dual-headed SPECT cameras in partial epilepsy. *Epilepsia* 2002;51:408–414.

68. Lee DS, Lee SK, Kim YK, et al. The usefulness of repeated ictal SPECT for the localization of epileptogenic zones in intractable epilepsy. *Eur J Nuc Med Mol Imaging* 2002;29:607–614.

69. Hogan RE, Cook MJ, Binns DW, et al. Perfusion patterns in postictal 99mTc-HMPAO SPECT after coregistration with MRI in patients with mesial temporal lobe epilepsy. *J Neurol Neurosurg Psychiatry* 1997;63:235–239.

70. Wyler AR, Ojemann GA, Lettich E, Ward AA Jr. Subdural strip electrodes for localizing epileptogenic foci. *J Neurosurg* 1984;60:1195–1200.

71. So NK. Depth electrode studies in mesiotemporal epilepsy. In Lüders HO, ed. Epilepsy Surgery. New York: Raven Press, 1992, pp. 371–384.

72. Arroyo S, Lesser RP, Goldring S, Sutherling WW, Resnick TJ. Subdural and epidural grids and strips. In Engel J Jr, ed. Surgical Treatment of the Epilepsies. New York: Raven Press, 1993, pp. 377–386.

73. Spencer SS, So NK, Engel J Jr, Williamson PD, Levesque MF, Spencer DD. Depth electrodes. In Engel J Jr, ed. Surgical Treatment of the Epilepsies. New York: Raven Press, 1993, pp. 359–376.

74. Spencer SS, Lamoureux D. Invasive electroencephalography evaluation for epilepsy surgery. In Shorvon S, Dreifuss F, Fish D, Thomas D, eds. The Treatment of Epilepsy. Oxford: Blackwell Science, 1996, pp. 562–588.

75. Sperling MR, O'Connor MJ. Comparison of depth and subdural electrodes in recording temporal lobe seizures. *Neurology* 1989;39:1497–1504.

76. Bartolomei F, Wendling F, Vignal JP, et al. Seizures of temporal lobe epilepsy: identification f subtype by coherence analysis using streo-eelctroencelhalography. *Clin Neurophysiol* 1999;110:1741–1754.

77. Millard L, Vignal JP, Gavaret M et al. Semiologic and electrophysiologic correlations in temporal lobe seizure subtypes. *Epilepsia* 2004;45:1590–1599.

78. Lüders H, Lesser RP, Hahn J, et al. Basal temporal language area demonstrated by electrical stimulation. *Neurology* 1986;36:505–510.

79. Faught E, Kuzniecky RI, Hurst DC. Ictal EEG waveforms from epidural electrodes predictive of seizure control after temporal lobectomy. *Electroencephalogr Clin Neurophysiol* 1992;9:441–448.

80. Alarcón G, Binnie CD, Elwes RDC, Polkey CE. Power spectrum and intracranial EEG patterns at seizure onset in partial epilepsy. *Electroencephalogr Clin Neurophysiol* 1995;94:326–337.

81. Schiller Y, Cascino GD, Busacker NE, Shabrough FW. Characterization and comparison of local onset and remote propagated electrographic seizures recorded with intracranial electrodes. *Epilepsia* 1998;39:380–388.

82. Lee SA, Spencer DD, Spencer SS. Intracranial EEG seizure-onset patterns in neocortical epilepsy. *Epilepsia* 2000a;41:297–307.

83. Kim DW, Lee SK, Chu K, et al. Predictors of surgical outcome and pathological considerations in focal cortical dysplasia. *Neurology* 2009;72:211–216.

84. Tonini C, Beghi E, Berg AT, et al. Predictors of epilepsy surgery outcome: a meta-analysis. *Epilepsy Res* 2004;62:75–87.

85. Widdess-Walsh P, Jeha L, Nair D, Kotagal P, Bingaman W, Najm I. Subdural electrode analysis in focal cortical dysplasia: predictors of surgical outcome. *Neurology* 2007;69:660–667.

86. Kim DW, Kim HK, Lee SK, et al. Extent of neocortical resection and surgical outcome of epilepsy: intracranial EEG analysis. *Epilepsia* 2010;51:1010–1017.

87. Gloor P. Contributions of electroencephalography and electrocorticography to the neurosurgical treatment of the epilepsies. *Adv Neurol* 1974;8:59–105.

88. Fisher RS, Webber WR, Lesser PR, et al. High-frequency EEG activity at the start of seizures. *J Clin Neurophysiol* 1992;9:229–235.

89. Spencer SS, Guimaraes P, Katz A, Kim J, Spencer DD. Morphological patterns of seizures recorded intracranially. *Epilepsia* 1992;33:537–545.

90. Lee SK, Kim KK, Nam H, et al. Adding or repositioning intracranial electrodes during presurgical assessment of neocortical epilepsy: electrographic seizure pattern and surgical outcome. *J Neurosurg*

2004;100:463–471.

91. Worrell GA, Gardner AB, Stead SM, et al. High-frequency oscillations in human temporal lobe: simultaneous microwire and clinical macroelectrode recording. *Brain* 2008;131:928–937.

92. Jacobs J, LeVan P, Chatillon CE, et al. High frequency oscillations in intracranial EEGs mark epileptogenicity rather than seizure type. *Brain* 2009;132:1022–1037.

93. Blanco JA, Stead M, Krieger A,

et al. Data mining neocortical high-frequency oscillations in epilepsy and controls. *Brain* 2011;134:2948–2959.

94. Guldvog B, Loyning Y, Hauglie-Hanssen E, et al. Predictive factors for success in surgical treatment for partial epilepsy: a multivariate analysis. *Epilepsia* 1994;35:566–578.

95. Lee SK, Lee SY, Yun CH, et al. Ictal SPECT in neocortical epilepsies: clinical usefulness and factors affecting the pattern of

hyperperfusion. *Neuroradiology* 2006a;48:678–684.

96. Smith JR, Lee MR, King DW, et al. Results of lesional vs. nonlesional frontal lobe epilepsy surgery. *Stereotact Funct Neurosurg* 1997;69:202–209.

97. Smith JR, Lee MR, Jenkins PD, et al. A 13-year experience with epilepsy surgery. *Stereotact Funct Neurosurg* 1999;73:98–103.

98. Spencer SS. Long-term outcome after epilepsy surgery. *Epilepsia* 1996, 37:807–814.

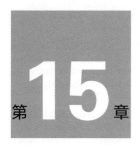

MRI 阴性的额叶癫痫的定位及手术

第 **15** 章　刘思祎　译

引言

在所有接受切除手术的药物难治性局灶性癫痫患者中，额叶癫痫（Frontal lobe epilepsies, FLE）占到了 20%~25%，仅次于颞叶癫痫（Temporal lobe epilepsies, TLE）[1,2]。发现 MRI 上局灶病变是预示额叶癫痫手术获得良好疗效的最重要的因素[2-4]。对于 MRI 检查未发现病变而又怀疑额叶起源的药物难治性癫痫，其病人选择在癫痫手术领域是最具挑战性的。许多癫痫手术中心甚至不对 MRI 阴性的 FLE 病人进行术前评估。然而，通过对手术成功患者的细致研究，各种 FLE 的亚综合征的了解最近有了进一步提升，再加上非侵袭病灶定位和颅内电极（EEG）研究的进展，使得对于 MRI 阴性患者进行术前评估更有价值，并可达到可观的术后缓解率[2-4]。在本章节中，我们将回顾 MRI 阴性药物难治性 FLE 的诊断、术前评估、手术治疗，以及这些过程中所面临的多样挑战。

药物难治性 MRI 阴性 FLE 的患病率

药物在有效浓度之内，使用 AEDs 1~2 年仍不能有效的控制发作，则此时就构成了药物难治性癫痫的诊断。在药物难治性癫痫中，MRI 阴性 FLE 真正的患病率是难以统计的。大部分的手术队列都不报告未手术的病例，并且在很多中心，正常 MRI 的病人不参与术前评估。而另一方面，在非手术队列中，对 MRI 阴性的患者，可靠的定位致痫灶常常是不可能的。在德国波恩大学癫痫学系的一项研究中（同时包括了颞叶和额叶癫痫，此队列在本文中统一称为波恩队列），1192 例患者在 7 年时间内进行了术前评估，191 例确定为 MRI 阴性患者（占所有术前评估患者的 16%）[3]，尽管 MRI 阳性病变的病人中有 73% 进行了手术治疗，只有 15% 的 MRI 阴性病人进行了手术[3]。在作者的癫痫中心，285 例连续的颞叶外癫痫患者进行了术前评估，122 例（42.8%）的 MRI 为阴性；几乎一半的病例有 FLE[5]。这些患者中只有 25% 的病例能进行手术；最常见的排除手术原因为 MRI 阴性[5]。尽管 MRI 技术不断进步，MRI 阴性病例还是仅占到了所有术前评估病例的 18% 到 43%[6,7]。在专门的 FLE 患者手术结果的各报道中，MRI 正常患者的比例由 25% 到 45% 不等[2,4]。曾几何时，MRI 的质量不足以协助诊断，抑或神经影像学医师经验不够无法发现隐匿病灶。在波恩队列中，9 例"MRI 阴性"患者行手术治疗，病变送检病理得到了明确的组织病理结果后，再次回顾术前 MRI 影像资料，其中 8 例都找到了明确病变[3]。

MRI 阴性 FLE 诊断中的挑战

额叶是脑中最大的脑叶，占到半球容积的 1/3，额叶的大片区域，特别是额叶内侧面和底面，标准的 10~20EEG 电极植入系统无法达到这些区域。额叶和其他脑叶之间通过胼胝体、皮层以及皮层下通路的广泛联系，使得发作间期和发作期活动可以快速传播，引起头皮 EEG 的灵敏度和特异度降低。基于同样的原因，不同额叶区域的癫痫起源所表现出的症状特点和 EEG 形式也有相当多的重叠，造成鉴别的困难。一些功能性图像技术诸如 PET 和 SPECT 的对于 FLE 的敏感性和特异性较 TLE 也偏低。额叶面积更大，也就需要侵袭性 EEG 研究覆盖的范围更大，这样就增加了费用、并发症以及采样错误。最后，手术切除的范围常常由于癫痫病灶区域距离功能性皮层（eloquent cortical region）太近而妥协。基于上述的原因，在缺乏明确的 MRI 病变的情况下，FLE 致痫区域的可靠定位成为了一项令人望而却步的工作，其诊断评估也常常因为昂贵及得不偿失而无疾而终，使多模态和全方位的诊断评估成为了迫切需要。

MRI 阴性患者额叶癫痫样发作的鉴别诊断

单侧的阵挛性发作、意识保留的不对称强直性发作、过度运动发作以及睡眠中的频繁发作都是 FLE 的典型表现[8]。在额叶癫痫样发作的 MRI 阴性患者中，在进一步术前评估之前，应对各种不同的非痫样和痫样阵发事件进行鉴别诊断（表 15.1）。尽管详尽的病史采集可以区分表 15.1 中所列大部分紊乱与额叶癫痫，但在一些诊断困难的病例中可能还需要视频脑电监测以及多导睡眠图。心因性非癫痫发作（psychogenic nonepileptic spell, PNES）是最常见的误诊为额叶癫痫的情况。起病和结束较为缓慢，不连续、不规则或不同步的运动活动，从一侧到另一侧的摇头，角弓反张姿势，假睡，口吃和哭泣是与 PNES 相关性较强的特点[9]。与视觉感知相反，夜发性额叶癫痫（Nocturnal Frontal Lobe Epilepsy, NFLE）并非良性也绝非单一性疾病，既可家族性起病也可存在散发性发作，二者可表现为不同的发作类型，包括发作性觉醒（Paroxysmal Arousal），夜间阵发性肌张力障碍（Nocturnal Paroxysmal Dystonia）和发作性夜游症（Episodic Nocturnal Wandering）[10]。约 30% 的 NFLE 患者抗痫药无效[10]。超过 1/3 NFLE 患者个人史和家族史存在异睡症，由此使 NFLE 和异睡症

的鉴别诊断复杂化[11]。澳大利亚的研究者认为，仅需临床病史就可准确区分 NFLE 和异睡症[12]。在他们开发的名为"额叶癫痫和异睡症评分"（Frontal Lobe Epilepsy and Parasomnias scale, FLEP scale）的评分系统中，倾向于异睡症的特征为：更大的发作年龄、更长的发作间期（>2 分钟）、发作位于睡眠的后半部分，而发作的刻板性、密集性和可回忆性则与 NFLE 更为相关[12]。一项最近的研究比较了 FLEP 评分与夜间多导睡眠图的诊断价值，发现在 71 位患者中，用 FLEP 评分仅有 4 位（5.6%）不能做出诊断[13]。类额叶癫痫可起源于颞、顶或岛叶[10,14]。现已知下丘脑错构瘤常表现为假性额叶癫痫和假性颞叶癫痫症状[15]。即便是有经验的放射科医生也可能无法通过 MRI 识别小而无柄的下丘脑错构瘤。对于复发额叶非惊厥性癫痫持续状态（Nonconvulsive Status Epilepticus）的 MRI 正常患者，则应怀疑 20 号环状染色体异常[16]。此类个体患者除难以控制的发作以外，无形态学改变，认知能力正常。这使得除非有高度怀疑的指征，否则该疾病的确诊极为困难[17]。

表 15.1　MRI 阴性药物难治性额叶癫痫的鉴别诊断

心因性非癫痫性发作
异睡症
夜发性额叶癫痫 　家族性 　散发性
颞叶，岛叶，顶叶或下丘脑错构瘤起源的假性额叶癫痫
20 号环状染色体综合征

发作起源的定位

在 MRI 正常的类似额叶癫痫患者中，需要尽最大的努力获取尽可能多的临床以及 EEG 证据来帮助定位额叶内的发作点，如图 15.1 所示。据此认识到了广泛的额叶

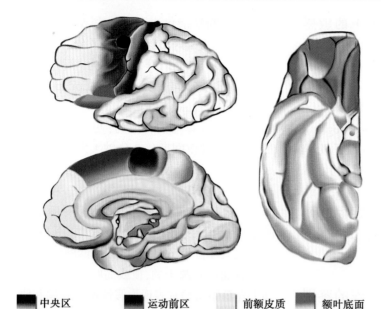

图 15.1 额叶优势侧重要功能区位置的解剖示意图。顺钟方向从上依次为：侧面观；下（底）面观和内侧面观

■ 中央区　　　　■ 运动前区　　　□ 前额皮质　　　■ 额叶底面

■ 补充感觉运动区　■ Broca 语言区　■ 额眼区　　　　■ 扣带回

背外侧、内侧和底面的癫痫和几种上述区域内的亚脑叶症状（sublobear syndromes）（表 15.2）。然而，如下文将述的，这其中的许多癫痫可能无法由临床或脑电图鉴别。

表 15.2　手术相关亚额叶癫痫症状

额叶背外侧癫痫
　中央区癫痫
　运动前区皮层癫痫
　前额叶皮层癫痫

内侧额叶癫痫
　内侧初级运动皮层癫痫
　补充感觉运动区（Supplementary Sensorimotor Area, SSMA）癫痫
　前扣带回癫痫
　内侧前额叶皮层癫痫

额底癫痫
　眶额皮质癫痫
　前额底面（额极）癫痫

发作症状学

　　由于额叶内外的快速播散，如要通过视频脑电记录的症状学把发作起始定位到不同额叶区域就会受到严重的限制[18]。然而，由于额叶特定区域起源的癫痫常常遵循一种特定的传播形式，仔细分析不同症状特征发生的顺序（聚类分析）可以帮助我们定位致病灶。对于接受了限制性手术（Restricted Resections）而达到无癫痫状态的患者和 MRI 阳性的局灶性患者，基于此类分析，某些发作症状学已被关联到了明确的额叶区域，成为评估 MRI 阴性 FLE 病人的有用指导。

额叶癫痫的症状学特征

　　与颞叶癫痫相比，额叶癫痫发作时间短、频率高、突发突止且伴轻微发作后意识混乱，有睡眠期发作的趋势[8, 19, 20]。相似地，早期症状学的运动特征表现如姿势性强直、阵挛性抽搐（clonic jerks）和扭转（Version），全身强直或阵挛运动伴有意识，运动性激越（motor agitation），踩单车样自动症等都强烈提示额叶癫痫。尽管腹部先兆很少出现在 FLE，但在典型的 TLE 中，腹部先兆可继续进展成为运动抑制性发作（hypomotor seizures），并伴有随口消化道自动症，可与 FLE 相区别[21]。另一方面，合并某些特征也可排除额叶癫痫，

这些特征包括嗅觉及味觉先兆,视觉先兆,无局灶特征的失神发作[8,19,20]。

额叶癫痫类型和定位意义

额叶癫痫可被分为六大类型:阵挛发作,非对称强直发作,复杂运动发作,失神样发作,旋转性发作以及岛盖性发作。*阵挛运动发作*提示发作源于对侧中央前回皮层。由于位置临近感觉区域,三分之一的病人有相关的躯体感觉先兆,因发作起始于中央区,阵挛性抽搐可始于面部、上肢远端及足部,然后向其他区域播散。典型的*非对称强直发作*为肩部外展,肘部屈曲以及头部侧偏,呈击剑姿势,患者貌似正在看自己的手[22]。Ajmone-Marsan 和 Ralston[23] 把此症状命名为"M2e 征",法语意为"第二运动区"。非对称性强直发作提示 SSMA 激活,该激活也可为来自顶叶内侧面、额叶背外侧以及前扣带皮质的播散。*过度运动性发作(Hypermotor Seizures, HMS)*时间短,往往于睡眠中发作,全身发作不常见。Rheims 和同事们[24]基于癫痫症状学和颅内 EEG,把 HMS 划分为两类:HMS1 型以明显激越为特点,包括翻滚(Rocking)、蹬踏(Kicking)、拳击(Boxing)和极度恐惧的面部表情。HMS2 以轻度激越为特点,包括当躺在床上时身体的水平运动或躯干的翻转,伴有强直姿势或肌张力障碍。HMS1 致痫区常位于额叶腹内侧皮质,而 HMS2 致痫区则常位于内侧运动前皮质。*额叶失神发作*是额叶癫痫最少见的类型,发作时长较短,但个别患者也可出现较为长时的发作。额叶失神发作通常与前扣带皮层有关,但也可源于额叶底面区域[25]。此类区域富含与胼胝体或丘脑的连接,因此可快速双侧播散而不伴意识障碍。*旋转性发作*以被动的,头和眼向对侧的偏转为特点,可伴强直或阵挛,随后可出现非对称性的肢体强直姿势和继发全身发作。在发作起始出现的旋转现象常提示发作起源于运动前区或位于 / 靠近额眼区的背外侧前额叶皮层。岛盖性发作的临床表现包括有自主神经特点的对侧面肌抽搐,流涎增多,咀嚼运动,口周感觉异常以及哽咽感。此类发作随后传播可累及其他额叶或颞叶区域[25]。

*单纯失语发作(Pure aphasic seizures)*累及优势侧 Broca 区,而无其他发作期表现。来自额底和扣带皮质的发作可快速传播到颞叶并可表现为假性颞叶癫痫[25]。*无动性发作(Akinetic seizures)*或运动抑制性发作(*motor inhibitory seizures*),表现为动作的发起或维持突然受到抑制(负性肌阵挛,negative myoclonus),是额叶癫痫的少见临床表现。这被认为是由于负性运动区(Negative Motor Areas)的激活而引起的。负性运动区位于紧贴面部运动区前方的额下回和紧贴补充运动区前方的区域[26]。痴笑发作(Gelastic seizures)来自前扣带皮质;而伴有嗅觉先兆且有内脏或外周自主神经症状的自主神经性发作则可源于额叶底面。

额叶癫痫的头皮 EEG

头皮 EEG 在额叶癫痫解读中的缺陷见表 15.3。正如通过 10–5 系统采样那样,在额叶区域放置更多电极可提升定位效果。在梅奥诊所一项研究中,通过对 53 位额叶病灶定位切除后达到无癫痫状态的患者进行观察,Vadlamudi 和同事们[27]发现 10

表 15.3　额叶癫痫头皮 EEG 解读中的陷阱

发作间期癫痫样放电
　未探及
　出现在致痫灶对侧
　出现在中线
　呈现多灶性
　呈现为泛化

发作期 EEG 活动
　未探及
　被干扰波掩盖
　无法定位
　无法实现侧别判断

位患者（18.9%）没有监测到 IEDs，5 位患者（9.4%）仅有非额叶或弥漫性的 IEDs，2 位患者（3.8%）仅有对侧 IEDs。只有 19 位患者（35.8%）IEDs 同致痫灶吻合，还有 14 位患者（26.4%）有定位一致的 IEDs 的同时，还伴有非额叶或弥漫性的 IEDs。由于更接

近于头皮电极，相对于额叶内侧面和底面起源的癫痫而言，额叶背外侧癫痫更容易被定位（图 15.2）。在 Vadlamudi 和同事们[27]的研究中，定位一致的 IEDs 在背外侧 FLE 患者中为 72%，在内侧 FLE 中为 33%。与之类似，定位准确的快速发作期放电相比于其他

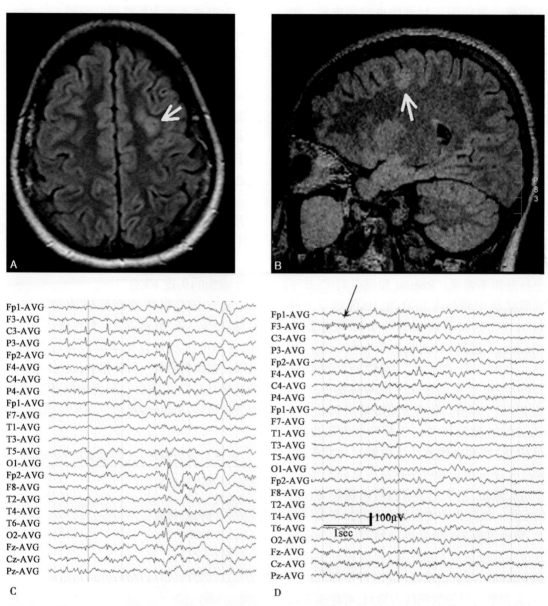

图 15.2　男性，18 岁，5 岁开始罹患药物难治性癫痫。图中为其影像和 EEG 所见。症状学表现为头向左侧偏转，随后双侧呈强直姿势。（A）MRI 轴位液体抑制反转恢复（FLAIR）序列和（B）矢状位 3D FLAIR 序列示左侧额中回局灶性皮层发育不良，病变位于脑沟底部；（C）共同平均导联中的发作间期 EEG 示左侧额叶—中央区—顶叶发作间期放电以及偶发的向右额区域播散的右侧中央区—顶叶放电；（D）发作期 EEG 示发作起始时左额的局灶性 β 活动

部位,也更多发生在背外侧 FLE(图 15.2)。由于意味着离潜藏的放电源更近,定位准确的发作期或发作间期 β 活动是最可靠的定位特征之一,也是良好预后的预测指标[28]。而另一方面,内侧面 FLE 不是显示双额或弥漫性 IEDs,就是显示无 IEDs(图 15.3)[29]。致痫区累及 SSMA 的病人,其 IEDs 常局限于中央区域。此类患者在清醒状态下可有中央区间断的节律性 θ 活动,这为我们提

供了有用的定位信息。内侧面 FLE 的发作期节律常由弥漫性的爆发—衰减形式(burst-attenuation pattern)和紧随其后的弥漫性 β 活动构成,在中央区可更明显或出现更早。额底或前扣带癫痫的病人常出现单侧或双侧的颞叶 IEDs 以及颞叶发作期放电(图 15.4)。此外,在过度运动性发作的患者中,发作期节律还常被肌源性和运动干扰波所掩盖(图 15.3)。

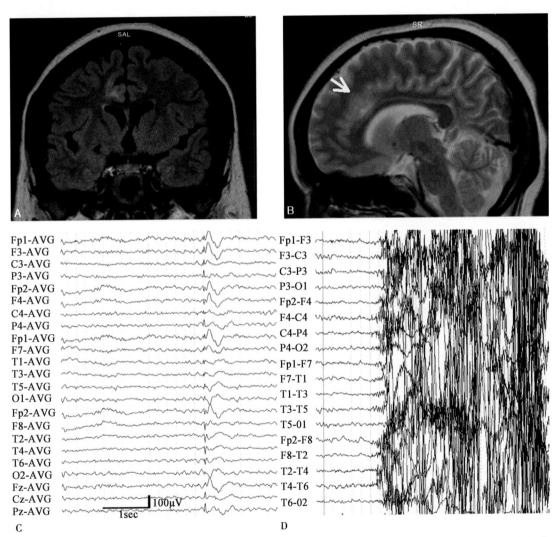

图 15.3　27 岁,女性,5 岁起出现药物难治性过度运动发作,图中为其影像和 EEG 所见。症状学表现为极度恐惧后出现发声和烦躁症状,持续 15 秒钟,每日发作 3~4 次。(A)MRI 冠状位 FLAIR 像和(B)矢状 T2 序列示右侧前扣带皮质局灶性皮层发育不良(FCD);(C)颅内 EEG 共同平均导联示弥漫性棘慢波;(D)发作期 EEG 示发作起始时运动及肌源性干扰波。发作时未见可分辨的发作期节律;患者随后接受了病灶切除,过去 4 年内,无需药物即达到了无发作状态。组织病理学示 FCD II B 型

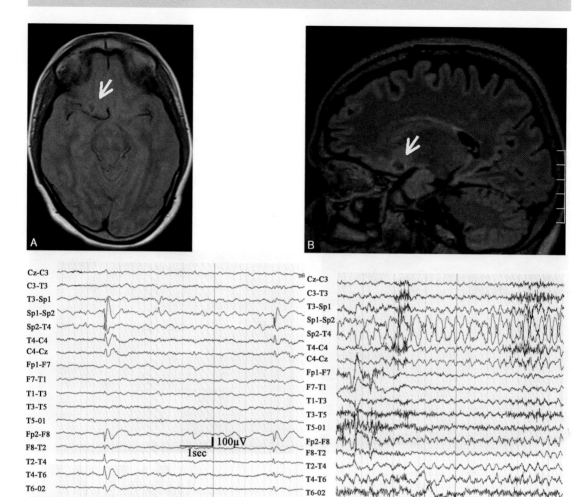

图 15.4　女性,26 岁,自 13 岁起因地方性脑囊虫病致癫痫运动不足性发作。图中为其影像及 EEG 所见。症状学表现为无任何先兆突然出现行为骤停(Behavioral Arrest),伴双手及口的自动症状。(A)MRI 轴位 3D FLAIR 序列和(B)矢状位质子密度序列示右额底钙化病灶,周围胶质增生;(C)发作间期 EEG,蝶骨电极示双侧前颞叶棘波;(D)右颞区起始时的发作期 EEG 示 3.5Hz 节律性棘波,随后进展为同一区域的 6Hz 节律性 θ 活动

高级结构影像在 MRI 阴性 FLE 中的作用

在评估典型的 MRI 阴性 FLE 患者时,仔细分析可取的 MRI 序列是最重要的方面之一,即使检测到微小的异常也可为颅内 EEG 打下基础,改善术后结果。作为潜在的病理基础,大多数 MRI 阴性 FLE 病人都存在局灶性皮层发育不良(FCD),该病变常位于脑沟基底部,尤其是 F1/F2 沟以及 F2/F3 沟更为常见(译注:F1 即 the first frontal gyrus,指额上回;以此类推,F2,F3 分别为额中回和额下回)。聚焦于这些区域进行仔细的影像分析可得出有价值的结果[30]。其他提高空间分辨率的方法,如使用合并高场强 MRI 的相控阵表面线圈,以及诸如 3D-FLAIR 成像这样的新序列,可帮助更好的检测及勾勒细微异常(图 15.5)[31]。某些后处理 MRI 方法如 3D 曲线变换,基于 VBM 的质地分析和灰白质定量可有助于识别微小区域皮层厚度的改变以及局灶性皮层发育不良。FLE 病人中,现已知质子磁共振波谱中氮乙酰天门冬氨酸与磷酸肌酸比值的减少与致痫灶有关,可对侧别判定有一定帮助[32]。

PET 在 MRI 阴性的 FLE 中的应用

FDG-PET 可 能 是 MRI 阴性 FLE 病人最重要的检测,因为其可为颅内电极埋放提供基础依据。然而,对于 MRI 阴性的 FLE 病人,FDG-PET 的敏感性和特异性仍缺乏相关数据。在一个由 29 位罹患 FLE 且术后无癫痫发作的患者构成的队列中,有 14 位患者 MRI 正常,在这 14 人中,有 5 人(36%)存在有定位意义的 PET 低代谢,而在另外 3 人(21%)中则实现了侧别判定[33]。在另一项研究中,对于 14 位术后达到无发作状态的隐匿型 FLE 患者,有 4 位(28%)FDG-PET 正确定位[34]。在一个由 24 位非颞叶癫痫患者(MRI 阴性或非侵袭性数据不吻合)构成的队列中,FDG-PET 阴性的有 9 例(37%),提供了定位信息的有 4 例(17%),显示非定位性(模糊的,实现了侧别判定或显示为多灶性的)低代谢的则有另外 11 例(46%)病人[35]。尽管报道的病例数量较少,但却似乎表明 FDG-PET 可以提供为 1/3 的 MRI 阴性 FLE 病人提供定位信息(图 15.6)。诸如统计参数图(stastical parametric mapping, SPM)和三维立体表面投影(3D-stereotactic surface projection, 3D-SSP)图像可以改善 FDG-PET 的定位价值,特别是病人存在大范围低代谢区的情况。类似的,把 PET 扫描与 MRI 配准可实现对微小低代谢区的探测,这些微小低代谢区常 Ⅱ 型 FCD 有关联。Taylor 型 FCD(ⅡA-B 型)通常位于脑沟底部,最近的研究表明,通过配准到 MRI 的 FDG-PET,在 23 位病人中的 18 位(78%)观察到了低代谢区,后续证明这些区域与致痫区域相关[36]。

关于其他放射性配体和受体的 PET 成像如碳 11- 氟马西尼(FMZ)PET,α- 碳 11- 甲基 -L- 色氨酸(AMT)PET 以及基于阿片类的配体,目前已经在一小部分病人中进行了研究。一项研究在难治性局灶癫痫的病

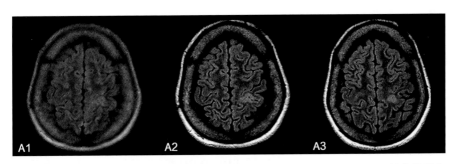

图 15.5　一位右侧局灶性运动阵挛发作患者的 MRI 所见。(A1)1.5T FLAIR 轴位像示左侧运动区不清晰的高信号。该病灶初次检查并未发现。该 1.5T 3D-FLAIR 轴位(A2 和 A3)清晰地显示累及左侧运动区的局灶性皮层发育不良

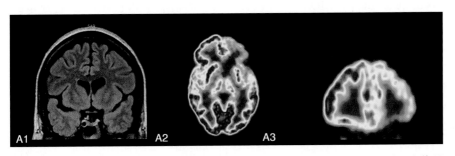

图 15.6　一位药物难治的过度运动性发作患者的 MRI 和 FDG-PET 所见。(A1)普通 1.5T FLAIR 冠状位;FDG-PET 轴位(A2)和冠位(A3)示左侧额底区域低代谢向背外侧扩展。(图像授权于 John S. Duncan 教授,国立神经病学和神经外科医院癫痫临床和实验科,英国伦敦皇后广场)

人中对 FDG-PET 和 FMZ PET 的可用性进行了比较, FDG-PET 在 11 例 MRI 阴性 FLE 病人中有 5 例不正常而 FMZ MRI 有 6 例不正常[37]。然而, 大多数非 FDG 放射性配体的 PET 扫描都没有标准化, 仍仅停留在研究领域。

SPECT 在 MRI 阴性 FLE 中的应用

专门用发作期 SPECT 研究 MRI 阴性 FLE 的数据极为有限。诸如配准到 MRI 的发作期 SPECT 减影技术 (Subtraction ictal SPECT coregistered with MRI, SISCOM) 和 SPM 这样的客观评价体系的效果要优于单纯的视觉解读 (可参考第 5 章获取更多关于 SPECT 的信息)。尽管很少有文献表明在 FLE 患者中正确定位率超过了 90%, 但总体来讲, SISCOM 和用 SPM 评估的发作期 SPECT 可正确定位 50%~60% 的非颞叶癫痫病人的致痫灶, 并在另外 20% 的病人中可实现正确的侧别判定[38,39]。而手术预后的改善则与 “用 SPECT 正确定位了致痫灶” 以及 “手术切除范围囊括了 SISCOM 提示的高灌注区” 有关[38]。重要的是, 在 10% 到 15% 的 FLE 病人中, SPECT 也会出现错误的定位和侧别判断, 表现为定位到同侧颞叶, 多区域高灌注现象则更为常见, 此时需与其他术前评估相佐证[40]。

磁源成像

脑磁图 (Magnetoencephalography, MEG) 结合源建模 (Source Modeling) 与 MRI 配准, 称为磁源成像 (Magnetic Source Imaging, MSI), 无论病灶状态如何均可用作发作间期棘波源的定位。由于 MEG 对更深在的棘波源不那么敏感, 因此其对于背外侧 FLE 的灵敏性较内侧面或底面的 FLE 要高。一项前瞻性研究针对 60 位致痫灶无法定位或非侵袭性研究结果不一致的患者, 以颅内 EEG 致痫区的定位结果作为标准评估了 MSI, PET 和 SPECT 的定位价值, MSI 的敏感性为 64%

而特异性为 79%, 优于 PET 和 SPECT[35]。然而所有三种模态均为不同的病人提供了互补的信息。其他研究也显示如果 MSI 发现的偶极簇包含在切除范围中, 则术后癫痫控制较好[41]。

电源成像

电源成像 (Electric Source Imaging, ESI) 是一种源建模技术, 使用真实头模型 (Realistic Head Models) 和反源评估法 (Inverse Source Estimation Methods) 来检测 EEG 棘波源 (关于 ESI 更多参见第 7 章)。这是一种相对新的术前评估方法, 因此其作为常规术前评估有效性和实用性还在研究中。在一个大的临床队列中, 共纳入了 152 个接受手术的患者, 在用大量电极 (128–256 通道) 记录 EEG 并且应用个体化 MRI 作为头部模型的情况下, ESI 正确定位致痫区的灵敏度和特异度分别为 84% 和 88%[42]。

EEG-fMRI

通过持续同步头皮 EEG-fMRI 记录, 可在困难情况下用棘波相关的血氧水平依赖 (BOLD) 活动来定位棘波源。一些小型临床研究已表明, 当其他常规工具无法提供定位信息时, 该技术可用来定位棘波源。手术切除 EEG-fMRI 检测到的 BOLD 激活区域可以提高术后转归[43]。对于更新的技术, 如发作期 EEG-fMRI 以及当 fMRI 扫描过程中未见棘波的情况下可使用的脑电分布图 (Topographic Maps) 分析技术, 目前正在研究中, 以提升其可用性 (见第 8 章更多信息)。

功能磁共振成像

颅内 EEG 是几乎所有 MRI 阴性 FLE 患者所必需; 若癫痫区接近功能区域, 则还需功能性的监测。术前功能磁共振成像语言对确定半球优势有重要作用。由于许多左侧半球癫痫患者可能存在非典型语言侧化[44], 术前的语言 fMRI 对于判定优势半球而言是重要的。作为一种额外工具,针对语言和运动功能的 fMRI 可用来使损伤最小化。

单一空间的多模态整合

不同方法提供的源定位信息是不同的。这些不同模态的定位结果之间的空间关系可通过导入到同一个 3D 空间来更好的评估。也就是说,PET 的低代谢区域、SISCOM 高灌注区、MSI 和 ESI 的偶极子区域以及 EEG-fMRI 探测到的 BOLD 信号可被配准到 3D MRI 容积图像中。语言和运动的 MRI 激活区域也可进一步纳入进来作为补充。最后,CT 扫描获得的颅内电极的位置也可配准到此空间里,由此,此解剖空间可描述来自不同模态的发作起始区域、激惹区、重要功能区和定位等信息。该最终图像甚至可导入到手术中的神经导航系统里,以在术中提供不同区域的实时视角。

颅内 EEG

在 MRI 阴性 FLE 患者中,颅内 EEG 仍是确定致痫灶以及指导最终手术切除的金标准。通过仔细分析所有的非侵袭性数据,得到关于可能的致痫区的初步假设,再进一步定义颅内电极的放置策略和覆盖范围。任何癫痫手术的成功都取决于准确的定位以及致痫灶的完全切除,即使有重要功能区也毫不妥协。在作侵入性评估的计划之前,即使以重复作为代价,也应竭尽所有非侵袭性手段之所能,以避免颅内 EEG 的采样误差。当然,采取哪些检查以及颅内 EEG 的策略也同样由不同中心所能支配的资源及专业知识能力所决定。

为了定位时能检测出发作起始区、早期传播点以及激惹区,颅内覆盖策略需被优化,电极区域也应同时覆盖临近的功能区以利电刺激和监测。在 MRI 阴性患者缺乏解剖标志的情况下,常需要多种功能成像以及其他源定位方法的指导。多种研究表明,手术切除时如果纳入了由 FDG-PET、SISCOM、MSI 和 EEG-MRI 确定的区域,则术后结果可更佳[36,38,41,43]。这可能会覆盖额叶大范围的区域。对于无法实现侧别诊断的患者,有时电极区域需双侧覆盖,而这与低成功率及高并发症发生率有关,这也再次强调了在寻找侧别判定的细微线索时,结合发作症状学对各模态仔细分析的必要性。尽管颅内电极覆盖范围很大,但如需要,仍可对电极覆盖区域进行调整和补充。很多患者可能需要多期颅内检测。

依据理念及专业知识的不同,不同研究中心使用的电极类型各不相同。应用大的栅状电极和多重条状电极可提升空间覆盖,并利于功能监测。但对于深部棘波源的发作起始,此二种电极可能无法识别或者出现定位错误,用深部电极检测更为稳定。因此,深部电极及硬膜下电极的结合最可能提供最好的结果。对于无法定位病灶,甚至无法定位侧别的 FLE,一些常规开展立体脑电图(SEEG)的中心也报道了最好的结果[7]。然而,SEEG 技术是复杂且专业的,仅在全世界少数癫痫中心有开展。

MRI 阴性 FLE 病人的管理

MRI 阴性 FLE 病人管理流程如图 15.7 所示。即使是接受了癫痫手术,完全的癫痫控制在过半 MRI 阴性患者中也几乎是不可能达到的,这也凸显了通过病例讨论会仔细讨论手术得与失的必要性。对于不适合手术治疗的患者,有时通过调整抗癫痫药,生酮饮食以及迷走神经刺激也可有效缓解。在这一章,我们仅讨论切除性手术。

切除性手术

在非病灶性患者中,颅内 EEG 后进行的切除术的手术设计常包含发作起始区域、早期传播位置以及发作间期频繁放电区域。而在颅内 EEG 中,由于激惹区的分布常常非常广泛,把所有有棘波的区域都切除既不合理也不可行。但若手术切除范围包含显示为频发节律性棘波或快活动簇(Bursts of fast activity)的

171

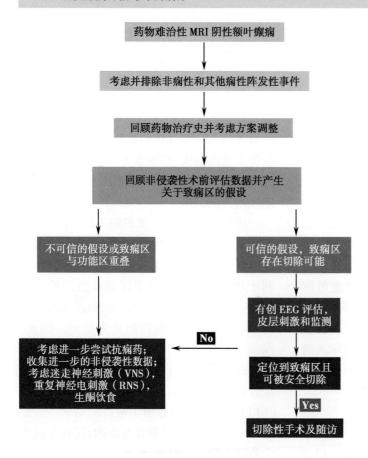

图 15.7　药物难治性 MRI 阴性额叶癫痫的管理流程

区域,则术后预后可以改善[45]。极偶尔也有研究显示切除了持续性慢波(δ波)的区域可改善预后[46]。局灶性起始最好的指征是发作起始区局限于 3 到 4 个电极,表现为快 β 活动(30~40Hz)。然而,发作起始区也可存在节律性棘慢波放电或更慢的节律。近年来,对于非颞叶癫痫,用颅内 EEG 检测高频振荡(HFO)定位致痫区域被认为是一大重要发展。HFO 区域常与致痫区域共定位(Colocalization),该区域的切除已被证明可改善手术预后[47]。皮层刺激后引出的脑电图痫样发作(Electrographic Seizures)和后放电也可进一步提供定位信息。对于 FLE 患者,发现单脉冲刺激后有后放电的区域可有助于检测发作期起始区[48]。在计划切除性手术时,非侵袭性癫痫起源定位方法的定位结果也应受到足够的重视。除了功能区,不同模态所显示的所有异常区域均应包含在切除范围内。

MRI 阴性 FLE 病人可有能包含额叶大部区域的分布广泛的致痫灶。幸运的是,如果需要,可将额叶中央前回以前的大片区域切除而不会造成任何重要的永久性神经功能缺损。最开始,4 种不同类型的额叶切除被提出来[49]:(1)完全额叶切除,包括额叶外侧的额上中下三回及前扣带回的切除;(2)旁正中额叶切除,前界至额极,后界至中央前回,外侧扩展至额中回,内侧包含扣带前皮质和补充感觉运动区(SSMA)—适用于包含前扣带皮质和 SSMA 的额叶内侧发作起源。(3)额极切除,包括额极和临近的额叶底面和外侧面的皮质——适用于额底和额极癫痫。(4)中央切除,切除范围为外侧裂上方 3cm 内的下部中央区。这些由解剖定义的切除策略可在颅内 EEG 检查后确定最终切除范围时发挥作用。利用额叶亚脑叶综合症(Sublobar Syndromes)临床电特征的手术策略总结见表 15.4。

172

表 15.4　额叶亚脑叶综合征（Sublobar syndromes）的电临床特性和手术治疗

解剖区域	主要发作形式	发作间期 EEG	发作期 EEG	手术策略
中央前区	对侧阵挛性发作	单侧或双侧中央区棘波（Cz，C3，C4 棘波）	中央区 β 活动	中央区下部可被切除而无任何主要神经功能缺损；Broca 氏区必须保留
运动前区和额叶背外侧区	旋转性发作；非对称性强直发作	侧别明确的额叶棘波；快活动	侧别明确的额叶 β 活动	按侵袭性 EEG 结果作限制性切除；似乎可有最好的预后
补充感觉运动区	非对称性阵挛发作	无棘波；单侧或双侧中央区棘波和中央区 θ 波	突然衰减波形，随后出现中央区明显的弥漫性快活动	按照有创 EEG 检查限制性/扩展性旁正中切除，无永久性神经功能缺损
前扣带皮质	过度运动性发作；额叶失神；恐惧先兆	无棘波；双侧或弥漫性棘波；颞叶棘波	无可分辨的电活动或弥漫性的广泛节律	按照有创 EEG 检查限制性/扩展性旁正中切除，无永久性神经功能缺损
额叶底面及额极区域	过度运动性发作；嗅觉或味觉先兆	无棘波；双侧或弥漫性棘波；颞叶棘波	无可分辨的电活动或弥漫性的广泛节律；颞叶发作期节律	按有创 EEG 检查结果行额极限制性/扩展性切除术
岛盖区域	面部阵挛性抽搐；口周围或自主神经症状	单侧或双侧额叶棘波；颞叶棘波	弥漫性快活动，随后出现额颞发作节律	按有创 EEG 检查结果作限制性切除

MRI 阴性 FLE 术后结果

目前没有完全针对 MRI 阴性 FLE 术后结果的研究。然而大多数报告在描述非颞叶癫痫以及 MRI 阴性癫痫时也包含了 MRI 阴性 FLE。值得记住的是 MRI 阴性 FLE 的大部分病人都没有进行手术，因此，各手术队列中的患者仅代表可定位到病灶并且手术切除经考虑切实可行，已经被选择过的患者。此外，由于病人选择、术前评估类别、病例标本的提取和手术切除属性的不均一性，不同研究的结果比较很困难。在波恩队列中[3]，MRI 阳性组、MRI 阴性组和拒绝手术组术后达到无发作状态的比率分别为 66%，38% 和 10%。因此，MRI 阴性病人术后癫痫发作的比率与 MRI 阳性病人相比要低但是较拒绝手术组要好。

2 个近期的 Meta 分析比较了 MRI 阳性和阴性 FLE 患者术后发作的情况，将癫痫成功控制定义为患者在术后至少一年的随访中保持了 Engel I 级状态。第一个 Meta 分析包括了所有非颞叶癫痫，124 位非病灶性癫痫患者 Engel I 型预后为 35%（95% 可信区间 27%~42%），相比之下，225 位病灶性癫痫患者中这一比率为 60%（54%~66%）（比值比，2.6 [1.3–5.4]；$p<0.001$）[50]。另一个 Meta 分析则完全关注 FLE。在 4 年的随访中，245 例 MRI 阴性 FLE 患者 Engel I 型预后为 39%，382 例 MRI 阳性患者为 61%（$p<0.001$）[4]。因此整体上，约三分之一的 MRI 阴性 FLE 患者术后长期无癫痫发作，另 20% 患者癫痫发作显著减少。

术后结果的预测因素

对 MRI 阴性患者,不同模态的高度吻合是良好预后最重要的预测因素。在 MRI 阴性患者中,病灶是否完全切除很难界定。全额叶切除的癫痫控制效果较限制性切除要好[4]。对于临近功能区的病变,部分切除加多软膜下横切术(Multiple Subpial Transection)也是一个有价值的选择。长期预后好的其他一些非恒定性的预测因子包括没有热性惊厥、头皮 EEG 上的发作起始 β 节律、未见非额叶 MRI 和 EEG 异常、颅内 EEG 上的缓慢播散,以及术后第一年 EEG 正常且没出现发作[2,4]。

典型病例

患者,男,38 岁,5 岁起罹患药物难治性癫痫。其癫痫发作表现为心悸,之后出现不对称的强直姿势及猝倒,每次持续约 20 秒,频率约每日 1~2 次。3TMRI 提示左侧颞叶内侧硬化。发作间期脑电图提示右侧中央及中央顶叶发作间期的癫痫样放电。视频脑电图记录的症状提示与中央区发作期节律有关的左上肢强直发作。发作间期 PET 正常,发作期 SPECT 提示中央区中线及右侧岛叶的高灌注。磁源成像示中央区的 MEG 集落(图 15.8A)。EEG-fMRI 未监测到棘波。结合 vEEG 监测记录到的棘波拓扑分布图,

EEG-fMRI 分析提示右侧顶叶区域的 BOLD 信号(图 15.8B)。

以上数据分析认为可能的致癫痫灶位于右侧额叶内侧面;左侧颞叶内侧硬化被认为是偶发病灶。7 个深部电极分别置于岛叶前部及后部,补充感觉运动区(SSMA)前部及后部,扣带前部、中部及后部(图 15.8 C.D.E)。勾勒出的发作起始区位于 SSMA 的前部,迅速播散到 SSMA 后部(图 15.8 F.G)。基于此观察,该病人接受了右侧 SSMA 区域以及少许运动前区的切除(图 15.8H)。近 2 年该患者未在出现癫痫发作。(所有图片的左、右均符合放射学习惯,AC=前扣带)。

该病例强调了在建立合理假设来指导颅内 EEG 的过程中,每一步都仔细分析的重要性,同时也展示了各种模态固有的局限性。

(案例及图片由英国国立神经病学及神经外科学医院癫痫临床及实验中心的 John S. Duncan 教授提供,作者曾在该中心研修)

致谢

作者要感谢位于特里凡得琅(印度南部港市)的 "R. MadhavanNayar 癫痫综合医疗中心" 的同事,感谢在筹划书稿过程中提

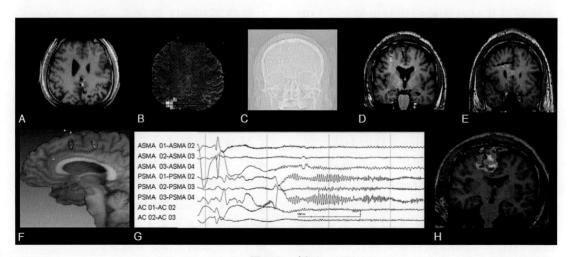

图 15.8 例证

供的有价值的帮助,感谢 C. Kesavadas 博士提供了 MRI 图像,感谢 G. Lijikumar 先生和 S. Vasanthi 女士的插图校编。同样感谢英国

国立神经病学及神经外科学医院癫痫临床及实验中心的 John S. Duncan 教授提供的案例和图片。

参考文献

1. Cascino GD. Surgical treatment for extratemporal lobe epilepsy. *Curr Treat Options Neurol* 2004;6:257–62.

2. Beleza P, Pinho J. Frontal lobe epilepsy. *J Clin Neurosci* 2011;18:593–600.

3. Bien CG, Szinay M, Wagner J, Clausmann H, Becker AJ, Urbach H. Characteristics and surgical outcomes of patients with refractory magnetic response imaging-negative epilepsies. *Arch Neurol* 2009;66:1491–9.

4. Englot DJ, Wang DD, Rolston JD, Shih TT, Chang EF. Rates and predictors of long-term seizure freedom after frontal lobe epilepsy surgery: a systematic review and meta-analysis. *J Neurosurg* 2012;116:1042–8.

5. Dash GK, Radhakrishnan A, Kesavadas C, Abraham M, Sarma PS, Radhakrishnan K. An audit of the presurgical evaluation and patient selection for extratemporal resective epilepsy surgery in a resource-poor country. *Seizure* 2012; 21:361–6.

6. Scott CA, Fish DR, Smith SJ, et al. Presurgical evaluation of patients with epilepsy and normal MRI: role of scalp video-EEG telemetry. *J Neurol Neurosurg Psychiatry* 1999;66:69–71.

7. McGonogal A, Bartolomei F, Regis J, et al. Stereo-electroencephalography in presurgical assessment of MRI-negative epilepsy. *Brain* 2007;130:3169–83.

8. Manford M, Fish DR, Shorvon SD. An analysis of clinical seizure patterns and their localizing value in frontal and temporal lobe epilepsies. *Brain* 1996;119:17–40.

9. Benbadis S. The differential diagnosis of epilepsy: a critical review. *Epilepsia Behav* 2009;15:15–21.

10. Ryvlin P, Rheims S, Risse G. Nocturnal frontal lobe epilepsy. *Epilepsia* 2006;47(Suppl 2):83–6.

11. Provini F, Plazzi G, Tinuper P, et al. Nocturnal frontal lobe epilepsy. A clinical and polygraphic review of 100 consecutive cases. *Brain* 1999;122:1017–31.

12. Derry CP, Davey M, Johns M, et al. Distinguishing sleep disorders from seizures. Diagnosing bumps in the night. *Arch Neurol* 2006;63:705–9.

13. Manni R. Terzaghi M, Repetto A. The FLEP scale in diagnosing nocturnal frontal lobe epilepsy, NREM and REM parasomnias: data from a tertiary sleep and epilepsy unit. *Epilepsia* 2008;49:1581–5.

14. Nobili L, Cossu M, Mai R, et al. Sleep-related hyperkinetic seizures of temporal lobe origin. *Neurology* 2004;62:482–5.

15. Berkovic SF, Arzimanoglou A, Kuzniecky R, Harvey AS, Palmini A, Andermann F. Hypothalamic hamartoma and seizures: a treatable epileptic encephalopathy. *Epilepsia* 2003;44:969–73.

16. Inoue Y, Fujiwara T, Matsuda K, et al. Ring chromosome 20 and nonconvulsive status epilepticus. A new epileptic syndrome. *Brain* 1997;120:939–53.

17. Radhakrishnan A, Menon RN, Hariharan S, Radhakrishnan K. The evolving electroclinical syndrome of "epilepsy with ring chromosome 20". *Seizure* 2012;21:92–7.

18. So EL. Value and limitations of seizure semiology in localizing seizure onset. *J Clin Neurophysiol* 2006;23:353–7.

19. Kotagal P, Arunkumar GS, Hammel J, et al. Complex partial seizures of frontal lobe onset statistical analysis of ictal semiology. *Seizure* 2003;12:268–81.

20. O'Brien TJ, Mosewich RK, Britten JM, Cascino GD, So EL. History and seizure semiology in distinguishing frontal lobe seizures and temporal lobe seizures. *Epilepsy Res* 2008;82:177–82.

21. Henkel A, Noachtar S, Pfander M, et al. The localizing value of the abdominal aura and its evolution: a study in focal epilepsies. *Neurology* 2002;58:271–6.

22. Morris HH III, Dinner DS, Lüders H, et al. Supplementary motor seizures: clinical and electroencephalographic findings. *Neurology* 1988;38:1075–82.

23. Ajmone-Marsan C, Ralston BL. *The Epileptic Seizure. Its Functional Morphology and Diagnostic Significance.* Springfield, IL, USA: Charles C Thomas, 1957.

24. Rheims S, Ryvlin P, Scherer C, et al. Analysis of clinical patterns and underlying epileptogenic zones of hypermotor seizures. *Epilepsia* 2008;49:2030–40.

25. Kriegel MF, Roberts DW, Jobst BC. Orbitofrontal and insular epilepsy. *J Clin Neurophysiol* 2012;29:385–91.

26. Lüders H, Lesser RP, Dinner DS, et al. Localization of cortical function: new information from extraoperative monitoring of patients with epilepsy. *Epilepsia* 1988;29(Suppl 2):S56-S65.

27. Vadlamudi L, So EL, Worrell GA, et al. Factors underlying scalp-EEG interictal epileptiform discharges in intractable frontal lobe epilepsy. *Epileptic Disord* 2004;6:89–95.

28. Worrell GA, So EL, Kazemi J, et al. Focal ictal beta discharge on scalp EEG predicts excellent outcome of frontal lobe epilepsy surgery. *Epilepsia* 2002;43:277–82.

29. Pedley TA, Tharp BR, Herman K. Clinical and characteristics of midline parasagittal foci. *Ann*

Neurol 1981;9:142–9.

30. Besson P, Andermann F, Dubeau F, Bernasconi A. Small focal cortical dysplasia lesions are located at the bottom of a deep sulcus. *Brain* 2008;131:3246–55.

31. Salmenpera TM, Duncan JS. Imaging in epilepsy. *J Neurol Neurosurg Psychiatry* 2005;76:2–10.

32. Guye M, Ranjeva JP, Fur YL, et al. ^{1}H-MRS imaging in intractable frontal lobe epilepsies characterized by depth electrode recording. *NeuroImage* 2005; 26:1174–83.

33. Kim YK, Lee DS, Lee SK, et al. (18)F-FDG PET in localization of frontal lobe epilepsy: comparison of visual and SPM analysis. *J Nucl Med* 2002;43:1167–74.

34. Lee SK, Lee SY, Kim KK, Hong KS, Lee DS, Chung CK. Surgical outcome and prognostic factors of cryptogenic neocortical epilepsy. *Ann Neurol* 2005;58:525–32.

35. Knowlton RC, Elgavish RA, Limdi N, et al. Functional Imaging: I. Relative predictive value of intracranial electro-encephalography. *Ann Neurol* 2008;64:25–34.

36. Chassoux F, Rodrigo S, Semah F, et al. FDG-PET improves surgical outcome in negative MRI Taylor-type focal cortical dysplasias. *Neurology* 2010;75:2168–75.

37. Ryvlin P, Bouvard S, Le Bars D, et al. Clinical utility of flumazenil-PET versus [18F] fluorodeoxyglucose-PET and MRI in refractory partial epilepsy. A prospective study in 100 patients. *Brain* 1998;121:2067–81.

38. O'Brien TJ, So EL, Mullan BP, et al. Subtraction peri-ictal SPECT is predictive of extratemporal epilepsy surgery outcome. *Neurology* 2000;55:1668–77.

39. Harvey A, Hopkins I, Bowe J, et al. Frontal lobe epilepsy: clinical seizure characteristics and localization with ictal 99mTc-HMPAO SPECT. *Neurology* 1993;43:1966–80.

40. Rathore C, Kesavadas C, Ajith J, et al. Cost-effective utilization of single photon emission computed tomography (SPECT) in decision making for epilepsy surgery. *Seizure* 2011;20:107–14.

41. RamachandranNair R, Otsubo H, Shroff MM, et al. MEG predicts outcome following surgery for intractable epilepsy in children with normal or nonfocal MRI findings. *Epilepsia* 2007;48: 149–57.

42. Brodbeck V, Spinelli L, Lascano AM, et al. Electro-encephalographic source imaging: a prospective study of 152 operated epileptic patients. *Brain* 2011;134:2887–97.

43. Thornton R, Laufs H, Rodionov R, et al. EEG correlated functional MRI and postoperative outcome in focal epilepsy. *J Neurol Neurosurg Psychiatry*. 2010;81:922–7.

44. Rathore C, George A, Kesavadas C, Sarma PS, Radhakrishnan K. Extent of initial injury determines language lateralization in mesial temporal lobe epilepsy with hippocampal sclerosis (MTLE-HS). *Epilepsia* 2009;50:2249–55.

45. Palmini A, Gambardella A, Andermann F, et al. Intrinsic epileptogenicity of human dysplastic cortex as suggested by corticography and surgical results. *Ann Neurol* 1995;37:476–87.

46. Kim DW, Kim HK, Lee SK, Chu K, Chung CK. Extent of neocortical resection and surgical outcome of epilepsy: intracranial EEG analysis. *Epilepsia* 2010;51:1010–17.

47. Jacobs J, Zijlmans M, Zelmann R, et al. High-frequency electro-encephalographic oscillations correlate with outcome of epilepsy surgery. *Ann Neurol* 2010;67: 209–20.

48. Valentin A, Alarcon G, Garcia-Seoane JJ, et al. Single pulse electrical stimulation identifies epileptogenic frontal cortex in the human brain. *Neurology* 2005;65:426–35.

49. Rasmussen T. Tailoring of cortical excisions for frontal lobe epilepsy. *Can J Neurol Sci* 1991;18:606–10.

50. Téllez-Zenteno JF, Ronquillo LH, Moien-Afshari F, Wiebe S. Surgical outcomes in lesional and non-lesional epilepsy: a systematic review and meta-analysis. *Epilepsy Res* 2010;89:310–18.

第16章 MRI 阴性后头部区域癫痫灶的定位与手术

林庆堂 译

引言

后头部区域的癫痫包括起源自枕叶、顶叶、颞枕交界处或三者任意组合的癫痫[1,2]。这些皮层区域间,缺乏明显的解剖或神经生理界限,且致痫灶也往往不局限于某单一脑叶[3]。因此,有不少学者倡议将这一类患者统归为后头部区域癫痫患者,虽然有些学者也建议将有明确致痫灶边界的患者更进一步细分[2,4,5]。

后头部区域的癫痫手术占所有癫痫手术不足10%[4]。对于该区域癫痫手术的预后而言,多个文献所报道的癫痫不再发作的比例差异较大,在25%至90%之间[2,4-20]。由于之前的几个关于后头部区域癫痫手术的大宗病例研究包含了高清磁共振到来前的时期;因此用来总结磁共振阴性患者的手术时具有一定的局限性[1,6-8,21-23]。而近期的一些关于后头部区域癫痫手术的研究虽然包含了高清磁共振作为其术前评估的手段之一,但是这些研究所囊括的病例,却主要是有明确病灶的癫痫病例[4,12-20,26,27]。因此,磁共振阴性的后头部区域癫痫手术研究的数据,非常有限;仅有的少数几个研究,也包含了其他新皮层起源的癫痫病例[28-31]。

临床症状学

临床癫痫症状分析是磁共振阴性的后头部区域癫痫病例诊断的起始决定性步骤。一般而言,我们不难区分起源自后头部区域的癫痫表现与从颞叶或额叶播散而来的继发性癫痫表现[6,7,22,23,32,33]。

枕叶癫痫

枕叶癫痫的可能早期临床表现包括初级视幻觉、发作性黑蒙、眨眼及眼运动感与头/眼偏斜[32]。初级视幻觉是提示源自枕叶的最常见癫痫表现;出现于约50%~70%的患者[5,6,16,18,23]。初级视幻觉通常为多颜色、环状,且位于致痫灶对侧。这些幻视模式通常会放大,除在各自视区内变换位置或色彩强度外,无特定的变动轨迹[34]。视觉先兆的出现,并不意味着癫痫指向特定的枕叶区域[16]。此外,其他脑叶的癫痫患者,如颞—枕叶及颞叶前内侧癫痫患者,也可以出现包括初级视幻觉、错觉及视觉缺失等先兆。反之,复杂幻觉及"管状视野"癫痫表现,仅出现于颞—枕叶及前内侧颞叶癫痫,却从不出现于枕叶癫痫[35]。

眨眼可出现于约15%~56%的患者[6,18,23],带有强迫性质,可由眼睑震颤(eyelid flutter)构成,往往出现于意识受损的幻视期之后[34]。

起始症状表现为眼"幻"动感及/或震颤样眼动,被认为是反映枕叶距状沟之外区域的癫痫活动[32]。据报道,约有7%~16%患者出现这些症状[6,23]。

偏转性眼/头运动(versive eye/head movements)可出现于约10%~50%的枕叶癫痫患者,并总是出现在癫痫灶的对侧[6,27]。约有1/3的患者,偏转性眼/头运动并不伴有视觉先兆。有不足一半的患者,强迫持续性眼/头偏斜可伴有局部运动与感觉异常的表现。因此,这种癫痫被认为是由到额眼区的播散返折至桥脑网状结构旁中央区(PPRF)形成的,或是不经额眼区而直接播散至上丘后返折至其桥脑网状结构旁中央区形成的[27]。

单纯基于临床症状学,是无法区分枕叶内侧与外侧癫痫[36]。

通过半球内下面的颞枕投射通路播散可引起继发性发作,症状与典型的颞叶内侧癫痫症状相同,包括内脏感觉异常、似曾相识感、意识丧失、少动性呆视(motionless stare)及自动症,并出现于34%~71%的病患[5,6,9,16,23,32]。扩散至颞叶新皮层,则会产生复杂型幻视与幻听。扩散至侧裂上内侧区,则会导致不对称的强直发作,而扩散至侧裂上外侧区时,则会导致单侧阵挛性发作。在12%~38%的患者可见到额叶的播散模式[5,6,9,16,23]。播散至对侧枕叶,有15%~40%的患者在发作期中会导致失明[6,18,23,32]。由于传导途径的差异,另有29%~56%的患者随播散模式的不同可观察到不同的发作形式[6,9,23,32]。

对于病变位于侧裂线(假想延长线)水平以下的枕叶时,患者则较少会有累及运动的表现。起源于这部分区域的癫痫更容易扩散至颞叶;而从其他后头部区域起源的癫痫,可能表现为更复杂和弥漫的扩散形式,也更易累及运动区[2]。

顶叶癫痫

提示顶叶来源的癫痫早期表现包括对侧躯体感觉先兆:最常见的主诉为麻木或针刺感;其次为疼痛、温度觉;体像障碍(Disturbances of body image),如运动感或某一肢体空间异位感,扭转(twisting)或转向(turnig)感,某一肢体运动不能或感觉乏力[33]。然而,仅有不足25%~63%的患者会有躯体感觉的先兆;这是因为除了躯体初级感觉区皮层,其他顶叶区域在癫痫临床表现学上处于"沉默"状态[7,17,22,32]。

其他的顶叶来源癫痫先兆包括失语,眩晕感,头部不适,以及由于发作播散引起,而非发作起始区产生的复杂视/听幻觉[7,17,22,33]。

继发性发作症状则是由于播散所致,向后播散至枕叶可导致发作性黑蒙;向前播散则至外侧的凸面,主要包括运动—感觉皮层(局灶性阵挛发作)与位于运动前区的额眼区(眼球偏转);向前内侧播散至辅助运动区导致非对称性强直发作;以及播散至颞—边缘系统导致自动症与失神发作[7,17,22,24,33]。有报道称,61%强直姿势的患者的致痫区包含顶上小叶,这表明辅助运动区症状是由播散引起;79%自动症患者的致痫区包含顶下小叶,提示颞叶的症状也是由于播散引起[7]。高达50%的患者会经历多种癫痫发作类型,这表明存在多种通路的播散引起了这些症状[17]。

Bartolomei 及其同事运用立体定向脑电图研究顶叶癫痫的神经网络[37]。他们将顶叶不同亚区的致痫性与病患的临床癫痫表观进行关联。据此,他们建议将顶叶癫痫分为四大类:1)致痫性最强的区域,位于前顶上小叶,即 Brodmann 5 区,构成躯体感觉相关皮层;2)后顶上小叶,即 Brodmann 7 区;3)顶下小叶,包含角回与缘上回,即大致相当于 Brodmann 39 及 40 区;4)涉及感觉处理的顶盖部分。有88%的患者自述至少有一种发作先兆,其中最常见的主观性癫痫症状包括躯体感觉先兆(35%),眩晕感(23.5%),恐惧感(17%)及复杂性幻视(17%)。躯体感觉性先兆则出现在所有四类中,以顶盖最常见。眩晕感先兆在顶上小叶组最常见;而恐惧感则出乎意料地在后顶上小叶最常见。同侧偏转是最常见的客观癫痫表现(64%),且最常见于后顶上小叶癫痫患者。多动行为(hyperkinetic behavior,也作"运动性激越,motor agitation")(23%),则见于顶下小叶癫痫患者。Fluchere 及其同事报道三例致痫灶在顶下小叶及顶盖的患者,其癫痫发作型式为同侧发作性"单侧抽搐样(Hemiballic-like)"运动及对侧肌张力失调;这是后部发作起源的定位症状[38]。大部分病例都有意识障碍,这可能由枕叶联络皮质间脑电活动过度同步所致[39]。

后头部区癫痫临床发作症状学相关问题

磁共振阴性的后头部癫痫的一个主要问题是,50% 的患者缺乏提示后头部来源的癫痫早期临床表现;反之,却常伴有因播散至颞叶或额叶所致的癫痫先兆[5,16]。

头皮脑电图

枕叶癫痫的间期头皮 EEG

虽然枕叶癫痫间期头皮 EEG 异常较普遍,然而其定位价值却有限。尤其是枕叶内侧面与基底面的癫痫样放电,头皮脑电很可能捕捉不到。完全局限于枕叶的棘波较少见(不足 20%),而其中最常见的类型是见于颞—枕区或颞后区的棘波,按宽而双侧独立的场分布。此外,亦可见继发性双侧同步节律(以额叶为甚)。非特异性异常包括:局灶性慢波,α 活动减少,光反应无或不对称性,及睡眠期非对称性一过性后枕叶尖波(Posterior Occipital Sharp Transients,译注:也作"一过性枕部正性尖波,即 Positive Occipital Sharp Transients",均缩写作 POSTs)[1,3,6,9,12,16,23,34,40,41]。迄今尚无发作间期头皮 EEG 特征可鉴别枕叶内侧与外侧癫痫[36]。

顶叶癫痫的间期头皮 EEG

作为纯发作间期的痫样异常,局限于顶叶的发作间期棘波是极为罕见的。间期棘波通常在以下区域可记录到:额叶—中央区—顶叶,顶叶—后部—颞叶,额叶—中央区—颞叶,额叶—颞叶—枕叶,以及头后部或整个半球。棘波可于双侧或致痫灶对侧(高达 1/3 患者)被记录到。继发性双侧同步放电(以额叶为甚)可出现于高达 30% 的患者[1,3,7,13,22,24,33]。

枕叶癫痫的发作期头皮脑电

局限于枕叶的发作期脑电仅见于 17%~30% 的患者[6,9]。集中于后象限的发作期 EEG 模式见于 41%~43% 的患者[16,42]。颞及颞—枕区 EEG 发作模式可见于高达 50% 的患者[6]。另据一些病例报道,有 43%~70% 的患者其发作期脑电无特异指向性,或指向其他脑叶,或指向对侧半球[9,12,42]。发作期头皮 EEG 对于区分枕叶内侧与外侧的癫痫,可能有所帮助。在 11 例枕叶外侧起源的癫痫患者中,有 4 例(36%)出现局灶性的枕叶发作模式;而在 20 例枕叶内侧起源的癫痫患者,无一例具有局灶性的枕叶发作模式[36]。

顶叶癫痫的发作期头皮脑电

尽管局限于顶叶或中央顶叶的局灶性模式可见于一少部分患者,发作期 EEG 改变更常见的仅是对同侧半球实现定侧,而不是定位,即仍然是无定位性的。通常,发作期的 EEG 模式只有在播散到颞叶或额叶后才能见到,从而导致了错误定位,甚至是在播散至对侧大脑半球后才可探及,进而导致发作起源区的错误定侧[7,13,17,22,24,42]。

综上,无论是发作期还是间期的头皮脑电,对于后头部区癫痫的定位价值有限。

其他无创性检查

由于后头部区域的定位可受临床发作症状学及头皮 EEG 的误导,MRI 阴性患者尤甚,因而,在制定有创的检查或手术计划前,我们需要其他无创性检查方法。发作期 SPECT,可有助于磁共振阴性枕叶癫痫患者病灶的定位与定侧[26]。然而值得注意的是,发作期 SPECT 也可能存在无法定位,甚至是错误定位的情况,可由于快速扩散至颞叶而引起颞叶高灌注[16]。其他潜在的有价值的无创性检查,包括高分辨率发作间期 EEG 源成像(EEG Source Imaging,ESI)[43],融合 MRI 的 FDG-PET[44] 及脑磁图(MEG)[45,46]。然而,高分辨率发作间期 ESI 和 MEG 都是对激惹区进行定位,而在后皮质癫痫中,激惹区常发生播散,从而提供错误的定位信息。高清发作期 ESI 可能更可靠

（详见第 7 章）。

有创性评价

　　所有磁共振阴性的后头部区癫痫患者，在进行外科手术切除前，均需进行有创性的评价；一方面是定位致痫灶，另一方面是定位功能区。在制定有创性评价计划时，需要整合考虑前期做过所有无创性检查所提供的信息，包括临床症状学，头皮 EEG 及发作期 SPECT。至于其他检查的有用性，如 PET、高分辨率 ESI、脑磁图及棘波激发的功能磁共振等，则有待进一步证实。一个值得重视的问题是，在制定电极覆盖计划时，是否需要将颞叶及岛叶的皮层也囊括在内。早期颞叶起源的提示指证，包括颞叶先兆如反胃感及似曾相识感[15]，以及头皮 EEG 上的颞叶棘波[4]。后头部癫痫所运用的有创性检查，主要是硬膜下的条状电极和栅状电极[4, 5, 11-14, 16, 28, 36]。然而，利用立体定向脑电图同样也可以获得卓越的定位结果[8, 47, 48]。Jobst 及其同事曾报道，将枕叶三个面同时用硬膜下电极覆盖，所取得的效果要优于局部覆盖的效果[16]。更加全面的颅内评价，将有助于更精确地定位致痫区及毗邻的功能区[5, 16]。因此，进一步将枕叶划分为内侧面、外侧面及基底面，应该有所裨益[5]。

枕—颞癫痫

　　后头部癫痫患者常表现有累及颞叶的表现，如临床症状学、电生理异常的表现，或二者皆有等。Olivier 及其同事报道了一例从临床症状学及头皮脑电来看，同时累及枕叶及颞叶的患者[49]。立体定向脑电图表明，虽然大部分癫痫起源于枕叶，但是患者的临床症状却只在发作期放电播散至颞叶后才表现出来。这例患者在接受颞叶切除后，癫痫得到了有效控制。Palmini[48] 及其同事在一组 40 例疑似枕叶癫痫的患者中，筛选了 8 例进行深入研究。他们筛选的标准如下：一方面，患者需有 1）枕叶起源的先兆；

2）枕叶发作间期棘波；3）枕叶病灶；4）上述三点的组合；另一方面，所有病人必须有累及颞叶的指证（头皮脑电异常或临床发作症状学）。此外，单纯靠头皮脑电无法定位发作起始区。深部电极结果表明发作起始沿颞枕斜面（Occipitotemporal Gradient）分布。对于有初级视觉先兆的患者，其发作起始往往较固定于枕叶，而那些无枕叶先兆或枕叶先兆不固定的患者常常伴有颞叶发作症状。然而对于这些颞叶发作的患者，颞叶切除术却收效甚微。Aykut-Bingol 及 Spencer[50] 报道了一组 16 例非肿瘤性颞—枕叶癫痫患者的临床特征。这些患者需具有两个指向枕叶癫痫的特征（临床症状、间期棘波、MRI 可见的发作起始或病灶）及一个指向颞叶的特征（间期棘波或癫痫发作）。69% 的患者具有神经元移行异常。从临床发作症状学来看，81% 的患者累及枕叶。头皮 EEG 表明，9 例患者有颞叶棘波，1 例患者有枕叶棘波。颅内 EEG 结果表明，77% 的患者发作起始区可定位于颞—枕交界区。这些患者中，同时接受颞—枕联合切除的，其术后癫痫控制效果最佳；但有一部分患者，即使有同侧颞叶 EEG 异常，在接受单纯枕叶切除后，其癫痫控制效果也不错。反之，单纯的颞叶切除，发作控制都无一例外的失败了。

　　近来几组关于后头部癫痫的病例报道表明，颞叶的先兆（如胃气上返[10, 18, 20] 及似曾相识感[5]），是手术效果不佳的预示因素。据 Jehi 及其同事[4] 报道，对于术前有同侧颞叶棘波的患者，其手术的失败率比那些后皮质以外无棘波的患者要高两倍。他们将手术疗效不佳的原因归结为，手术未能切除累及岛叶及颞叶前部的致痫灶范围。在对 11 例复发患者进行重新评估时发现，有 5 例患者的致痫灶起自颞—枕交界。这些颞—枕癫痫患者潜在的病理生理基础包括血管异常、半球内颞枕叶继发性癫痫灶或发育异常[4, 48, 50]。

总而言之,后头部癫痫患者如若有临床或电生理特征指向累及颞叶时,应对他们进行全面的、包含颞叶及岛叶的有创性评价。

预后

多宗病例报道表明,后头部癫痫术后癫痫控制的比率约 25%~90% 间[2,4-20]。Jehi 及其同事[4]报道了一组 57 例后头部癫痫患者的术后随访资料,其平均随访时间达 3.3 年。但是这组病例中,只包含两例磁共振阴性患者。这组病例中,术后 1 年、2~5 年及 6 年以上的无癫痫状态的几率分别为 68.5%、65.8% 及 54.7%。枕叶切除患者的预后(五年无癫痫状态的几率为 89%)及枕—顶叶切除患者的预后(五年无癫痫状态的几率为 93%),要优于顶叶切除患者的预后(五年无癫痫状态的几率为 52%);这可能归因为顶叶切除时相对较保守。整体而言,后头部癫痫患者的手术预后效果要优于额叶癫痫患者的手术效果[51]。

术后癫痫控制的预测指标

迄今有几组报道尝试去发现后头部癫痫患者术后癫痫能否得到控制的预测指标。然而,这些病例报道所包含的磁共振阴性患者数量都很有限。因此,对于磁共振阴性患者而言,这些预后指标是否仍然有效,仍需进一步研究来证实。

尽管如此,这些已报道的、与患者术后较好的癫痫控制相关的因素包括早期起病[12]、发作时间短[2,12]、术前神经系统检查无阳性发现[2]、侧别明确的癫痫先兆与临床症状学[10]、无颞叶先兆(胃气上返、似曾相识感与腹部异常感)[15]、无头部偏转,不伴视觉先兆[15]、无全身性强直—阵挛发作史[11]、头皮 EEG 无同侧颞叶棘波[4]、发作期头皮 EEG 起始呈现局灶特性[8]、有创性 EEG 检查包含枕叶三个面[16]、局灶性发作间期颅内电活动[8]、有创性 EEG 检查发现的棘波激惹区域的全切[52]、有创性 EEG 检查发现的发作

起始区域全切[8]、切除后头部脑电图棘波消失[6,7]、脑叶切除或多脑叶切除而非单纯病灶切除[4]、有明确病理诊断的病变[53]、病理明确的低级别肿瘤或皮层发育异常[4,15]、术后 EEG 未见异常棘波[4,11]。但是,上述大部分指标(除了有明确病理诊断的病变外),在其他研究中均未见重复。

神经系统并发症

癫痫手术相关的一个主要担忧是,术后如何避免因手术本身的创伤而引发新的神经功能缺损。后头部癫痫手术潜在相关并发症包括视野缺损、半身感觉症候群(Hemisensory syndromes)、单侧瘫痪、Gerstmann 综合征以及失语。

枕叶切除是导致视野缺损或加重视野缺损的高危因素。因此,术前与术后视野的检查是必须要完善的。据 Binder 及其同事报道的一组大宗病例[12],36% 的患者术前有视野缺损;42% 的患者术后有新发视野缺损或视野缺损加重。其他的病例研究也报道了相似的数据[1,2,4,5,10,11,15,16,18,36]。视觉皮层中枢或视放射的损伤,均会破坏视觉[5]。位于左侧枕—颞沟附近的颞—枕腹侧区(ventral occipitotemporal area,VOT)(梭状回外侧与颞下回后部的内侧)的手术损伤,可导致失读(构音与理解能力不受影响)[54,55]。在施行枕叶切除时,行功能磁共振与 DTI 纤维束成像检查,对于功能的保护是有所裨益的[56,57]。对于每个病例而言,术前均应与患者坦诚的沟通手术相关的视觉缺损及其后果[12]。

对于顶叶切除而言,除了视觉缺损的问题外,半身感觉症候群、单侧瘫痪、Gerstmann 综合征及失语,也是主要的手术并发症[4,11,13,15,17]。Gerstmann 综合征包括失写症,失算症,手指失认症以及右—左侧辨别不能症,是由于优势半球角回、缘上回及顶内沟损伤后导致的[13,58]。据一组 40 例的病例报道,术后有 30% 的患者出现暂时性神经

功能缺损,有 7.5% 的患者出现永久性功能缺损[13]。当致痫灶与功能区重叠时,施行多处软膜下横切术或许是个选择[13]。术前行功能磁共振检查与术中行电生理刺激,可以提高顶叶手术切除的安全性。

神经心理学

迄今,关于后头部癫痫手术的术前与术后、系统性的神经心理研究,仍然很缺乏。Luerding 及其同事[59]对 28 例癫痫患者在术前及皮层切除术后 6 个月,进行了神经心理的系统性测评。尽管术后患者的语言能力往往有所提高,然而操作智能(Performance intelligence)均有所下降(无论患者术后有无视野缺损、术后癫痫是否得到控制以及手术侧别)。据另一组病例报道[15],枕叶的全切会增加术后 Wechsler 智能评分下降的风险。因此,针对拟切除皮层区域制定个体化神经心理测试量表,是很有必要的[59]。

关于磁共振阴性的后头部癫痫研究报告 MRI 阴性后皮质癫痫手术资料完整的队

关于磁共振阴性的后头部癫痫手术病例报道归纳如下。

Barba 及其同事[8]报道了一组 14 例后头部癫痫手术(包括一例磁共振阴性患者)。这例磁共振阴性患者的头皮 EEG 显示,有多处局灶性间期棘波,及一处发作期局灶性棘波。在进行精简的皮层电生理评价后,这例患者接受了右侧枕叶皮层切除术且术后其癫痫得到有效控制。术后病理发现,其神经元与胶质细胞呈散乱无章分布。此患者术后左侧同向性偏盲。

Bien 及其同事[53]对 190 例磁共振阴性患者行手术前评价;29 例患者(15%)最终接受了手术切除,其中的 11 例患者(38%)达到了无发作状态(若包含那些仅有先兆的患者,则这一比例为 45%)。他们根据是否有明确病理诊断,进行亚组分析并发现:对

于 9 例有明确病理诊断患者,7 例(78%)达到了无发作状态;而对于 20 例无明确病理诊断患者,只有 4 例(20%)达到了无发作状态。五分之三、无明确病理诊断的患者,其致痫灶范围广泛或具有多个致痫灶。这组病例包含了一例磁共振阴性的后头部癫痫患者。临床癫痫症状学提示致痫灶起自枕叶或额叶内侧;间期头皮 EEG 提示双侧额—中央区均有棘波;发作期头皮 EEG 提示棘波位于双侧额叶,但范围较弥散。发作期 SPECT(含 SISCOM)提示左枕叶的高灌注。深部电极表明,双侧额—顶—枕均存在发作期 EEG 改变。这例患者在接受左侧顶—枕切除术后,患者的癫痫仍然得不到改善。术后推测,这可能是因为患者的致痫灶分布较弥散。

Caicoya 及其同事[14]报道了一组 11 例枕叶癫痫的患者,其中有 7 例最后行手术切除(包括一例磁共振阴性患者)。这例磁共振阴性患者,首发症状为黑蒙,随后出现颞叶症状[包括淡漠、刻板性语言(Stereotypic language)、嘴角左偏]。术前视野无缺失。间期头皮脑电示左枕棘波和左侧后皮质显著的弥漫性慢波。发作期头皮 EEG 定位于左枕区。颅内硬膜下脑电图示弥漫性放电。组织病理学检查示白质内有异位的神经元。这例患者在接受电生理指导下的手术切除后,其癫痫得到完全控制,且只有右下 1/4 象限的同向性偏盲。

Cukiert 及其同事[28]报道了一组 16 例药物难治性癫痫患者(颞叶外);这组患者中,有 10 例患者 MRI 阴性,另外 6 例患者磁共振检查无法定位。所有患者均接受了覆盖广泛的硬膜下电极的评估。有创性发作期 EEG 显示,所有患者均有局灶性发作起始。外科切除的范围最大化的囊括了发作期致痫灶与主要的间期激惹区;13 例患者(81.2%)达到了无发作状态,剩余 3 例患者(18.8%)的癫痫发作频率减少了 90% 以上。组织病理学示有 10 例胶质增生,5 例灰

质异位,1 例正常。他们的这组病例包含了 6 例后头部癫痫患者:2 例顶叶,1 例颞—枕,以及 3 例后 1/4 象限切除(包括枕叶、顶叶及后颞叶)。这 6 例患者中,有 3 例患者磁共振阴性(1 例行颞—枕切除,2 例行顶叶切除)。这 3 例患者术后均获得癫痫治愈。组织病理学检查示 2 例发育异常及 1 例胶质增生。

Jehi 及其同事[4]报道了一组 57 例后头部癫痫患者,其中包含 3 例磁共振阴性患者(2 例磁共振阴性 MCD,1 例组织病理学正常)。只有 1 例磁共振阴性的 MCD,在术后获得癫痫治愈。至于其他的信息,这篇文章没有再详细描述。

Jobst 及其同事[16]报道了一组 14 例枕叶癫痫患者(包含 3 例磁共振阴性患者);其中有 12 例患者(包含 2 例磁共振阴性患者)最后接受了外科切除手术。第一例患者有视物模糊先兆与简单的幻视(出现白色物体后紧接着出现黑色物体);随后,其出现随机且无侧别差异的肢体运动、尖叫、头左偏、自动症、意识障碍。间期头皮脑电示双侧独立的、前中颞部的尖波,两侧频率相等。发作期头皮脑电示右侧前中部或后部的颞叶节律性 θ 波(其随后变弥散)。行两次发作期 SPECT 扫描:第一次示左侧颞中部高灌注,第二次示左侧颞叶外侧面的高灌注。在有创性植入硬膜下栅状电极评估后,患者接受了右侧枕下部小范围的切除。组织病理学示神经元丢失。患者术后癫痫没有变化(Engel Ⅳ级)。另一例磁共振阴性患者,其先兆起始表现为双上肢感觉异常,之后为右手自动症、口部自动症、头右偏伴意识障碍。间期头皮 EEG 示偶发的右颞叶后部棘波。发作期头皮 EEG 可见右侧颞叶后部慢波反应(Build-up)。这例患者行两次发作期 SPECT,结果均示右侧颞叶后部的高灌注。在进行有创性的脑电检查评价后,这例患者接受了右侧枕下部切除术及海马切除术;术后患者获得癫痫治愈。组织病理学示枕部标本无特异性改变,

而颞叶内侧有硬化。患者术后有部分视野缺损。

Sturm 及其同事[26]报道了 6 例行发作期 SPECT 及发作间期 PET 检查的枕叶癫痫患者(其中包括 2 例磁共振阴性患者)。第一例患者的头皮 EEG 示癫痫灶起源自双侧颞叶。然而,发作间期 PET 示双侧颞叶的低灌注;发作期 SPECT(无减影)示单侧(左)枕叶高灌注。有创性 EEG 检查(硬膜下条状电极及双侧海马深部电极)示枕叶发作起始(与发作期 SPECT 所示的高灌注结果一致)。术后病理结果示皮层发育异常。术后 28 个月随访时,患者 Engel 分级为 Ⅲ 级。第二例患者,其头皮 EEG 示双侧颞叶起源的癫痫。发作间期 PET 示,左侧颞叶的低代谢;发作期 SPECT 示,左枕及双颞的高灌注。有创性脑电图检查示,癫痫起源自左枕。病理组织学检查结果回报为皮层发育异常。术后 32 个月随访时,患者 Engel 分级为 Ⅱ 级。

关于含 MRI 阴性的后头部癫痫手术患者的、资料不够全面的病例组报告

Binder 及其同事[12]在一组 52 例枕叶癫痫患者中,报道了两例 MRI 阴性的患者。这两例患者均接受了额叶皮层局部切除术。组织病理结果示,一例患者为瘢痕,另一例患者为皮层发育异常。

Binder 及其同事[13]在他们所报道的 40 例顶叶癫痫患者中,也包含了 2 例 MRI 阴性患者。这两例患者均接受了在皮层脑电指引下的额叶皮层局部切除术。

Davis 及其同事[15]报道了 43 例行后 1/4 象限切除术:其中 18 例(42%)行枕叶切除,14 例(33%)行枕—顶切除,6 例(14%)行枕—颞切除,5 例(12%)行枕—颞—顶切除。主要切除的脑区为枕部(28 例,65%),以及顶部(10 例,23%)。1 年随访时,22 例(51.2%)Engel 评分为 Ⅰ 级,10 例(23.3%)Engel 评分为 Ⅱ 级,5 例(11.7%)Engel 评分

为Ⅲ级,6例(14.0%)Engel评分为Ⅳ级。8例患者(19%)为MRI阴性。

Hong及其同事[29]报道了41例磁共振阴性的新皮层癫痫患者的术前评价与术后效果;其中有7例患者为枕叶癫痫,4例患者为顶叶癫痫。整组病例而言,发作期头皮脑电对于那些手术取得良好效果的患者,其癫痫灶定位最为敏感(FDG-PET为69.7% vs.42.9%;发作期SPECT为33.3%)。在7例枕叶癫痫患者中,有4例术后的Engel评分为Ⅰ级;在4例顶叶癫痫患者中,有2例术后的Engel评分为Ⅰ级。

Kim及其同事(与上述所报道病例来自同一个研究小组)[17]报道了一组40例顶叶癫痫患者:27例最终接受了手术治疗(其中有26例术后随访超过1年),包括14例MRI阴性患者;14例患者(54%)术后获得癫痫治愈(对于12例磁共振显示有病灶患者,有9例(75%)获得癫痫治愈;对于14例MRI阴性患者,有5例(35.7%)获得癫痫治愈)。剩余12例患者术后癫痫仍持续(在12例磁共振显示有病灶的患者中,有3例(25%)术后癫痫持续;在14例MRI阴性患者中,有9例(64.3%)术后癫痫持续)。MRI显示有病灶,对于术后癫痫的控制而言,是个显著的预测指标。

同样来自一个研究小组的Lee及其同事[18]报道了26例枕叶癫痫手术患者,其中包括16例MRI阴性或有多发病灶的患者:有16例患者(61.5%)获得术后癫痫治愈(包括7/10(70%)局限性MRI病灶患者,7例MRI阴性患者,以及2例MRI示多发病灶的患者);剩余的10例患者术后癫痫仍持续(3/10(30%)例MRI示局限病灶患者,7/16(43.8%)MRI阴性或多发病灶患者)。MRI是否有局限性病灶,与患者术后癫痫控制间,不存在显著相关关系。

Lee及其同事[30]还报道了89例MRI阴性的新皮层癫痫患者(35例额叶癫痫,31例颞叶新皮层癫痫,11例枕叶癫痫,11例顶叶癫痫以及1例多局灶性癫痫)。整组病例中,有42例(47.2%)术后获得癫痫治愈:11例枕叶癫痫中,有7例(63.3%);11例顶叶癫痫中,有3例(27.3%)。间期脑电、发作期头皮脑电、FDG-PET及减影的SPECT的诊断敏感度(具体定位为:癫痫灶的定位范围与手术切除脑叶范围一致)分别为37.1%、70.8%、44.3%以及41.1%。各个检查手段对术后癫痫治愈患者的定位价值分别如下:间期脑电整体为20/42,枕叶癫痫4/7,顶叶癫痫0/3;发作期头皮脑电整体为33/42,枕叶癫痫为7/7,顶叶癫痫为1/3;FDG-PET整体为23/40,枕叶癫痫为4/7,顶叶癫痫为0/3。通过FDG-PET及间期脑电得到的定位(发作期脑电及减影SPECT无相关),与患者术后是否获得癫痫治愈,呈显著相关。外科手术的效果,与有创性脑电发作是局灶性还是区域性无关,与有创性脑电的频率也无关。上述几个评价定位手段的两两组合,对术后获得癫痫治愈的预测,也呈显著性相关关系。术后有80例获得明确病理诊断显示皮层发育异常:包括58例发育欠全,10例迁徙异常,9例神经元丢失伴胶质增生,2例缺血性病变与1例皮层发育异常伴原始外胚层神经上皮肿瘤。病理结果与患者的手术预后无相关。

McGonigal及其同事[47]报道了一组100例接受过立体定向脑电图评价的癫痫患者(包括43例MRI阴性及53例MRI异常的患者)。他们的这组病例中,还包括了5例MRI阴性的后头部癫痫患者(3例枕叶癫痫,1例顶叶癫痫,1例颞—顶—枕癫痫)。3例枕叶癫痫患者均接受了皮层切除术。组织病理学结果表明,1例皮层发育异常(术后获得癫痫治愈),2例胶质增生(术后癫痫持续)。对于顶叶癫痫的患者,其接受了伽马刀治疗(预后不详)。对于颞—顶—枕癫痫患者,患者拒绝了手术治疗的建议。

Urbach及其同事[19]报道了42例顶叶及枕叶癫痫的手术患者。其中包括了2例

MRI 阴性的患者,他们接受了基于神经电生理评价后的手术治疗。术后病理不详,患者的癫痫持续。

Yu 及其同事[20]报道了 43 例后头部癫痫患者(11 例顶叶癫痫,13 例枕叶癫痫,以及 19 例顶—枕—后颞癫痫)。有 31 例患者术后效果良好(26 例(60.5%)术后 Engel 评分为 Ⅰ 级,5 例(11.6%)术后 Engel 评分为 Ⅱ 级);有 24 例 MRI 明确定位到致痫的病灶,有 19 例 MRI 无法定位到致痫的病灶(包括 13 例 MRI 阴性患者,2 例双侧后头部均有病灶,4 例偶然发现的在对侧半球或额叶或颞叶的病灶)。术后在 19 例患者中,有 14 例(73.7%)患者的 Engel 评分为 Ⅰ/Ⅱ 级;这一良好的效果,与磁共振示明确病灶的后头部癫痫患者的预后具有可比性(24 例中,有 17 例(70.8%)预后良好)。

示例

这是例右利手女性患者,其怀孕及出生史均无异常。在 3 岁时,患者开始癫痫起病。她的癫痫发作包括凝视、眼震,眼右斜,头轻微右偏及双上肢强直性收缩。她在癫痫发作时,意识仍部分清醒能应答。癫痫平均每天发作 5~10 次。在密切的视频脑电监测时,间期脑电示重复出现的右枕棘波(图 16.1A)。发作期脑电图未能定位癫痫灶。发作期 SPECT 示右枕高灌注(图 16.1B)。视觉检查结果正常。这例患者接受了埋置硬膜下电极条检查(覆盖右枕外侧面及内侧面)(图 16.1C)。有创性脑电图检查示,癫痫症起源自右枕外侧面。她在接受手术时,年龄为 23 岁。为了全切除致痫灶,她接受了在有创性脑电图结果的指导下的右枕外侧面的切除术。术后病理示局灶皮层发育不良(Ⅱb

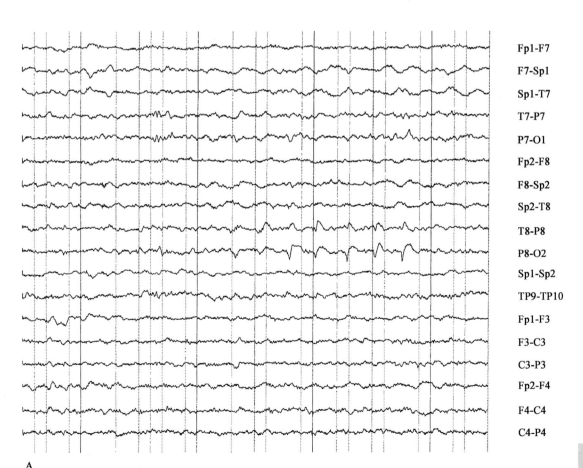

A

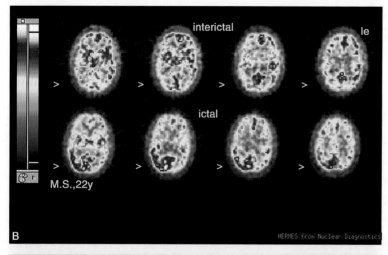

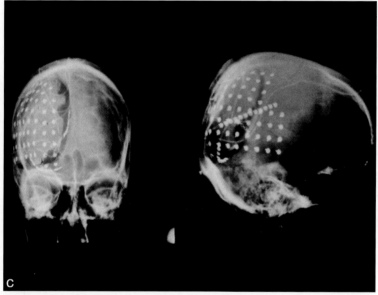

图 16.1 （A）间期脑电图示右枕棘波，以 O2 电极为最显著；（B）间期（上图）及间期（下图）SPECT；间期 SPECT 示右枕高灌注；（C）覆盖右枕外侧面及内侧面的硬膜下电极片有创性评价

型）。术后视野正常。这例患者术后无癫痫发作的控制时间超过 16 年。

MRI 阴性后头部癫痫患者的诊治流程（图 16.2）

结论

　　MRI 阴性的后头部癫痫患者，其术前评价具有一定的挑战性。临床癫痫症状学及头皮脑电，均有可能将定位误导至额叶或颞叶。因此，术前行病史及临床癫痫症状学进行细致全面的分析，对发掘癫痫累及后头部而言，至关重要。即使存在有颞叶、额叶或多灶性棘波或继发性双侧同步时，对头皮脑电图结果进行分析时，也应注意观察有无后头部癫痫放电。发作期 SPECT 有助于核定后头部癫痫的诊断及制定有创性脑电图检查的计划。由于外科手术的效果与是否存在明确病理诊断的病变（大部分均为局灶性皮层发育异常）息息相关，因此在决定进

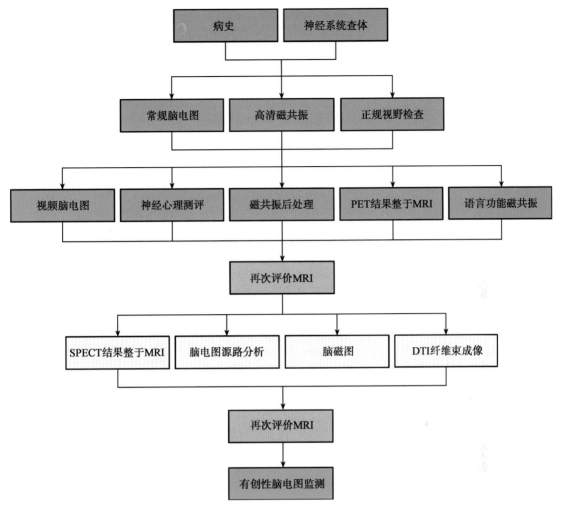

图 16.2　磁共振阴性后头部癫痫患者的诊治流程。蓝色方框：必须做的检查。黄色方框：可选做的检查。红色方框：在获得全部无创性检查的结果时，应对磁共振进行再次判读以确定是否存在可能致痫病灶。绿色方框：对于每位磁共振阴性的后头部癫痫患者，均应行有创性脑电图检查

行下一步有创性检查时，应参考所有无创检查的结果并对磁共振图像进行再次评价。值得强调的是，对于 MRI 阴性及病理结果阴性的患者而言，其术后癫痫得到治愈的比率很低；在术前评估时，应行功能磁共振及 DTI 纤维束成像以勾画出毗邻的功能区。在埋置后头部脑电电极片时，宜包括外侧面、内侧面及基底面，以求全面包绕与勾画出致痫灶及功能区。若临床癫痫症状学或头皮脑电提示在早期有颞叶的累及，则有创性脑电图的电极也应覆盖颞叶及岛叶皮层。若存在有明确病理诊断的病变时，则外科手术的效果尤佳。在拟进行有创性脑电图检查及随后的外科手术时，术前应和患者坦诚公开地交流各种手术相关的潜在并发症，包括视野缺损、偏身感觉障碍综合征、偏瘫、Gerstmann 综合征及失语。

参考文献

1. Blume WT, Whiting SE, Girvin JP. Epilepsy surgery in the posterior cortex. *Ann Neurol.* 1991;29:638–645.

2. Dalmagro CL, Bianchin MM, Velasco TR, et al. Clinical features of patients with posterior cortex epilepsies and predictors of surgical outcome. *Epilepsia.* 2005;46:1442–1449.

3. Sveinbjornsdottir S, Duncan JS. Parietal and occipital lobe epilepsy: a review. *Epilepsia.* 1993;34:493–521.

4. Jehi LE, O'Dwyer R, Najm I, Alexopoulos A, Bingaman W. A longitudinal study of surgical outcome and its determinants following posterior cortex epilepsy surgery. *Epilepsia.* 2009;50: 2040–2052.

5. Tandon N, Alexopoulos AV, Warbel A, Najm IM, Bingaman WE. Occipital epilepsy: spatial categorization and surgical management. *J Neurosurg.* 2009;110:306–318.

6. Salanova V, Andermann F, Olivier A, Rasmussen T, Quesney LF. Occipital lobe epilepsy: electroclinical manifestations, electrocorticography, cortical stimulation and outcome in 42 patients treated between 1930–1991. *Brain.* 1992;115: 1655–1680.

7. Salanova V, Andermann F, Rasmussen T, Olivier A, Quesney LF. Parietal lobe epilepsy. Clinical manifestations and outcome in 82 patients treated surgically between 1929 and 1988. *Brain.* 1995;118:607–627.

8. Barba C, Doglietto F, De Luca L, et al. Retrospective analysis of variables favouring good surgical outcome in posterior epilepsies. *J Neurol.* 2005;252: 465–472.

9. Aykut-Bingol C, Bronen RA, Kim JH, Spencer DD, Spencer SS. Surgical outcome in occipital lobe epilepsy: implications for pathophysiology. *Ann Neurol.* 1998;44:60–69.

10. Boesebeck F, Schulz R, May T, Ebner A. Lateralizing semiology predicts the seizure outcome after epilepsy surgery in the posterior cortex. *Brain.* 2002;125:2320–2331.

11. Elsharkawy AE, El-Ghandour NM, Oppel F, et al. Long-term outcome of lesional posterior cortical epilepsy surgery in adults. *J Neurol Neurosurg Psychiatry.* 2009;80:773–780.

12. Binder DK, Von Lehe M, Kral T, et al. Surgical treatment of occipital lobe epilepsy. *J Neurosurg.* 2008;109:57–69.

13. Binder DK, Podlogar M, Clusmann H, et al. Surgical treatment of parietal lobe epilepsy. *J Neurosurg.* 2009;110:1170–1178.

14. Caicoya AG, Macarron J, Albisua J, Serratosa JM. Tailored resections in occipital lobe epilepsy surgery guided by monitoring with subdural electrodes: characteristics and outcome. *Epilepsy Res.* 2007; 77:1–10.

15. Davis KL, Murro AM, Park YD, Lee GP, Cohen MJ, Smith JR. Posterior quadrant epilepsy surgery: predictors of outcome. *Seizure.* 2012;21:722–728.

16. Jobst BC, Williamson PD, Thadani VM, et al. Intractable occipital lobe epilepsy: clinical characteristics and surgical treatment. *Epilepsia.* 2010;51:2334–2337.

17. Kim DW, Lee SK, Yun CH, et al. Parietal lobe epilepsy: the semiology, yield of diagnostic workup, and surgical outcome. *Epilepsia.* 2004;45: 641–649.

18. Lee KS, Lee YS, Kim DW, Lee SD, Chung CK. Occipital lobe epilepsy: clinical characteristics, surgical outcome, and role of diagnostic modalities. *Epilepsia.* 2005;46:688–695.

19. Urbach H, Binder D, von Lehe M, et al. Correlation of MRI and histopathology in epileptogenic parietal and occipital lobe lesions. *Seizure.* 2007;16:608–614.

20. Yu T, Wang Y, Zhang G, Cai L, Du W, Li Y. Posterior cortex epilepsy: diagnostic considerations and surgical outcome. *Seizure.* 2009;18: 288–292.

21. Rasmussen T. Surgery for epilepsy arising in regions other than the temporal and frontal lobes. *Adv Neurol.* 1975;8: 207–226.

22. Williamson PD, Boon PA, Thadani VM, et al. Parietal lobe epilepsy: diagnostic considerations and results of surgery. *Ann Neurol.* 1992;31:193–201.

23. Williamson PD, Thadani VM, Darcey TM, Spencer DD, Spencer SS, Mattson RH. Occipital lobe epilepsy: clinical characteristics, seizure spread patterns, and results of surgery. *Ann Neurol.* 1992;31:3–13.

24. Cascino GD, Hulihan JF, Sharbrough FW, Kelly PJ. Parietal lobe lesional epilepsy: electroclinical correlation and operative outcome. *Epilepsia.* 1993;34:522–527.

25. Daniel RT, Meagher-Villemure K, Farmer JP, Andermann F, Villemure JG. Posterior quadrantic epilepsy surgery: technical variants, surgical anatomy, and case series. *Epilepsia.* 2007;48:1429–1437.

26. Sturm JW, Newton MR, Chinvarun Y, Berlangieri SU, Berkovic SF. Ictal SPECT and interictal PET in the localization of occipital lobe epilepsy. *Epilepsia.* 2000;41:463–466.

27. Usui N, Mihara T, Baba K, et al. Versive seizures in occipital lobe epilepsy: lateralizing value and pathophysiology. *Epilepsy Res.* 2011;97:157–161.

28. Cukiert A, Buratini JA, Machado E, et al. Results of surgery in patients with refractory extratemporal epilepsy with normal or nonlocalizing magnetic

resonance findings investigated with subdural grids. *Epilepsia.* 2001;42:889–894.

29. Hong KS, Lee SK, Kim JY, Lee DS, Chung CK. Pre-surgical evaluation and surgical outcome of 41 patients with non-lesional neocortical epilepsy. *Seizure.* 2002;11:184–192.

30. Lee SK, Lee SY, Kim KK, Hong KS, Lee DS, Chung CK. Surgical outcome and prognostic factors of cryptogenic neocortical epilepsy. *Ann Neurol.* 2005;58:525–532.

31. Seo JH, Noh BH, Lee JS, et al. Outcome of surgical treatment in non-lesional intractable childhood epilepsy. *Seizure.* 2009;18:625–629.

32. Williamson PD. Seizures with origin in the occipital and parietal lobes. In Wolf P, ed. *Epileptic Seizures and Syndromes.* London: John Libbey & Company; 1994, pp. 383–390.

33. Salanova V. Parietal lobe epilepsy. *J Clin Neurophysiol.* 2012;29: 392–396.

34. Adcock JE, Panayiotopoulos CP. Occipital lobe seizures and epilepsies. *J Clin Neurophysiol.* 2012;29:397–407.

35. Bien CG, Benninger FO, Urbach H, Schramm J, Kurthen M, Elger CE. Localizing value of epileptic visual auras. *Brain.* 2000;123: 244–253.

36. Blume WT, Wiebe S, Tapsell LM. Occipital epilepsy: lateral versus mesial. *Brain.* 2005;128:1209–1225.

37. Bartolomei F, Gavaret M, Hewett R, et al. Neural networks underlying parietal lobe seizures: a quantified study from intracerebral recordings. *Epilepsy Res.* 2011;93:164–176.

38. Fluchere F, McGonigal A, Villeneuve N, Chauvel P, Bartolomei F. Ictal "hemiballic-like" movement: lateralizing and localizing value. *Epilepsia.* 2012;53:e41–45.

39. Lambert I, Arthuis M, McGonigal A, Wendling F, Bartolomei F. Alteration of global workspace during loss of consciousness: a study of parietal seizures. *Epilepsia.* 2012;53:2104–2110.

40. Kuzniecky R. Symptomatic occipital lobe epilepsy. *Epilepsia.* 1998;39(Suppl 4):S24–31.

41. Taylor I, Scheffer IE, Berkovic SF. Occipital epilepsies: identification of specific and newly recognized syndromes. *Brain.* 2003;126: 753–769.

42. Foldvary N, Klem G, Hammel J, Bingaman W, Najm I, Luders H. The localizing value of ictal EEG in focal epilepsy. *Neurology.* 2001;57:2022–2028.

43. Brodbeck V, Spinelli L, Lascano AM, et al. Electrical source imaging for presurgical focus localization in epilepsy patients with normal MRI. *Epilepsia.* 2010;51:583–591.

44. Chassoux F, Rodrigo S, Semah F, et al. FDG-PET improves surgical outcome in negative MRI Taylor-type focal cortical dysplasias. *Neurology.* 2010;75:2168–2175.

45. Wu XT, Rampp S, Buchfelder M, et al. Interictal magnetoencephalography used in magnetic resonance imaging-negative patients with epilepsy. *Acta Neurol Scand.* 2013;127: 274–280.

46. Schneider F, Irene Wang Z, Alexopoulos AV, et al. Magnetic source imaging and ictal SPECT in MRI-negative neocortical epilepsies: additional value and comparison with intracranial EEG. *Epilepsia.* 2013;54:359–369.

47. McGonigal A, Bartolomei F, Regis J, et al. Stereoelectroencephalography in presurgical assessment of MRI-negative epilepsy. *Brain.* 2007;130:3169–3183.

48. Palmini A, Andermann F, Dubeau F, et al. Occipitotemporal epilepsies: evaluation of selected patients requiring depth electrodes studies and rationale for surgical approaches. *Epilepsia.* 1993;34:84–96.

49. Olivier A, Gloor P, Andermann F, Ives J. Occipitotemporal epilepsy studied with stereotaxically implanted depth electrodes and successfully treated by temporal resection. *Ann Neurol.* 1982;11:428–432.

50. Aykut-Bingol C, Spencer SS. Nontumoral occipitotemporal epilepsy: localizing findings and surgical outcome. *Ann Neurol.* 1999;46:894–900.

51. Tellez-Zenteno JF, Dhar R, Wiebe S. Long-term seizure outcomes following epilepsy surgery: a systematic review and meta-analysis. *Brain.* 2005;128: 1188–1198.

52. Bautista RE, Cobbs MA, Spencer DD, Spencer SS. Prediction of surgical outcome by interictal epileptiform abnormalities during intracranial EEG monitoring in patients with extrahippocampal seizures. *Epilepsia.* 1999;40: 880–890.

53. Bien CG, Szinay M, Wagner J, Clusmann H, Becker AJ, Urbach H. Characteristics and surgical outcomes of patients with refractory magnetic resonance imaging-negative epilepsies. *Arch Neurol.* 2009;66:1491–1499.

54. Gaillard R, Naccache L, Pinel P, et al. Direct intracranial, fMRI, and lesion evidence for the causal role of left inferotemporal cortex in reading. *Neuron.* 2006;50: 191–204.

55. Richardson FM, Seghier ML, Leff AP, Thomas MS, Price CJ. Multiple routes from occipital to temporal cortices during reading. *J Neurosci.* 2011;31:8239–8247.

56. Radhakrishnan A, James JS, Kesavadas C, et al. Utility of diffusion tensor imaging tractography in decision making for extratemporal resective epilepsy surgery. *Epilepsy Res.* 2011;97:52–63.

57. Winston GP, Mancini L, Stretton J, et al. Diffusion tensor imaging tractography of the optic radiation for epilepsy surgical planning: a comparison of two methods. *Epilepsy Res.* 2011;97:124–132.

58. Roux FE, Boetto S, Sacko O, Chollet F, Tremoulet M. Writing, calculating, and finger recognition in the region of the angular gyrus: a cortical stimulation study of Gerstmann syndrome. *J Neurosurg.* 2003;99:716–727.

59. Luerding R, Boesebeck F, Ebner A. Cognitive changes after epilepsy surgery in the posterior cortex. *J Neurol Neurosurg Psychiatry.* 2004;75:583–587.

189

第17章

儿童 MRI 阴性的难治性局灶性癫痫

徐建堃 译

引言

针对儿童难治性癫痫给予手术治疗已经得到公认。由于幼年起始的反复性发作常造成后期的认知水平和生活质量的下降,故手术治疗应尽早进行。手术的首要目的是长期无发作而不仅仅是缓解症状。因此,现在很多儿童癫痫手术治疗中心都接收婴儿和年龄很小的儿童手术,并有各种方案来定位癫痫起源部位,从而最大限度提高手术成功率和降低潜在手术并发症。

不要过高估计手术前核磁评估的重要性。ILAE 的工作组最近对全世界范围内的诊疗情况作了回顾[1],发现 99.5% 的儿童癫痫待手术患者都做了核磁检查。使用针对癫痫的高分辨率扫描方法和专家的诊断,在过去检查阴性的患者中,可发现多达 85% 的患者有局灶异常[2]。证实局灶异常有助于明确癫痫的起源(ER),从而指导一期手术切除方案或引导颅内电极的放置以收集电生理数据。

相反,如果 MRI 不能显示局部病灶,那么成功确定癫痫起源就会有很大挑战。核磁阴性病例切除组织的病理分析常常可以发现显微镜下的异常。尽管针对全年龄段患者的荟萃分析显示了更高的 MRI 阴性癫痫发生率,儿童为 31%,成人为 21%[3],但 ILAE 工作组的队列中(儿童的发生率)则为 17%[1]。由于有些中心 MRI 阴性发生率可以高达 53%[4],抽样误差毫无疑问是重要的。

本章将关注儿童 MRI 阴性组群中癫痫手术这一特定方面。我们将探讨该组群的定义,适应征和特征性表现,以及评估手段和疗效。

明确分组

与成人类似,儿童 MRI 阴性癫痫的范畴不仅仅包括 MRI 扫描正常的患者,还应包括诸如皮层萎缩、脑室扩大及偶发局部异常这些非显著性改变的患者[5]。MRI 检查要警惕儿童早期的皮层发育异常(FCD)。在脑发育成熟的过程中,FCD 的核磁表现经常改变。尽管在婴儿就可以检查出 FCD,T1 加权像为低信号,T2 加权像为高信号,但是这些表现可在随后的检查中表现得更为明显或完全消失[6]。这种现象在 Taylor 型 FCD 尤为明显。遗憾的是,各中心还没有统一扫描序列,ILAE 正在制定 2 岁以下儿童的特殊扫描要求[7]。

使用 3T 核磁或者计算机后处理方法分析皮层厚度变化、信号改变或灰白质界限模糊可以提高诊断收益,但是对于明确儿童 MRI 阴性诊断不是必须的手段。而且还有一个争论,就是对于 FCD 患者,明确了病灶并不意味着评估过程的简化或者治疗效果的改善;因此,微小的 FCD 改变还应包含在 MRI 阴性癫痫的范畴内。

特殊儿童 MRI 阴性局灶性难治性癫痫的流行病学
局灶性皮层发育不良

局灶性皮层发育不良(FCD)在 MRI 阴性癫痫手术患者中占绝大多数。事实上,大约 1/4FCD 患儿 MRI 检查结果为阴性[8]。FCD 构成了儿童隐源性病例的重要部分,然而,也存在着它在儿童 MRI 阴性癫痫患者中代表性被高估的现象。在最大的一组儿童 MRI 阴性癫痫手术的队列中[5]，102 例手术患儿中有 77 例 FCD（75%）；其中 71 例（95%）包含了低级别特征（译注：在作者既往的文献中，低级别 FCD 指的是轻度或不明显的皮层发育异常）。在一组小的儿童队列中，全部 14 例患儿均为 FCD[9]。在多脑叶切除的患者中，不同脑叶观察到不同亚型 FCD 的现象也并不罕见[9,10]。

FCD 导致的药物难治性儿童局灶性癫痫往往起病于出生后前几年[8]。受累患儿呈现出较高的神经功能障碍、癫痫每日发作和癫痫持续状态的概率[8]。FCD 患儿中，尤其是低级别亚型的患儿，有 12.5% 在产前或产时有损伤发生[11]，而共患的产后损伤，如头外伤、感染则较为少见[8]。这类患儿有极高的致残率并需要多种治疗手段。

由于在 MRI 阴性儿童癫痫手术队列中 FCD 的高发生率，对其背后的神经病学问题相关知识的掌握就显得很有必要。EEG 检查示频发的局灶性间歇性慢节律及慢背景活动[8]。在很年幼的患儿中，由于弥漫性皮层发育异常，常常导致囊括多脑叶甚至半球的大范围切除手术，并且有一大部分患儿需要有创的 EEG 监测。

West 综合征

婴儿痉挛症历史上曾被认为是一类原发的全身性癫痫，直到后来对有症状者散在的皮层病灶切除后，痉挛戛然而止，人们才有了新的认识[13]。通过揭示位于癫痫起源区的低代谢，West 综合征关于癫痫起源的"皮层假说"也得到 PET 检查的支持[14]，并把该痉挛症重新定义为一种快速的继发性全身性癫痫。对于药物难治性病例，局灶性或区域性切除可使痉挛解除、达到长期无发作状态，并改善认知功能[14,15]。

患 West 综合征，且脑电图见高度节律失调（Hypsarrhythmic）的 MRI 阴性药物难治性患者是可作手术考虑的一组人群。EEG 评估可以提供重要的信息以支持手术治疗。在一组有高度节律失调的病人中，Gaily 等[16]发现该波列在 25% 患儿中不对称，7% 的患儿中不同时发生。此类定侧信息与临床受累侧对侧的发作期放电相关，并可表明伴有的部分运动性发作非常频繁。在 MRI 阴性婴儿痉挛症接受手术治疗的病例中，常可见到阵发性快频率、节律性放电和亚临床发作等具有定位意义的脑电图特征[17]。

对于药物难治性婴儿痉挛症患者 PET 检查非常重要[18]。如果低代谢区和局灶性 EEG 所见相吻合，就非常可能在术后达到无癫痫状态。不幸的是，只有 20% 患儿能够发现局限性低代谢区，其余显示多发低代谢区（65%）或弥漫性对称性低代谢改变（5%）[18]。10% 患儿可出现双侧颞叶代谢异常，此类患儿自闭症发生率很高[19]。

术前检查

MRI 阴性的儿童应给予深入的评估以排除其他因素，如遗传性 / 特发性（例如 SCNIA，不典型 BECTS）、神经退行性或代谢综合征等都可表现为难治性部分性癫痫发作（表 17.1）。此外还需用时序性评估来描绘临床症状与诊断定位是否具有时间一致性。基于病情的缓急可得到时间帧，依据时间帧可评判时间一致性。这些病情包括灾难性癫痫发作、神经认知功能或行为能力的恶化。

头皮 EEG（图 17.1）恒定的局灶性改变和清晰发作症状学是评估儿童 MRI 阴性局

表 17.1　适应征筛选：需甄别的情况

- 遗传性 / 特发性（尤其是 SCN1A，常染色体显性额叶癫痫，儿童非典型性良性癫痫）
- 神经退行性综合征
- 先天性代谢性紊乱
  - 肝脑肾综合征（Zellweger 综合征）
  - 丙酮酸脱氢酶缺乏症
  - 延胡索酸酶缺乏
  - 肉碱棕榈酰转移酶 Ⅱ 缺乏症
  - Ⅱ 型戊二酸尿症

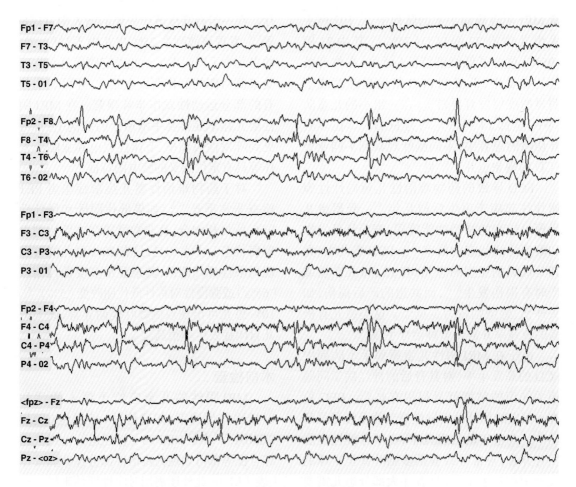

图 17.1 头皮 EEG 示右侧颞中央区持续的半周期性放电

灶性癫痫的基石。两者都受到发育程度因素影响,因此需考虑到随时间而发生显著变化的可能性。这种时间性变化在症状性癫痫向运动通路传导,从而导致明显电临床性全身癫痫发作的患儿中更明显[20]。

所有 MRI 阴性难治性癫痫患儿均需发作期视频脑电图检查,证实有局部癫痫起源就需要再次行核磁检查以查找细微的异常。理想的情况下,致痫区域可通过症状学怀疑的解剖区域大致锁定。但需要特别留意在发作时对癫痫起源的侧别和起源区域有提示意义的脑电图表现。

儿童患者功能成像很有帮助。发作期的 SPECT 和 PET 在显示颞叶或颞叶外的癫痫发作区域都是敏感且特异的手段[21-24]。在所有 MRI 阴性的患者都需要行功能成像检查,如果临床表现与电生理检查结果不符时更有必要。尽管通常认为发作期 SPECT 对于定位颞叶以外的病灶有优势,而 PET 更适合于定位颞叶病灶,然而对比研究显示二者对于小儿颞叶癫痫的诊断准确率均可达 80%~90%[25]。

最近,脑磁图(MEG)已经成功应用于 MRI 阴性的病例。在一组 MRI 只有细微改变或没有异常的 22 位患儿构成的队列中,Ramachandran Nair 和他的同事[26]发现有 17 例患儿(77%)手术效果良好,8 例(36%)癫痫完全控制。术后无癫痫状态与手术切除范围将 MEG 集落包含在内相关,而双侧分布的偶极子集落或散在分布的偶极子则与术后癫痫持续存在相关。如果 MEG 与 EEG 定位完全一致癫痫控制最理想。发作形式多样者术后效果不好。

在儿童 MRI 阴性难治性局灶癫痫中,采用多模态手段定义致痫区被广泛认为是当今最先进的手段[5,9,27,28]。具体使用哪些手段取决于当地医疗机构的方案和设备,单一手段的优越性几乎没有数据支持。在一组 14 例全面行多模态评估的儿童难治性局灶性癫痫的病例中,与 PET 相比,SISCOM 和 MEG 与颅内 EEG 结果一致性更好[9]。然而,PET 和 SPECT 数据不能确保术后达到无发作状态[28]。由于此类研究中病例数有限,还不能得出明确的结论。

在最大的一组 MRI 阴性儿童难治性局灶性癫痫队列中,102 例患者经历了将 PET 和 SPECT 整合到视频 EEG 的多模态检查,外加硬膜下记录和皮层脑电图[5]。这种全面囊括术前和围手术期的途径最终方便了包括 66 个单脑叶切除、36 个多脑叶切除术在内的 102 个切除性手术。值得一提的是,术前评估应因人而异,而没有生硬的预设方案可循。尽管这种灵活的多模态手段不以使用所有可能的检查手段为目的,仍然成功地完成了手术方案的制定,并且术后无发作状态的比率很高(2 年 44%)。

关于功能

MRI 阴性难治性局灶性癫痫患者常常表现出非典型语言重塑(Atypical language representation)。一项研究通过 fMRI 评估了 102 例起源于左侧半球的癫痫患者[29],发现非典型语言重塑在 MRI 阴性队列中(36%)较海马硬化组(21%)和其他局灶性皮层病变组(发育异常、肿瘤、血管畸形,14%)更为普遍。由于与小儿癫痫手术过分相关,对于早期发作起始及非典型惯用手的患者,非典型语言重塑存在着高估的可能。非典型性语言重塑的出现与"语言能力的降低"及"非语言能力降低的趋势"相关。

理解性语言能力(Receptive Language Competence)在重构过程中显得尤其脆弱。通过观察颞叶癫痫发病年龄和后续智能(Intellectual ability)之间的关系,Cormack 等[30]发现在出生后第一年的发作起始会伴有比例非常高(82.4%)的后续智能损害,幼时起源于任意颞叶的癫痫都足够引起智能损害。相比较而言,发作频率和持续时间都不是一个重要的影响变量。

最近两组研究[31,32]证实幼时发作的癫痫可选择性损伤颞叶而无任何病理学改变。这两项研究一项是针对成人,另一项是针对儿童,在 fMRI 上均显示非典型语言重塑发生率和左利手出现率的升高。Kresk 等[32]的研究进一步揭示了患儿中语言缺陷的存在,相对于表达言语网络,理解性语言网络更易受到损伤。

各项研究结果综合表明 MRI 阴性的患者,特别是癫痫起源于颞叶者,必须认真评估其语言重塑。不能认为假想的语言区皮层就那么准确,在 MRI 阴性的颞叶起源的患者这些区域往往不那么典型。与此不同,尽管有典型病例表明存在与手术计划相关的非典型功能重组,但 MRI 阴性患儿运动重塑的数据仍是有限的。

有创检查

有创的脑电图监测是核磁阴性病例诊断的金标准,但应用于儿童的数据较为有限[33],主要用于无创检查结果不明确或者存在分歧的患者,而且与通常通过标准颞叶切除可治愈的颞叶病灶相比,有创 EEG 更多用于颞叶以外或多脑叶病灶的患者。电极取出术后不作切除术的比率随中心的不同而差别较大,这也导致了额外的风险和代价,故选择病人时[34],或者没有预先假设的致痫区而直接把有创 EEG 用作探查来引导电极放置时应额外小心。

有创 EEG 的记录手段包括硬膜下电极、深部电极或二者联合。电极通过开颅或立体定向植入;后者仅在 3 岁以上儿童适用。在成人,发作起始区是最好的定位标准,但是其他的标志,如明显的背景异常、重复的有节律的发作间期异常放电或发作期的激发放电也可作为无结构异常患者的诊断标准。最近发作间期高频震荡波受到关注,但是它在儿童患者定位癫痫发作区域的意义还不确定。

皮层脑电图(ECoG)受麻醉影响,通常只能提供发作间期数据,这限制了它的使用价值[35,36]。在 FCD 患者,ECoG 可以显示持续的局灶发作期和发作间期放电。这些放电常常与发作起始区域相关(图 17.2)。他们可以作为癫痫起源的标记,从而减少了使用非手术有创脑电监测发作期捕捉的必要性。

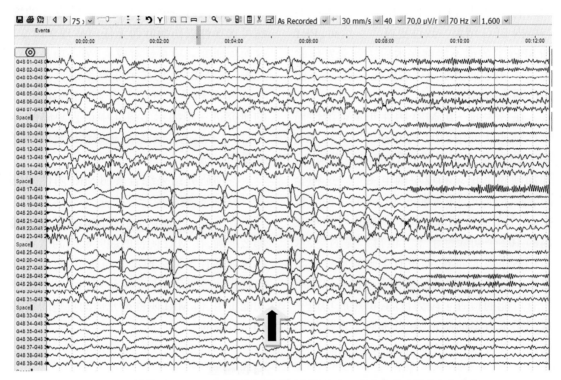

图 17.2 硬膜下 EEG 记录示发作间期半周期性放电。发作起始(箭头)表现为放电频率的改变,随后消失并局部衰减

决策

每个中心都有其独特的确定癫痫起源的方法。然而,由于诊断性检查的数目在不断攀升导致了费用和风险的增加,其收益却没有明确的说明,为了达到一定程度的标准化,国际抗癫痫联盟正提出一些指南[7]。正如前面所提到的,与病灶性患儿相比,核磁阴性患儿更应强调排除性因素:遗传的/自发的(例如 SCNIA,不典型 BECTS)、神经退变性或代谢综合征,且此类患儿应接受时序性评估,来评判病灶定位的空间一致性。

治疗 MRI 阴性病例的中心希望借助以下辅助检查手段来获得致痫区域的假设:3D EEG 源成像,MEG,FDG-PET 或 SPECT,而后再通过 ECoG 或非手术有创脑电监测进一步明确;FDG-PET 和 SPECT 是最常用的辅助检查手段。在这两种检查手段中 FDG-PET 最容易实施,已有人提出将 FDG-PET 作为初始的检查方法,特别是针对 FCD 患者;对于以前做过手术切除的患者,SPECT

更适合,但是技术上更具挑战性,而且要求发作的频率和持续时间允许发作期捕捉。PET 和发作期 SPECT 都容易受到癫痫传导的影响,因而主要用于癫痫起源的大致定位而不能判断其发作程度。发作期和发作间期 SPECT 减影有可能克服这个缺陷,但是需要再次 SPECT 检查,还得有计算机的基础。因此就需要电生理检查的进一步证实。

有的中心提倡 MEG 技术,而 3D EEG 源成像业已得到广泛应用。由于二者可以互补,因此极力推荐两种方法的同时记录。然而,考虑到这两种检查的成本差异,建议首先采用 3D EEG 检查,当 3D EEG 结果不显著或有歧义时再考虑 MEG。在 MRI 阴性病例中,当偶极子源怀疑是切向的时候(如:中央区、侧裂区或跨半球病灶,或术后失败的病例),EEG 场常发生扭曲,此时行 MEG 检查特别恰当。

手术治疗效果

有关 MRI 阴性儿童癫痫患者手术效果的信息很少。早期一组 75 例儿童难治性局灶性癫痫患者接受手术后,2 年随访 59% 患者达到了无发作状态。40 例 MRI 阳性患者癫痫预后与 35 例 MRI 阴性者无统计学差异[4]。Engel Ⅰ 级和 Ⅱ 级联合统计,MRI 阳性组疗效略有优势(80% 对 74%)。该队列全部由患儿构成,平均发作起始年龄 2.8 岁,平均手术年龄 7.7 岁。核磁阴性病例中癫痫起源大部分在颞叶以外,73% 患者使用了非手术颅内脑电监测。由于完全切除致痫灶是预测手术成功的唯一预测因素,因此对于术后无发作状态的预测,无论是病理学基础还是 MRI 可见的局灶改变都不是关键指标。

在一组完全 MRI 阴性患儿,2 年随访癫痫无发作为 44%[5]。尽管这个控制率低于 Paolicchi 及其同事[4]的报道,但在 5 年随访时这一队列的控制率仍然稳定在 44%,仅在 10 年随访时稍稍下降至 38%。因此对于核磁阴性的药物难治性癫痫患儿长期控制癫痫是有可能的。完全切除致痫灶再次被发现是决定手术成功与否的最重要因素;在头皮 EEG 出现聚集的发作间期的尖波放电也与癫痫控制有关。

在其它三组儿童病例报道中也有相似的癫痫无发作率[9, 26, 28]。术后随访癫痫控制率在 36%~50%,最好的预测癫痫是否控制的因素也是完全切除致痫灶。术前、术后神经生理检查显示总体神经认知功能没有明显恶化[28]。头皮记录到的 MEG 集落,作为一种对发作间期痫样放电有恒定预测能力的表现,也被发现与预后良好相关[5]。有些许重要的是,多处软膜下横切术无论是单独进行还是与切除手术联合进行,都预示着癫痫的不良预后。这个发现似乎反映当功能区与癫痫起源区域接近时治疗效果往往不理想[4]。

MRI 正常或仅有非特异性表现患儿接受手术的例数很少,现有的证据表明采取多种检查手段可以获得更理想的结果,癫痫控制率可以与成人相当。在大多数手术患者 FCD 是最可能的病理表现;预后与病理不相关,仅与是否完全切除致痫灶有关。未完全切除致痫灶往往会导致预后不良,然而也有些儿童会完全控制癫痫发作或者减轻发作的负担,因此不能完全不考虑手术。

儿童难治性局灶性 MRI 阴性癫痫的数量还不清楚,但是对于手术切除的可靠效果应该有更多的认识,从而促使手术早期介入并使手术获益更大化。

参考文献

1. Harvey AS, Cross JH, Shinnar S, Mathern GW: ILAE pediatric epilepsy surgery survey taskforce. Defining the spectrum of international practice in pediatric epilepsy surgery patients. *Epilepsia* 2008; 49:146–155.

2. Van Oertzen J, Urbach H, Jungbluth S, Kurthen M, Reuber M, Fernandez G, et al. Standard magnetic imaging is inadequate for patients with refractory focal epilepsy. *J Neurol Neurosurg Psychiatry* 2002; 73:643–647.

3. Tellez-Zenteno JF, Hernandez Ronquillo L, Moien-Afshari F, Wiebe S. Surgical outcomes in lesional and non-lesional epilepsy: a systematic review and meta-analysis. *Epilepsy Res* 2012; 89:310–318.

4. Paolicchi JM, Jayakar P, Dean P, Yaylali I, Morrison G, Prats A, Resnick T, Alvarez L, Duchowny M. Predictors of outcome in pediatric epilepsy surgery. *Neurology* 2000; 54:642–647.

5. Jayakar P, Dunoyer C, Dean P, Ragheb J, Resnick T, Morrision G, Bhatia S, Duchowny M. Epilepsy surgery in patients with normal or nonfocal MRI scans: integrative strategies offer long-term seizure relief. *Epilepsia* 2008; 49:758–764.

6. Eltze CM, Chong WK, Bhate S, Harding B, Neville BGR, Cross JH. Taylor-type focal cortical dysplasia in infants: some MRI lesions almost disappear with maturation of myelination. *Epilepsia* 2005; 46:1988–1992.

7. Jayakar P, Gaillard WD, Tripathi M, Libenson M, Mathern G, Cross H. Diagnostic Test Utilization in Evaluation for Resective Epilepsy Surgery in Children. Recommendations on behalf of the Task Force for Paediatric Epilepsy Surgery and the Diagnostic Commission of the ILAE (in press).

8. Krsek P, Maton B, Korman B, Pacheco-Jacome E, Jayakar P, Dunoyer C, Rey G, Morrison G, Ragheb J, Vinters HV, Resnick T, Duchowny, M. Different features of histopathological subtypes of pediatric focal cortical dysplasia. *Ann Neurol* 2008; 63:758–769.

9. Seo JH, Holland K, Rose D, Roshkov I, Fujiwara H, Byars A, Arthur T, DeGrauw T, Leach JL, Gelfand MJ, Miles L, Mangano FT, Horn P, Lee KH. Multimodality imaging in the surgical treatment of children with nonlesional epilepsy. *Neurology* 2011; 76:41–48.

10. Fauser S, Sisodiya SM, Martinian L, Thom M, Gumbinger C, Huppertz H-J, Hader C, Strob K, Steinhoff BJ, Prinz M, Zentner J, Schulz-Bonhage A. Multi-focal occurrence of cortical dysplasia in epilepsy patients. *Brain* 2009; 132:2079–2090.

11. Krsek P, Jahodova A, Maton B, Jayakar P, Dean P, Korman B, Rey G, Dunoyer C, Vinters H, Resnick T, Duchowny M. Low-grade focal cortical dysplasia is associated with prenatal and perinatal brain injury. *Epilepsia* 2010; 51(12):2440–2448.

12. Ruggieri V, Caraballo R, Fejerman N. Intracranial tumors and West syndrome. *Pediatr Neurol* 1989; 5:327–329.

13. Uthman BM, Reid SA, Wilder BJ, Andriola MR, Beydoun AA. Outcome for West syndrome following surgical treatment. *Epilepsia* 1991; 32:668–671.

14. Chugani HT, Shields DW, Shewmon A, Olson DM, Phelps ME, Peacock WJ. Infantile spasms: I. PET identifies focal cortical dysgenesis in crytogenic cases for surgical treatment. *Ann Neurol* 1990; 27:406–413.

15. Asarnow RF, LoPresti C, Guthrie D, Elliot T, Cynn V, Shields WD, Shewmon DA, Sankar R, Peacock WJ. Developmental outcomes in children receiving resection surgery for medically refractory infantile spasms. *Dev Med Child Neurol* 1997; 39:430–440.

16. Gaily EK, Shewmon DA, Chugani HT, Curran JG. Asymmetric and asynchronous infantile spasms. *Epilepsia* 1995; 36:871–882.

17. Hur YJ, Lee JS, Kim DS, Hwang T, Kim HD. Electroencephalography features of primary epileptogenic regions in surgically treated MRI-negative infantile spasms. *Pediatr Neurosurg* 2012; 46:182–187.

18. Chugani HT, Asano E, Sood S. Infantile spasms: who are the ideal surgical candidates? *Epilepsia* 2010; 51(Suppl 1):94–96.

19. Chugani HT, Da Silva E, Chugani DC. Infantile Spasms III. Prognostic implications of bitemporal hypometabolism on positron emission tomography. *Ann Neurol* 1996; 39:643–649.

20. Duchowny MS. Complex partial seizures of infancy. *Arch Neurol* 1987; 44:911–914.

21. Gaillard WD, White S, Mallow B, et al. PET in children with partial seizures: role in epilepsy surgery evaluation. *Epilepsy Res* 1995; 20:77–84.

22. Lawson JA, O'Brien TJ, Bleasel AF, et al. Evaluation of SPECT in the assessment and treatment of childhood epilepsy. *Neurology* 2000; 55:479–84.

23. Kaminska A, Chiron C, Ville D, et al. Ictal SPECT in children with epilepsy: comparison with intracranial EEG and relation to postsurgical outcome. *Brain* 2003; 12:248–260.

24. Juhasz C, Chugani HT. Imaging the epileptic brain with positron emission tomography. *Neuroimaging Clin N Am* 2003; 13:705–716.

25. Lee JJ, Kang WJ, Lee DS, et al. Diagnostic performance of 18F-FDG PET and ictal 99Tc-HMPAO SPECT in pediatric temporal lobe epilepsy. *Seizure* 2005; 14:213–220.

26. RamachandranNair R, Otsubo H, Shroff MM, Ochi A, Weiss SK, Rutka JT, Snead OC. MEG predicts outcome following surgery for refractory epilepsy in children with normal or nonfocal MRI findings. *Epilepsia* 2007; 48:149–157.

27. Kurian M, Spinelli L, Delaville J, Willi JP, Velazquez M, Chaves V, Habre W, Meagher-Villemure K, Roulet E, Villeneuve JG, Seeck M. Multimodality imaging for focus localization in pediatric pharmacoresistant epilepsy. *Epileptic Disord* 2007; 9:20–31.

28. Dorward IG, Titus JB, Limbrick DD, Johnston JM, Bertrand ME, Smyth MD. Extratemporal, nonlesional epilepsy in children: postsurgical clinical and neurocognitive outcomes. *J Neurosurg Pediatrics* 2011; 7:179–188.

29. Gaillard WD, Berl MM, Moore EN, Ritzel EK, Rosenberger LR, Weinstein SL, Conry JA, et al. Atypical language in lesional and nonlesional complex focal epilepsy. *Neurology* 2007; 69:1761–1771.

30. Cormack F, Cross H, Isaacs E, Harkness W, Wright I, Vargha-Khadem F, Baldeweg T. The development of intellectual abilities in pediatric temporal lobe epilepsy. *Epilepsia* 2007; 48:201–204.

31. Briellmann RS, Labate A, Harvey AS, Saling MM, Sveller C, Lillywhite L, Abbott DF, Jackson GD. Is language lateralization in temporal lobe epilepsy patients related to the nature of the epileptogenic lesion? *Epilepsia* 2006; 916–920.

32. Krsek P, Tichy M, Hajek M, Dezortova M, Zamecnik J, Zedka M, Stibitzova R, Komarek V. Successful epilepsy surgery with a resection contralateral to a suspected epileptogenic lesion. *Epileptic Disord* 2007; 9:82–89.

33. Jayakar P. Chronic intracranial EEG monitoring in children: when, where and what? *J Clin Neurophysiol* 1999; 16(5): 408–418.

34. Pestana Knight EM, Loddenkemper T, Lachhwani D, Kotagal P, Wyllie E, Bingaman W, Gupta A. Outcome of no resection after long-term subdural electroencephalography evaluation in children with epilepsy. *J Neurosurg Pediatr* 2011; 8(3):269–78.

35. Breshears JD, Roland JL, Sharma M, Gaona CM, Freudenburg ZV, Tempelhoff R, Avidan MS, Leuthardt EC. Stable and dynamic cortical electrophysiology of induction and emergence with propofol anesthesia. *Proc Natl Acad Sci U S A*, 2010; 107(49):21170–5.

36. Fukui K, Morioka T, Hashiguchi K, Kawamura T, Irita K, Hoka S, Sasaki T, Takahashi S. Relationship between regional cerebral blood flow and electrocorticographic activities under sevoflurane and isoflurane anesthesia. *J Clin Neurophysiol* 2010; 27(2): 110–15.

37. Perry S, Dunoyer C, Dean P, Bhatia S, Bavariya A, Ragheb J, Miller I, Resnick T, Jayakar P, Duchowny M. Predictors of seizure-freedom after incomplete resection in children. *Neurology* 2010 Oct 19; 75 (16):1448–53.

第18章

MRI 阴性的局灶性癫痫的手术入路及技巧

赵国光 译

引言

全球癫痫患者约 5000 万人,长期的反复发作不仅加重了社会经济负担和心理后果,同时也增加受伤和突发死亡的几率[1]。一系列有关手术预后的研究显示,MRI 有明确病灶且手术完全切除可获得持久的癫痫治愈[1-4]。而神经外科医生还要面对 MRI 阴性的癫痫患者,这是一组充满挑战的潜在的手术人群,常常需要采取有效的术前评估手段,包括颅内电极监测和脑皮层功能定位,手术预后也会低于有病灶的癫痫患者[5,6]。

本章节将介绍一系列用于致痫灶定位的有创术前评估手段,手术方法和技巧,以及 MRI 阴性癫痫患者的组织病理学改变。

术前评估手段

对于潜在的癫痫手术患者,术前评估手段包括:病史和体格检查、视频脑电图监测、神经心理评估、以及 3.0TMRI 头颅扫描(表 18.1)。其他检查手段还有 18F 葡萄糖正电子发射型计算机断层成像(18-FDG-PET),脑磁图(MEG),单光子发射计算机化断层显像(SPECT),功能磁共振(fMRI)以及颈内动脉盐酸阿米托试验(WADA)。患者是否都要接受这些检查,取决于症候学、影像学和脑电评估结果而定。

此外,患者术前评估结果必须由癫痫病专家、神经外科医生、神经放射、神经心理和精神科医生组成的多学科癫痫评估中心集体讨论决定。

对于 MRI 阴性的癫痫患者,如果无创评估手段还不能明确定位致痫灶,或者致痫病

表 18.1 癫痫患者 MRI 检查序列

轴位	冠状位	矢状位
T2 加权像	T1/T2 加权像	T1 加权像
液体衰减反转恢复成像(FLAIR)	磁化强度预备梯度回波序列(MPRAGE)	
梯度回波(GRE)	FLAIR	

灶位于功能区,颅内栅状电极、深部电极和立体定向脑电图(SEEG)是必须的有创评估手段。根据假想的致痫灶部位和可能涉及到的脑功能区,放置电极策略也因人而异。电极埋植后患者要在脑电图室进行监测,通常需要 7 到 10 天,有时甚至更长时间,以保证能够记录到足够多的癫痫发作,分析定位致痫灶。

术前评估流程

致痫灶可以简单地定义为引起癫痫的大脑部位,而完整地切除这一区域可以获得癫痫治愈[7]。目前,尚没有单一的检查手段或影像评估方法可以明确定位致痫灶。依据患者症候学、视频脑电图以及影像学检查可以形成致痫灶假设。当这些无创检查结果一致时,可以进行手术;当结果不一致或者存在矛盾时,有创检查鉴别癫痫起源或功能区定位是必要的手段。

MRI

尽管 MRI 在成像质量具有独特的先进性,临床上可以应用最新的成像序列,但仍有很多癫痫表现为 MRI 阴性[7]。研究发现,

在低场强 MRI 检查结果阴性的癫痫患者中，有 20% 的会在高场强（3.0T 或更高）MRI 发现局灶性的病理改变[1,7,8]。因此，有学者建议 MRI 阴性的癫痫患者应该接受更高场强 MRI 扫描。目前，很多癫痫中心都制定了 MRI 检查的"癫痫序列"，这包括矢状位 T1，轴位 T2，轴位和冠状位液体衰减反转恢复成像（FLAIR），磁化强度预备梯度回波序列（MPRAGE）（详见表格 18.1）。MRI 强化不作为常规检查，只有怀疑脑内肿瘤时可以考虑强化。

当然，有经验的放射学专家对于 MRI 扫描结果的判读也至关重要，他们常常能够发现像局限性脑皮层发育不良这样的微小改变。临床上，这种改变是最常见的 MRI 阴性癫痫的组织病理学类型，普通的 MRI 扫描序列可能会遗漏近 30% 的 FCD 阳性发现[7-9]。

PET

PET 通过示踪剂氟代脱氧葡萄糖 18FDG 定量显示脑代谢，常用于发作间期癫痫灶定位的检查手段。PET 核素探测器可以定量分析脑内不同区域的代谢反应，进而发现低代谢区与癫痫发作间期致痫灶有关，为 MRI 阴性癫痫提供了具有诊断价值的方法，也为制订手术方案提供了依据（见图 18.1）。PET 扫

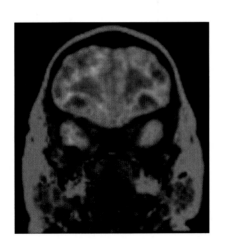

图 18.1　1 例 MRI 阴性的癫痫患者，[18]FDG-PET 扫描显示左额低代谢区（与右额比较）

描的不足之处在于低代谢区往往要比实际的致痫灶范围更广泛[9]。尽管如此，早在 MRI 还没有问世的九十年代，Chugani 医生已经采用 PET 对 MRI 阴性新生儿痉挛症的诊断，并且成功地发现了局灶性脑皮质发育不良，并依此实施了手术[10,11]。

SPECT

SPECT 可以通过注射示踪剂了解癫痫发作期脑血流改变。与发作间期比较，局部灌注增加可以认为是发作期表现，而周边脑组织可出现发作后灌注受抑制而降低（图 18.2）。由于临床上示踪剂获取的难度，发作期注射药物时操作的困难，以及 SPECT 检查的花费等原因，SPECT 并不是癫痫术前评估常用的手段。

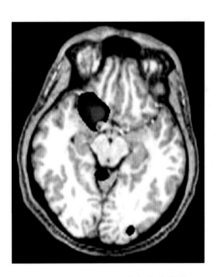

图 18.2　SPECT 显示癫痫发作期右侧眶直回后部高灌注区域

MEG

脑磁图用于探测正常或异常脑组织活动时产生的磁偶极子。与标准的头皮脑电图比较，MEG 具有能够探测脑深部的磁偶极子放电的敏感性，同时可以检测到非垂直于颅骨的磁偶极子放电。脑磁图显示的偶极子放电区域可以解释为癫痫放电激惹带，当偶极

子放电集聚在一起呈簇状放电时,具有很强的癫痫灶定位意义。簇状偶极子放电是指在小于 1cm 范围内至少有 5 个偶极子相互连接。脑磁图作用的局限性使它更多用于研究,而非临床广泛开展。对于 MRI 阴性的癫痫,MEG 可以作为补充检查手段,当偶极子簇状放电与其他影像学检查相吻合时,会提高定位致痫灶的准确性。

一些有关 MRI 阴性癫痫的手术研究发现,术中切除 MEG 显示的偶极子簇状放电(clusterectomy)区域,可以提高癫痫治愈率[13]。作者本人近期回顾了我们癫痫中心有关 MRI 阴性癫痫手术的效果,同样发现手术完全切除 MEG 簇状放电区可以提高颞叶以外癫痫的手术成功率,这些癫痫患者病因学不同,MRI 可见病灶或者没有病灶出现。

硬膜下栅状电极和深部电极植入

颅内电极植入的策略是根据患者癫痫症候学、视频脑电、以及包括 PET,SPECT,MEG 检查结果而制定的,脑内电极放置的部位是术前评估后形成的致痫灶假设区域。本中心经验,电极植入前一天将定位标记物贴于患者头皮,然后行 MRI 容积扫描,这些图像传入神经导航系统用于术中准确定位脑解剖结构。

根据手术部位计划切口,硬脑膜剪开暴露准备植入电极的大脑皮层,立体定向导航系统用于脑内深部结构(例如,海马、杏仁核、扣带回)的电极植入,皮层栅状电极覆盖假设的"致痫区"和脑功能区。电极导线需在硬膜边缘处缝合固定,以避免监测时电极移位或者脱出。

术后患者行薄层 CT 扫描并拍正侧位头颅 X 光片,用于确认电极接触点与脑解剖结构。这一步骤有利于癫痫病学专家分析 EEG 起源以及脑功能区定位,也对手术医生制定如何安全切除致痫灶起到帮助作用。当扑捉到足够的癫痫自主发作后,患者接受电刺激用于脑功能区定位。根据不同的刺激模式和参数,可以定能功能区也可以诱发癫痫发作。适合手术的患者做好知情告知,二次手术根据颅内电极监测的结果采取裁剪式方法切除致痫灶。在保证功能不受损伤的前提下,癫痫发作起源点、早期波及的电极点以及发作间期频繁放电的区域都需要切除。术者还可以通过触及大脑皮层以发现病灶区域(如,有些局限性脑皮质发育不良质地变硬,切除时明显感觉质韧。—译者注),术者要铭记保护脑功能是首位的(遵循"做你能做的原理 take what you can theory")。

虽然,MRI 阴性药物难治性癫痫的手术存在挑战,通过上述有创检查方法,作者所在的癫痫中心近年来的结果是 42% 的患者术后 2 年未见发作[19]。此结果与既往报道相同,如何提高 MRI 阴性癫痫手术效果仍是研究热点。

立体定向脑电图(SEEG)

SEEG 是根据电生理—解剖—症候学原理对患者实施的个体化有创检查。SEEG 电极放置的部位包括病灶(如果存在)、发作起源区、以及癫痫发作可能的电传播途径(功能脑网络)。通过立体定向系统定位靶点,使用 2.5mm 电钻钻孔,不同型号的商品化深部电极植入关注的解剖结构和病灶。电极接触点有 4~16 个不同的规格,按照脑内结构靶区与硬膜之间的距离选择适合的电极型号植入。以冠状位图像为例,通常电极是从侧方垂直颅骨放置,有时也可以选择斜位(或成角)插入。这样的好处是根据不同的电极接触点,从外向内可以记录到外侧皮层、中部脑回或白质纤维、深部皮层或皮层下结构,通过 3D 影像重建更好地获得解剖—电生理信息。电极植入后患者可以直接进行视频脑电监测,术后处理如同硬膜下电极植入。作者的癫痫中心,采用 SEEG 技术定位 MRI 阴性的癫痫致痫灶,获得了 57% 的癫痫治愈(随访 1 年)。因此,选择合适的病例 SEEG 可以帮助提高手术效果。

颞叶癫痫手术

在成人中颞叶癫痫是导致复杂部分性

发作最为常见的原因,海马硬化是常见的病理改变[14]。文献报道,前颞叶切除手术的癫痫治愈率为 70%~90%[14,15]。如前面所述,MRI 阳性的患者手术效果优于 MRI 阴性的,伴有海马硬化的颞叶癫痫术后发生记忆力减退的可能性,要低于海马没有萎缩的病例,术后记忆力减退更容易发生在优势半球侧。

涉及 MRI 阴性颞叶癫痫手术时,有以下几点需要注意。术前定位与文字记忆和非文字记忆有关的优势半球非常重要。如果患者是右利手,文字记忆和语言区常位于左侧优势半球。如果致痫灶位于左侧优势半球,需要评估术后可能出现神经心理损害的风险。评估优势半球、文字(视觉)记忆和语言功能区,可以通过神经心理测定,功能磁共振,和(或)WADA 试验完成。如果证实致痫灶位于左侧优势半球,可以进一步选择颅内电极植入更加准确的定位发作起源区,以及手术可能造成的语言记忆功能损害。反之,致痫灶位于右侧非优势半球时,扩大的前颞叶癫痫包括海马等内侧结构的切除,通常不会发生语言和记忆的损害,渐变发生也可能是短暂的。

颞叶外癫痫手术

成人中颞叶外癫痫并不如颞叶癫痫常见。此类癫痫常见于广泛的脑皮质发育不良,致痫灶难以定位或不只一处异常放电,手术难以完全切除或不适合手术治疗。因此,颞叶以外癫痫手术效果要低于颞叶癫痫[3,6]。术前评估手段包括电极植入有可能增加发现致痫灶的几率,位于功能区的致痫灶还要通过皮层电刺激,已决定能否安全切除。

下面列举的病例可以帮助理解 MRI 阴性癫痫的诊治流程。20 岁男性患者,右利手,11 岁癫痫起病。既往身体健康,癫痫发病原因不详。生长发育正常,神经系统查体无异常。患者主观描述:发作前左侧上肢和面部感觉异常,进而表现为无动性发作。平均每天发作 7~8 次,服用 8 种抗癫痫药物无效。局限性发作累积左侧上肢和面部,有时继发 GTCS 发作。

视频脑电监测癫痫发作客观表现:左侧上肢不能动,进而面部表情惊恐状,右手握住左上肢试图挪动。大的癫痫表现为脸向左侧拉扯伴头眼向左侧斜,左侧上肢先弯曲继而伸展,然后右侧上肢和腿弯曲。头皮脑电图显示痫样放电起源于右侧额中央区(F4/C4)继而波及到右侧中央顶导联。

头颅 3.0TMRI 扫描正常;PET 显示系统性双侧颞极轻度低代谢,SPECT 右侧额后高灌注;发作间期 MEG 未见明显棘波放电,捕捉到一次临床发作,右侧额中央区簇状放电。至此,临床症候学与右侧额中央区放电吻合一致。虽然 MRI 未发现病灶,但发作期 SPECT、MEG、EEG 都支持致痫灶位于右侧额中央区的假设。以此区域设计手术切口开颅,放置皮层电极定位癫痫起源点并了解脑功能分布。电极分别放置于右侧额叶背外侧、近中央区额中线内侧面、运动前区和顶叶皮层、深部电极位于中央前回和额后部。(图 18.3A)

电极植入后,患者行常规 CT 扫描、拍摄前后位 / 正侧位头颅 X 光片,进入术后监护病房。次日早开始行脑电监测,共监测 7 天,记录到 7 次临床发作,定位癫痫起源于右侧额中回和额下回后部,痫样放电快速传播至中央区周围(图 18.3B)。脑功能定位刺激亦完成。

经过术前讨论获益与风险,手术切除右侧额中回额下回后部,未出现并发症。术后 2 天患者平稳出院。术后 6 个月随访未见癫痫发作。病理报告诊断为脑皮层发育不良(轻度皮层结构发育异常)。

组织病理学改变

有趣的是,在 MRI 阴性癫痫手术送检的标本中,有 30%~50% 发现明确的病理学改变[3,8]。最常见的病理诊断是局限性脑皮层发育不良(FCD)[16]。虽然从外观上很难看出这些病理改变与正常脑组织的区别,但术

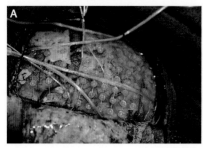
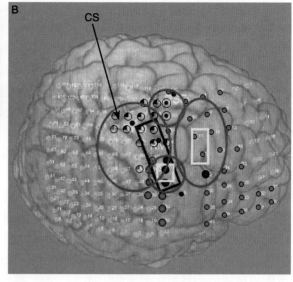

图 18.3 （A）术中拍摄图片显示硬膜下栅状皮层电极；（B）功能构图显示脑功能区、发作起源和发作间期分布。（红色长方形：发作起源区，黄色长方形：无临床发作区域，橙色椭圆形：发作间期棘波放电区，"CS"癫痫临床发作诱发区；绿色 1/4 圆：与上肢功能有关，具体支配左上肢远端；绿色圆点：依照患者的描述不能具体定义

者可以在切除的过程中感受到病理组织像橡胶一样质韧，这一特点帮助术者决定切除的范围。如果术前影像学检查已经发现病灶，手术方案可以根据有经验的神经影像专家和手术医生共同制定切除范围。了解 FCD 的病理学分型有助于识别和诊断 MRI 发现的病灶。皮层结构混乱具有致痫特性，MRI 上典型的 FCD 可以表现为从病灶到脑室间管状移行高信号（穿通征），这一特性与皮层发育时期异常神经元放射状向外扩张时迁移障碍有关。（图 18.4）MRI 阴性癫痫典型的病理类型为皮层发育不良 I 型或 IIa 型，由于其病理改变广泛，一次手术切除致痫灶后，其周围的异常皮层也可以重塑形成新的潜在的致痫灶。这就解释了为什么一些患者术后恢复良好多年之后，癫痫再次复发，其病理学基础如前所述[17,18]。

2011 年国际抗癫痫联盟（ILAE）颁布了新的局限性脑皮层发育不良病理分类。

结论

MRI 阴性癫痫的手术一直存在挑战，需

要癫痫团队术前尽可能采取多种手段定位致痫灶。而这一组手术也应该在有经验的癫痫中心开展。作者体会，术前应该坦诚地与患者及家属沟通，充分讨论手术可能发生的情况，明确告知手术效果要低于 MRI 发现病灶的癫痫手术。

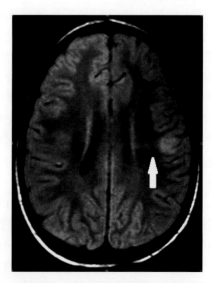

图 18.4 箭头所示为穿通征，由病灶向左侧脑室延伸（表 18.2）

表 18.2　国际抗癫痫联盟（ILAE）就局灶性皮层发育不良的最新分类[16]

FCD I 型（单纯型）		II b	局灶性皮质发育不良伴异形神经元及气球样细胞
I a	局灶性皮质发育不良伴径向上的构层不良	II c	皮质构层异常，毗邻血管畸形
I b	局灶性皮质发育不良伴切向上的构层不良	II d	皮质构层异常，毗邻其他出生后早期获得性的病损灶，比如外伤、缺血性损伤、脑炎等
I c	局灶性皮质发育不良同时伴径向及切向的构层不良	**III 型（除此之外无殊）**	
II 型（单纯型）		III	临床/放射学上大体可疑的病灶经显微镜检却无发现
II a	局灶性皮质发育不良伴异形神经元		

参考文献

1. Duncan JS. **Imaging in the surgical treatment of epilepsy.** *Nat Rev Neurol.* 2010 Oct;6(10): 537–50.

2. Immonen A, Jutila L, Muraja-Murro A, et al. **Long-term epilepsy surgery outcomes in patients with MRI-negative temporal lobe epilepsy.** *Epilepsia.* 2010 Nov;51(11):2260–9.

3. Régis J, Tamura M, Park MC, et al. **Subclinical abnormal gyration pattern, a potential anatomic marker of epileptogenic zone in patients with magnetic resonance imaging–negative frontal lobe epilepsy.** *Neurosurgery.* 2011 Jul;69(1):80–93; discussion 93–4.

4. Englot DJ, Han SJ, Berger MS, et al. **Extent of surgical resection predicts seizure freedom in low-grade temporal lobe brain tumors.** *Neurosurgery.* 2012 Apr;70(4):921–8; discussion 928.

5. Cukiert A, Burattini JA, Mariani PP, et al. **Outcome after cortico-amygdalo-hippocampectomy in patients with temporal lobe epilepsy and normal MRI.** *Seizure.* 2010 Jul;19(6):319–23.

6. Lazow SP, Thadani VM, Gilbert KL, et al. **Outcome of frontal lobe epilepsy surgery.** *Epilepsia.* 2012 Oct;53(10): 1746–55.

7. Bernasconi A, Bernasconi N, Bernhardt BC, et al. **Advances in MRI for 'cryptogenic' epilepsies.** *Nat Rev Neurol.* 2011 Feb;7(2):99–108.

8. Lockwood-Estrin G, Thom M, Focke NK, et al. **Correlating 3T MRI and histopathology in patients undergoing epilepsy surgery.** *J Neurosci Methods.* 2012 Mar 30;205(1):182–9.

9. Chassoux F, Rodrigo S, Semah F, et al. **FDG-PET improves surgical outcome in negative MRI Taylor-type focal cortical dysplasias.** *Neurology.* 2010 Dec 14;75(24):2168–75.

10. Chugani HT, Shields WD, Shewmon DA, et al. **Infantile spasms: I. PET identifies focal cortical dysgenesis in cryptogenic cases for surgical treatment.** *Ann Neurol.* 1990 Apr;27(4):406–13.

11. Olson DM, Chugani HT, Shewmon DA, et al. **Electrocorticographic confirmation of focal positron emission tomographic abnormalities in children with intractable epilepsy.** *Epilepsia.* 1990 Nov-Dec;31(6):731–9.

12. Iida K, Otsubo H, Matsumoto Y, et al. **Characterizing magnetic spike sources by using magnetoencephalography-guided neuronavigation in epilepsy surgery in pediatric patients.** *J Neurosurg (Pediatrics 2).* 2005;102:187–96.

13. Funke ME, Moore K, Orrison WW Jr, et al. **The role of magnetoencephalography in "nonlesional" epilepsy.** *Epilepsia.* 2011 Jul;52(Suppl 4): 10–14.

14. Vale FL, Effio E, Arredondo N, et al. **Efficacy of temporal lobe surgery for epilepsy in patients with negative MRI for mesial temporal lobe sclerosis.** *J Clin Neurosci.* 2012 Jan;19(1):101–6.

15. LoPinto-Khoury C, Sperling MR, Skidmore C, et al. **Surgical outcome in PET-positive, MRI-negative patients with temporal lobe epilepsy.** *Epilepsia.* 2012 Feb;53(2):342–8.

16. Blümcke I, Thom M, Aronica E, et al. **The clinicopathologic spectrum of focal cortical dysplasias: a consensus classification proposed by an ad hoc Task Force of the ILAE Diagnostic Methods Commission.** *Epilepsia.* 2011 Jan;52(1):158–74.

17. Jehi L, Sarkis R, Bingaman W, et al. **When is a postoperative seizure equivalent to "epilepsy recurrence" after epilepsy**

surgery? *Epilepsia*. 2010 Jun;
51(6):994–1003.

18. Jehi LE, O'Dwyer R, Najm I, et al.
**A longitudinal study of surgical
outcome and its determinants
following posterior cortex
epilepsy surgery.** *Epilepsia*. 2009
Sep;50(9):2040–52.

19. See SJ, Jehi LE, Vadera S,
Bulacio J, Najm I, Bingaman W.
**Surgical outcomes in patients
with extratemporal epilepsy and
subtle or normal MRI findings.**
Neurosurgery. 2013 May 14. [Epub
ahead of print]

20. Gonzalez-Martinez J, Bulacio J,
Alexopoulos A, Jehi L,
Bingaman W, Najm I.
**Stereoelectroencephalography in
the "difficult to localize"
refractory focal epilepsy: early
experience from a North
American epilepsy center.**
Epilepsia. 2013 Feb;54(2):323–30.

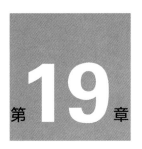

MRI 阴性的局灶性癫痫的组织病理学特点

第 **19** 章　朴月善　译

　　大部分经外科手术切除的致痫病灶可以通过 1.5T 或 3T 的高分辨率 MRI 观察到,例如难治性癫痫相关的肿瘤或皮质发育畸形(MCD)伴海马硬化。由于 MRI 的敏感性高,因此是判断术后癫痫控制的一个较好的指标。然而,近期研究表明,MRI 阴性的 TLE 患者在癫痫手术切除后类似的癫痫发作可以得到控制,并且有 55% 的患者平均随访 2 年[1]至 5.8 年[2]仍未发作。本章节,我们主要讨论 MRI 阴性的局灶性癫痫发作患者手术切除标本的组织病理学改变,尤其强调目前西门子磁共振不能观察到的细胞结构的改变。然而,我们在欧洲癫痫脑库和德国神经病理学癫痫手术的参考中心都不能检索到可靠的 MRI 阴性的手术病人的数量。对于这个问题日渐浓厚的兴趣,将有助于我们在不久的将来填补该知识点的空白。

MRI 阴性的局灶性皮质发育不良

　　对于 MRI 阴性的局灶性癫痫可以观察到的脑结构异常最突出的是局灶性皮质发育不良 IIa 型(FCD IIa)(图 19.1);FCDs 代表了皮质发育畸形的一组混合性病变[3],被认为是儿童和成年人严重难治性癫痫的一种常见的基础形态学病变。然而,并不是所有类型的 FCD 都可以通过高分辨率的 MRI 探测到[4,5]。FCD 这个术语最初在 1971 年由 Taylor 和他的同事命名,他们描述了 10 位患者,显微镜下均可观察到形态异常神经元的[6]。在这些患者中,有一半的人作者还观察到了气球细胞。根据 ILAE 分类

分为 FCD IIa 型(有形态异常神经元,无气球细胞)和 IIb 型(有形态异常神经元,有气球细胞)[3]。然而,没有明确的证据来证明 FCD IIa 型和 IIb 型的临床病程、病因学以及分子遗传学或生物学发病机制[5]。并且两种类型的形态异常神经元非常相似,也不能通过形态学分析来区分[7]。气球细胞是一个独立的特点,并伴有脱髓鞘和少突胶质细胞的增生,从而使 FCD II 型的两个亚型表现不同。

　　我们近来对一组 FCD 的患者进行研究,该组患者共计 52 人,均是根据 2011 年国际抗癫痫联盟(ILAE)的分类进行归类,并系统分析了同时可以在 MRI 上观察到的病变的组织病理学特点,例如,皮质厚度、灰白质分界、FCD 亚型的髓鞘形成和细胞成分[7]。与现有的资料相反的是,在 FCD II 两种亚型中均有皮质显著的增厚,并伴有明显的髓鞘脱失从而形成 FCD IIb 特有的 "transmantle" 征[7]。FCD IIb 型呈现 "transmantle" 征区域的完全切除已被允许,并且可以使多达 80% 的患者癫痫得到控制[5]。相反,即使是在非常有经验的研究中心 FCD IIa 型也很少遇到并且在 MRI 的判读上也很容易漏诊[5]。FCD IIa 型病变部位异常的皮质增厚以及由于神经元的异位造成的灰白质交界不清可以通过系统的现代化的 MRI 形态学后处理技术检测到[8]。然而,除了那些体积较大的皮质增厚区,皮质增厚在 MRI 上很难评估。因此,影像与组织病理学的关联对于未来我们对疾病特有细胞成分以及与之相关的 MRI 异常信号认识的提高是必不可

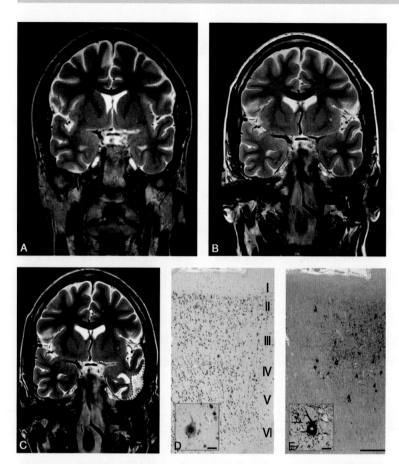

图 19.1 组织病理学证实为 FCDⅡa 型的 MRI 表现。FCDⅡa 型患者术前 MRI（T2 像）在 1.5T（A）和 3T（B）上的表现以及术后在 3T（C）上的表现。D：NeuN 染色显示异常皮层中散在形态异常神经元。E：形态异常神经元常出现神经丝蛋白的异常聚集（SMI32 染色）。图 C 中红线区域为左侧颞叶切除的部分。图 D 的罗马数字：皮层。图 D 和图 E 的插图：更高倍放大显示的典型形态异常神经元。图 E 中标尺 =500μm；也适用于图 D。图 D 和 E 中插图的标尺 =50μm

少的。

术前 MRI 诊断中的另一个难题是 ILAE 分类中的 FCDⅠ 型。全面的组织病理学分析认为在 FCDⅠa 型中可以观察到较小的皮质带，表现为神经元密度增高以及神经元微柱状排列[7,9,10]。在 2011 年 ILAE 分类中介绍了 FCDⅠa 这个新类型，因为它可能代表一种特殊的临床病理学实体[3]。这种类型 FCD 的患者以早期癫痫发作、严重的精神运动障碍和轻微的半球发育不全为特点，并且在 MRI 上没有发现任何其他病变。这个孤立的 FCD 亚型在首次治疗中常出现耐药，并且仅有 21% 的儿童手术切除后癫痫得到控制。随着诊断和外科手术经验的增加，对该类型年轻患者控制癫痫发作的期望值几乎已经提高到 50%[12]。来自欧洲癫痫脑库（EEBB）的大部分 FCDⅠ 型患者都被归类到这个临床病理学的实体。神经病理学特点包括异常的皮质分层，影响了神经元的纵向迁移和成熟障碍。这种异常模式与神经发育中形成的微柱结构相似，这种结构曾在"纵向单元谱系模型"中提及[13]。新（大脑）皮质的一个微柱结构，尤其是在视、听觉的躯体感觉区和颞叶的锥体细胞区，在正常和病变的脑组织中均可以观察到[14-17]。然而,对于此种难以治愈的癫痫的病理机制,没有任何分子生物学和遗传学的数据可以阐明或证实。与 FCD I a 型相反,ILAE 分类中的 FCD I b 型表现为皮质结构水平方向的分层异常。这个少见的疾病被认为既没有明确的影像学表现和临床病程,也没有明确的组织病理学的改变[7],很可能是目前的 MRI 成像还不能检测到这种类型的 FCD 改变。

MRI 阴性的海马硬化

　　5%~10% 的经组织病理学证实为颞叶癫痫伴海马硬化的患者在 MRI 上没有海马萎缩或 T2WI 和 FLAIRWI 上信号增高的典型的改变(图 19.2)。这些结果来源于临床病理学上的海马硬化亚型的异质性的表现,包括一种罕见的、非典型的主要的神经元丢失仅出现于 CA4 区,也即是我们所熟知的 ILAE 分类中的海马硬化 3 型[18,19]。

　　海马硬化是成年人药物难治性癫痫最常见的脑结构异常,手术切除具有确切的治疗效果[20],术后 2 年内癫痫未发作比率约为 60%~80%[21,26]。临床研究认为近中线颞叶癫痫是一种具有不同病因和临床病史的异质性的实体[27-30]。神经病理学的调查也认为在海马分区内神经细胞的脱失形式不同[31-40]。对癫痫患者最早的神经病理学研究可以追溯到 1825 年 Bouchet 和 Cazauvielh

对一位有癫痫临床病史患者的脑活检标本描述了海马硬化和海马萎缩[41]。在 1899 年,Bratz 对单一的海马萎缩做了详细的描述,阐明了 CA1 区锥体神经元的严重脱失和胶质细胞增生,齿状门和 CA3 邻近区域不太严重的神经元脱失,CA2 区、海马下托和齿状回颗粒细胞层神经元的保留[41]。在 1966 年,Margerison 和 Corsellis 对两种类型的海马病变进行定义[18]。一种与 Bratz[42] 描述相似,表现为 CA1 区和 CA4 区严重的神经元脱失,CA2 区神经元保留。另一种是以神经元的脱失局限于 CA4 区或 "终叶(endfolium)" 为特点,称为 "终叶硬化"。从此,非经典的 HS 不同类型一直是通过组织病理学证实的,在所有手术切除的颞叶癫痫标本中多达 16% 的病例都可以观察到[33,39,40]。随着磁场强度和后期处理影像技术的不断进步,希望海马硬化亚型的组织学认识能转变为临床共识,以帮助我们在术前临床检测阶段认识这种非典型的海马硬化的类型。进一步讲,萎缩的程度一直被认为与海马分区内神经元脱失的严重程度有关,因此决定了不同的病理分级,包括 Wyler's 分级[43,84]。然而,根据现有的临床手段仍无法在 MRI 上直接观察到海马的分区。

　　另一个棘手的问题是 HS 和 FCD 的关系,根据 ILAE 分类被分为 FCD Ⅲ a 型[3]。尽管许多有关 HS 和 FCD Ⅲ a 二者之间关系的结果都已报道,但没有一个明确的病因或

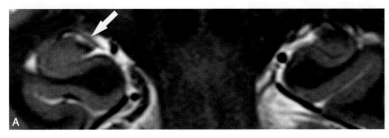
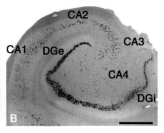

图 19.2　组织病理学证实为 TLE-HS3 型的 MRI 所见。(A) 组织病理学分类为 TLE 伴右侧海马硬化患者的术前 MRI T2 相表现(3T)(白色箭头)。该患者海马体积减小显示不明显;(B) NeuN 染色显示 ILAE 分型 HS 3 型表现为神经元丢失以 CA4 区为主[19]。CA1-CA4: Ammon 角。DGe: 齿状回的外支。DGi: 齿状回的内支。图 B 中的标尺 =1000μm

一个临床病理学的表型被认可,因此二者之间的关系一直存在争议[44]。尽管如此,HS通常与其他的病理相关,并且颞叶癫痫伴海马硬化患者的临床电生理学和影像学改变常延伸到海马以外,这表明更广泛的病变发生基质或更持久的癫痫发作[46-50]。70%的颞叶癫痫伴海马硬化的患者可以在 MRI 上观察到同侧颞叶萎缩伴颞极灰白质界限不清[51-53]。这常常被认为是一种敏感的放射学上 FCD 的标志,但是近期一项研究直接将7TMRI 与组织病理学联系起来,包括电子显微镜下观察到的颞叶白质内髓鞘严重或片状的脱失,这是 MRI 呈现异常信号潜在的物质基础,而不是其他的皮质或皮质下畸形[54]。事实上,颞叶癫痫患者的皮质异常组织病理学提供的证据很少并且根据目前的 MRI 不能准确的观察到。只在 10% 的颞叶海马硬化患者手术标本中,可以在新皮质第二层的外侧观察到成簇异常的小神经细胞[55]。这表明第二、三层伴有严重的神经元脱失以及层状星形胶质细胞增生。这种 FCDⅢa 型的不同表现与 MRI 上的表现不存在相关性[56,57]。小扁豆样的结节状异位被认为是颞叶癫痫伴海马硬化患者颞叶中出现的另一种异常结构,这种异常仍然不能在 MRI 上观察到[58]。然而,我们没有证据证明这些

MRI 上无法观察到的海马硬化的病灶是发育异常造成的,也不能证明它们对引起癫痫发作的病理生理影响。有几个方面支持 HS和 FCDⅢa 型之间存在共同的病因学。两组患者癫痫发作年龄相似且高热惊厥病史可以作为发病的起始因素[59]。在 HS 和 HS/FCDⅢa 型病例之间还没有发现其他临床上的不同[54]。因此,仅有 HS 的患者和 HS/FCDⅢa 型的患者术后效果相似[60]。

MRI 阴性的脑白质异常

在癫痫患者的脑组织中通常能发现白质内异位神经元数量的增多(图 19.3),在患有海马硬化、FCDs 的儿童和成年人以及原发性全身性癫痫患者中也可以观察到这一特点[7,61-64]。然而,这种细胞水平的异常通常在 MRI 水平上不被发现(图 19.3A),也不能用来解释在几乎 70% 的颞叶癫痫伴海马硬化患者中出现的灰白质界限不清[54]。白质内异位的神经元代表颞叶的一种生理学特点[65-67]。癫痫脑组织白质内异位神经元显著的增加和聚集表明与慢性癫痫活动有关,例如,癫痫导致神经形成障碍[68],或者导致早期的皮白质结构发育异常[65]。根据目前 ILAE 对 FCDs 的分类,如果仅有单一的病变,不伴有海马硬化、肿瘤或其他主要病变[3]

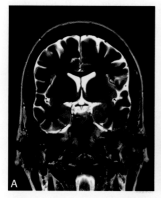
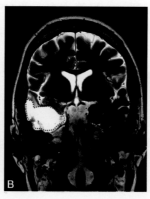
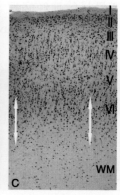
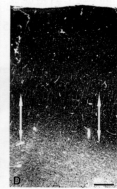

图 19.3 组织病理学证实为轻微的皮质发育畸形(mMCDⅡ 型)的 MRI 表现。组织病理学分类为 mMCDⅡ 型的患者术前(A)和术后(B)在 3T MRI T2 表现。NeuN(C)和 Map2(D)染色显示皮质带厚度正常,无明显的结构异常。灰白质界限不清(图 C 和 D 中白色箭头)和皮质下白质内(WM)异位神经元数量增多。图 B 中红线表示为右侧颞叶切除的范围。图 C 中罗马数字:皮层。图 D 中标尺 =500μm,也适用于图 C

白质内异位神经元数量增加用 Palmin's 分类系统[68]在神经病理学上应诊断为皮质发育畸形的轻微型（mMCDⅡ型）。

另一方面，MRI 异常经常表现在癫痫患者的白质，但常缺乏相应的组织病理学改变。这不能说明癫痫和短暂的白质功能异常有关。癫痫持续状态发生后及早进行 MRI 扫描能够观察到一过性的脑水肿，这种变化通过实验性地注射红藻氨酸也可以引起[72]。与这些发现相同，癫痫发作可以引起局部血管扩张、脑脊液循环增强。癫痫发作的其他病理生理学结果包括因消耗性缺氧所致新陈代谢活动增强[73]、一过性的颅内压增高，并通过血液自身调节机制迅速恢复正常。碳酸血症影响颅内压，并能导致血脑屏障（BBB）局部功能障碍，使蛋白质和体液溢出进入脑组织[74]。因此，血管周围间隙中血浆物质的增多导致严重的白质血脑屏障功能障碍，可能直接引起癫痫发作[75]。伴有 Virchow-Robin 间隙严重扩大的白质血管性病变一直被认为是癫痫患者脑组织的组织病理学改变[76]。

MRI 阴性及显微镜下无病灶的局灶性癫痫

在我们庞大的欧洲癫痫脑库系列中，约 8% 的标本显微镜下阴性或未发现病灶。显微镜下表现阴性的病例可能是由于神经外科手术偏离了病灶部位或者是标本量不足。然而，我们也不得不承认显微镜下微小的病灶超出了目前我们所能观察到的水平。另一个一直存在争论的问题是反应性星形胶质细胞增生，这在所有癫痫脑组织中均有发现。迄今为止，星形胶质细胞增生并未被归类为一个神经病理的疾病实体。镜下星形胶质细胞增生可以通过胶质纤维酸性蛋白（GFAP）的免疫组化染色观察到，显示病变范围较广泛，从细胞结构完整的可逆性肥大到组织结构重塑的永久性瘢痕形成[77]。尽管星形胶质细胞增生在没有癫痫的其他神经疾病中也很常见，但我们认为星形胶质细胞增生是慢性癫痫发作的结果，而不是癫痫发作的诱因。这一观点一直受到许多有关星形胶质细胞病理生理机制研究的挑战[78]。一个突出的例子是星形胶质细胞的分子表型对神经元的微环境有很大的影响并且能使神经元的兴奋性增强[79]。星形胶质细胞对癫痫后炎症性级联反应的影响也被充分认识到[80]。星形胶质细胞是脑组织中腺苷酸激酶的来源，这是一种与腺苷酸有关的酶[81]。实验数据证明星形胶质细胞的聚集将会造成腺苷酸的缺乏，形成发作易化的微环境[82,83]。在临床诊断水平描述并阐明癫痫脑组织这些不同的细胞活动形式，以及破译致痫的细胞和网络属性，这是一个未来转化性研究非常有趣的领域。

参考文献

1. Vale FL, Effio E, Arredondo N, Bozorg A, Wong K, Martinez C, Downes K, Tatum WO, Benbadis SR (2012). Efficacy of temporal lobe surgery for epilepsy in patients with negative MRI for mesial temporal lobe sclerosis. *Journal of Clinical Neuroscience: Official Journal of the Neurosurgical Society of Australasia* 19:101–106.

2. Immonen A, Jutila L, Muraja-Murro A, Mervaala E, Aikia M, Lamusuo S, Kuikka J, Vanninen E, Alafuzoff I, Ikonen A, Vanninen R, Vapalahti M, Kalviainen R (2010). Long-term epilepsy surgery outcomes in patients with MRI-negative temporal lobe epilepsy. *Epilepsia* 51:2260–2269.

3. Blumcke I (2011). The clinico-pathological spectrum of Focal Cortical Dysplasias: a consensus classification proposed by an ad hoc Task Force of the ILAE Diagnostic Methods Commission. *Epilepsia* 52:158–174.

4. Colombo N, Salamon N, Raybaud C, Ozkara C, Barkovich AJ (2009). Imaging of malformations of cortical development. *Epileptic Disord* 11:194–205.

5. Tassi L, Garbelli R, Colombo N, Bramerio M, Russo GL, Mai R, Deleo F, Francione S, Nobili L, Spreafico R (2012). Electroclinical, MRI and surgical outcomes in

100 epileptic patients with type II FCD. *Epileptic Disord* 14:257–266.

6. Taylor DC, Falconer MA, Bruton CJ, Corsellis JA (1971). Focal dysplasia of the cerebral cortex in epilepsy. *J Neurol Neurosurg Psychiatry* 34:369–387.

7. Muhlebner A, Coras R, Kobow K, Feucht M, Czech T, Stefan H, Weigel D, Buchfelder M, Holthausen H, Pieper T, Kudernatsch M, Blumcke I (2012). Neuropathologic measurements in focal cortical dysplasias: validation of the ILAE 2011 classification system and diagnostic implications for MRI. *Acta Neuropathol* 123:259–272.

8. Wagner J, Weber B, Urbach H, Elger CE, Huppertz HJ (2011). Morphometric MRI analysis improves detection of focal cortical dysplasia type II. *Brain* (epub ahead of print).

9. Hildebrandt M, Pieper T, Winkler P, Kolodziejczyk D, Holthausen H, Blumcke I (2005). Neuropathological spectrum of cortical dysplasia in children with severe focal epilepsies. *Acta Neuropathol* 110:1–11.

10. Blumcke I, Pieper T, Pauli E, Hildebrandt M, Kudernatsch M, Winkler P, Karlmeier A, Holthausen H (2010). A distinct variant of focal cortical dysplasia type I characterised by magnetic resonance imaging and neuropathological examination in children with severe epilepsies. *Epileptic Disord* 12:172–180.

11. Krsek P, Pieper T, Karlmeier A, Hildebrandt M, Kolodziejczyk D, Winkler P, Pauli E, Blumcke I, Holthausen H (2009). Different presurgical characteristics and seizure outcomes in children with focal cortical dysplasia type I or II. *Epilepsia* 50:125–137.

12. Kessler-Uberti S, Pieper T, Eitel H, Pascher B, Hartlieb T, Getzinger T, Karlmeier A, Winkler PA, Kudernatsch M, Kolodziejczyk D, Blumcke I, Staudt M, Holthausen H (2011). 12 years of pediatric epilepsy surgery – the Vogtareuth experience. *Neuropediatrics* 42:32–33.

13. Rakic P (2009). Evolution of the neocortex: a perspective from developmental biology. *Nat Rev Neurosci* 10:724–735.

14. Braak H (1980). *Architectonics of the Human Telencephalic Cortex.* Berlin: Springer.

15. Mountcastle VB (1997). The columnar organization of the neocortex. *Brain* 120(Pt 4):701–722.

16. Buxhoeveden DP, Switala AE, Roy E, Casanova MF (2000). Quantitative analysis of cell columns in the cerebral cortex. *J Neurosci Methods* 97:7–17.

17. Catania KC (2002). Barrels, stripes, and fingerprints in the brain – implications for theories of cortical organization. *J Neurocytol* 31:347–358.

18. Margerison JH, Corsellis JA (1966). Epilepsy and the temporal lobes. A clinical, electro-encephalographic and neuropathological study of the brain in epilepsy, with particular reference to the temporal lobes. *Brain* 89:499–530.

19. Blümcke I, Thom M, Aronica E, Armstrong DD, Bartolomei F, Bernasconi A, Bernasconi N, Bien CG, Cendes F, Coras R, Cross JH, Jacques TS, Kahane P, Mathern GW, Miyata H, Moshé SL, Oz B, Özkara Ç, Perucca E, Sisodiya S, Wiebe S, Spreafico R (2013). International consensus classification of hippocampal sclerosis in temporal lobe epilepsy: A Task Force report from the ILAE Commission on Diagnostic Methods. *Epilepsia* 54:1315–1329.

20. Wiebe S, Blume WT, Girvin JP, Eliasziw M (2001). A randomized, controlled trial of surgery for temporal-lobe epilepsy. *N Engl J Med* 345:311–318.

21. Engel JJ, Van Ness P, Rasmussen TB, Ojemann LM (1993). Outcome with respect to epileptic seizures. In Surgical Treatment of the Epilepsies (Engel JJ, ed), pp. 609–621. New York: Raven.

22. Arruda F, Cendes F, Andermann F, Dubeau F, Villemure JG, Jonesgotman M, Poulin N, Arnold DL, Olivier A (1996). Mesial atrophy and

outcome after amygdalo-hippocampectomy or temporal lobe removal. *Ann Neurol* 40:446–450.

23. Bien CG, Kurthen M, Baron K, Lux S, Helmstaedter C, Schramm J, Elger CE (2001). Long-term seizure outcome and antiepileptic drug treatment in surgically treated temporal lobe epilepsy patients: a controlled study. *Epilepsia* 42:1416–1421.

24. Wieser HG, Ortega M, Friedman A, Yonekawa Y (2003). Long-term seizure outcomes following amygdalo-hippocampectomy. *J Neurosurg* 98:751–763.

25. Janszky J, Janszky I, Schulz R, Hoppe M, Behne F, Pannek HW, Ebner A (2005). Temporal lobe epilepsy with hippocampal sclerosis: predictors for long-term surgical outcome. *Brain* 128:395–404.

26. von Lehe M, Lutz M, Kral T, Schramm J, Elger CE, Clusmann H (2006). Correlation of health-related quality of life after surgery for mesial temporal lobe epilepsy with two seizure outcome scales. *Epilepsy Behav* 9:73–82.

27. Stefan H, Pauli E (2002). Progressive cognitive decline in epilepsy: an indication of ongoing plasticity. *Prog Brain Res* 135:409–417.

28. Wieser HG (2004). ILAE Commission Report. Mesial temporal lobe epilepsy with hippocampal sclerosis. *Epilepsia* 45:695–714.

29. Kahane P, Bartolomei F (2010). Temporal lobe epilepsy and hippocampal sclerosis: lessons from depth EEG recordings. *Epilepsia* 51(Suppl 1):59–62.

30. Bonilha L, Martz GU, Glazier SS, Edwards JC (2012). Subtypes of medial temporal lobe epilepsy: influence on temporal lobectomy outcomes? *Epilepsia* 53:1–6.

31. Sommer W (1880). Erkrankung des Ammonshorns als aetiologisches Moment der Epilepsie. *Arch Psychiatr* 10:631–675.

32. Sagar HJ, Oxbury JM (1987).

Hippocampal neuron loss in temporal lobe epilepsy: correlation with early childhood convulsions. *Ann Neurol* 22:334–340.

33. Bruton CJ (1988). The neuropathology of temporal lobe epilepsy. In Maudsley Monographs (Russel G, Marley E, Williams P, eds), pp. 1–158. London: Oxford University Press.

34. Wyler AR, Dohan FC, Schweitzer JB, Berry AD (1992). A grading system for mesial temporal pathology (hippocampal sclerosis) from anterior temporal lobectomy. *J Epilepsy* 5:220–225.

35. Mathern GW, Pretorius JK, Babb TL (1995). Quantified patterns of mossy fiber sprouting and neuron densities in hippocampal and lesional seizures. *J Neurosurg* 82:211–219.

36. Proper EA, Jansen GH, van Veelen CW, van Rijen PC, Gispen WH, de Graan PN (2001). A grading system for hippocampal sclerosis based on the degree of hippocampal mossy fiber sprouting. *Acta Neuropathol (Berl)* 101:405–409.

37. de Lanerolle NC, Kim JH, Williamson A, Spencer SS, Zaveri HP, Eid T, Spencer DD (2003). A retrospective analysis of hippocampal pathology in human temporal lobe epilepsy: evidence for distinctive patient subcategories. *Epilepsia* 44:677–687.

38. Thom M, Zhou J, Martinian L, Sisodiya S (2005). Quantitative post-mortem study of the hippocampus in chronic epilepsy: seizures do not inevitably cause neuronal loss. *Brain* 128:1344–1357.

39. Blumcke I, Pauli E, Clusmann H, Schramm J, Becker A, Elger C, Merschhemke M, Meencke HJ, Lehmann T, von Deimling A, Scheiwe C, Zentner J, Volk B, Romstock J, Stefan H, Hildebrandt M (2007). A new clinico-pathological classification system for mesial temporal sclerosis. *Acta Neuropathol* 113:235–244.

40. Thom M, Liagkouras I, Elliot KJ,

Martinian L, Harkness W, McEvoy A, Caboclo LO, Sisodiya SM (2010). Reliability of patterns of hippocampal sclerosis as predictors of postsurgical outcome. *Epilepsia* 51:1801–1808.

41. Bouchet Cazauvielh (1825). De l'épilepsie considérée dans ses rapports avec l'aliénation mentale. *Arch Gen Med* 9:510–542.

42. Bratz E (1899). Ammonshornbefunde bei Epileptischen. *Arch Psychiatr Nervenkr* 31:820–836.

43. Cascino GD, Jack CJ, Parisi JE, Sharbrough FW, Hirschorn KA, Meyer FB, Marsh WR, O'Brien PC (1991). Magnetic resonance imaging-based volume studies in temporal lobe epilepsy: pathological correlations. *Ann Neurol* 30:31–36.

44. Spreafico R, Blumcke I (2010). Focal cortical dysplasias: clinical implication of neuropathological classification systems. *Acta Neuropathol* 120:359–367.

45. Blumcke I, Thom M, Wiestler OD (2002). Ammon's horn sclerosis: a maldevelopmental disorder associated with temporal lobe epilepsy. *Brain Pathol* 12:199–211.

46. Chassoux F, Devaux B, Landre E, Turak B, Nataf F, Varlet P, Chodkiewicz JP, Daumas-Duport C (2000). Stereoelectroencephalography in focal cortical dysplasia: a 3D approach to delineating the dysplastic cortex. *Brain* 123 (Pt 8):1733–1751.

47. Chabardes S, Kahane P, Minotti L, Tassi L, Grand S, Hoffmann D, Benabid AL (2005). The temporopolar cortex plays a pivotal role in temporal lobe seizures. *Brain* 128:1818–1831.

48. Fauser S, Schulze-Bonhage A (2006). Epileptogenicity of cortical dysplasia in temporal lobe dual pathology: an electrophysiological study with invasive recordings. *Brain* 129:82–95.

49. Barba C, Barbati G, Minotti L, Hoffmann D, Kahane P (2007). Ictal clinical and scalp-EEG findings differentiating temporal lobe epilepsies from temporal

'plus' epilepsies. *Brain* 130:1957–1967.

50. Bartolomei F, Cosandier-Rimele D, McGonigal A, Aubert S, Regis J, Gavaret M, Wendling F, Chauvel P (2010). From mesial temporal lobe to temporo-operisylvian seizures: a quantified study of temporal lobe seizure networks. *Epilepsia* 51:2147–2158.

51. Choi D, Na DG, Byun HS, Suh YL, Kim SE, Ro DW, Chung IG, Hong SC, Hong SB (1999). White-matter change in mesial temporal sclerosis: correlation of MRI with PET, pathology, and clinical features. *Epilepsia* 40:1634–1641.

52. Meiners LC, Witkamp TD, de Kort GA, van Huffelen AC, van der Graaf Y, Jansen GH, van der Grond J, van Veelen CW (1999). Relevance of temporal lobe white matter changes in hippocampal sclerosis. Magnetic resonance imaging and histology. *Invest Radiol* 34:38–45.

53. Mitchell LA, Jackson GD, Kalnins RM, Saling MM, Fitt GJ, Ashpole RD, Berkovic SF (1999). Anterior temporal abnormality in temporal lobe epilepsy: a quantitative MRI and histopathologic study. *Neurology* 52:327–336.

54. Garbelli R, Milesi G, Medici V, Villani F, Didato G, Deleo F, D'Incerti L, Morbin M, Mazzoleni G, Giovagnoli AR, Parente A, Zucca I, Mastropietro A, Spreafico R (2012). Blurring in patients with temporal lobe epilepsy: clinical, high-field imaging and ultrastructural study. *Brain* 135:2337–2349.

55. Garbelli R, Meroni A, Magnaghi G, Beolchi MS, Ferrario A, Tassi L, Bramerio M, Spreafico R (2006). Architectural (Type IA) focal cortical dysplasia and parvalbumin immunostaining in temporal lobe epilepsy. *Epilepsia* 47:1074–1078.

56. Thom M, Eriksson S, Martinian L, Caboclo LO, McEvoy AW, Duncan JS, Sisodiya SM (2009). Temporal lobe sclerosis associated with hippocampal sclerosis in

211

temporal lobe epilepsy: Neuropathological features. *J Neuropathol Exp Neurol* 68:928–938.

57. Garbelli R, Zucca I, Milesi G, Mastropietro A, D'Incerti L, Tassi L, Colombo N, Marras C, Villani F, Minati L, Spreafico R (2011). Combined 7-T MRI and histopathologic study of normal and dysplastic samples from patients with TLE. *Neurology* 76:1177–1185.

58. Meroni A, Galli C, Bramerio M, Tassi L, Colombo N, Cossu M, Lo Russo G, Garbelli R, Spreafico R (2009). Nodular heterotopia: a neuropathological study of 24 patients undergoing surgery for drug-resistant epilepsy. *Epilepsia* 50:116–124.

59. Marusic P, Tomasek M, Krsek P, Krijtova H, Zarubova J, Zamecnik J, Mohapl M, Benes V, Tichy M, Komarek V (2007). Clinical characteristics in patients with hippocampal sclerosis with or without cortical dysplasia. *Epileptic Disord* 9(Suppl 1): S75–82.

60. Tassi L, Garbelli R, Colombo N, Bramerio M, Lo Russo G, Deleo F, Milesi G, Spreafico R (2010). Type I focal cortical dysplasia: surgical outcome is related to histopathology. *Epileptic Disord* 12:181–191.

61. Meencke HJ (1983). The density of dystrophic neurons in the white matter of the gyrus frontalis inferior in epilepsies. *J Neurol* 230:171–181.

62. Kasper BS, Stefan H, Buchfelder M, Paulus W (1999). Temporal lobe microdysgenesis in epilepsy versus control brains. *J Neuropathol Exp Neurol* 58:22–28.

63. Thom M, Sisodiya S, Harkness W, Scaravilli F (2001). Microdysgenesis in temporal lobe epilepsy. A quantitative and immunohistochemical study of white matter neurones. *Brain* 124:2299–2309.

64. Arai N, Umitsu R, Komori T, Hayashi M, Kurata K, Nagata J, Tamagawa K, Mizutani T, Oda M, Morimatsu Y (2003). Peculiar form of cerebral microdysgenesis characterized by white matter neurons with perineuronal and perivascular glial satellitosis: A study using a variety of human autopsied brains. *Pathol Int* 53:345–352.

65. Chun JJ, Shatz CJ (1989). Interstitial cells of the adult neocortical white matter are the remnant of the early generated subplate neuron population. *J Comp Neurol* 282:555–569.

66. Rojiani AM, Emery JA, Anderson KJ, Massey JK (1996). Distribution of heterotopic neurons in normal hemispheric white matter: a morphometric analysis. *J Neuropathol Exp Neurol* 55:178–183.

67. Emery JA, Roper SN, Rojiani AM (1997). White matter neuronal heterotopia in temporal lobe epilepsy: a morphometric and immunohistochemical study. *J Neuropathol Exp Neurol* 56:1276–1282.

68. Blumcke I, Schewe JC, Normann S, Brustle O, Schramm J, Elger CE, Wiestler OD (2001). Increase of nestin-immuno-reactive neural precursor cells in the dentate gyrus of pediatric patients with early-onset temporal lobe epilepsy. *Hippocampus* 11:311–321.

69. Palmini A, Najm I, Avanzini G, Babb T, Guerrini R, Foldvary-Schaefer N, Jackson G, Luders HO, Prayson R, Spreafico R, Vinters HV (2004). Terminology and classification of the cortical dysplasias. *Neurology* 62:S2–8.

70. Scott RC, Gadian DG, King MD, Chong WK, Cox TC, Neville BG, Connelly A (2002). Magnetic resonance imaging findings within 5 days of status epilepticus in childhood. *Brain* 125:1951–1959.

71. Briellmann RS, Wellard RM, Jackson GD (2005). Seizure-associated abnormalities in epilepsy: evidence from MR imaging. *Epilepsia* 46:760–766.

72. Lassmann H, Petsche U, Kitz K, Baran H, Sperk G, Seitelberger F, Hornykiewicz O (1984). The role of brain edema in epileptic brain damage induced by systemic kainic acid injection. *Neuroscience* 13:691–704.

73. Scholz W, Jotten J (1951). Disorders of cerebral blood circulation in the cat following a short series of electroshock treatments. *Arch Psychiatr Nervenkr Z Gesamte Neurol Psychiatr* 186:264–279.

74. Faraci FM, Breese KR, Heistad DD (1993). Nitric oxide contributes to dilatation of cerebral arterioles during seizures. *Am J Physiol* 265:H2209–2212.

75. Seiffert E, Dreier JP, Ivens S, Bechmann I, Tomkins O, Heinemann U, Friedman A (2004). Lasting blood-brain barrier disruption induces epileptic focus in the rat somatosensory cortex. *J Neurosci* 24:7829–7836.

76. Hildebrandt M, Amann K, Schroder R, Pieper T, Kolodziejczyk D, Holthausen H, Buchfelder M, Stefan H, Blumcke I (2008). White matter angiopathy is common in pediatric patients with intractable focal epilepsies. *Epilepsia* 49:804–815.

77. Sofroniew MV, Vinters HV (2010). Astrocytes: biology and pathology. *Acta Neuropathol* 119:7–35.

78. Steinhauser C, Boison D (2012). Epilepsy: crucial role for astrocytes. *Glia* 60:1191.

79. Volterra A, Steinhauser C (2004). Glial modulation of synaptic transmission in the hippocampus. *Glia* 47:249–257.

80. Devinsky O, Vezzani A, Najjar S, De Lanerolle NC, Rogawski MA (2013). Glia and epilepsy: excitability and inflammation. *Trends Neurosci* 36(3):174–184.

81. Boison D (2010). Adenosine dysfunction and adenosine kinase in epileptogenesis. *Open Neurosci J* 4:93–101.

82. Fedele DE, Gouder N, Guttinger M, Gabernet L, Scheurer L, Rulicke T, Crestani F, Boison D (2005). Astrogliosis

in epilepsy leads to overexpression of adenosine kinase, resulting in seizure aggravation. *Brain* 128(Pt 10):2383–95.

83. Aronica E, Sandau US, Iyer A, Boison D (2013). Glial adenosine kinase – A neuro-pathological marker of the epileptic brain. *NeurochemI Int* 63 (7):688–695.

84. Watson C, Nielsen SL, Cobb C, Burgerman R, Williamson B (1996). Pathological grading system for hippocampal sclerosis: correlation with magnetic resonance imaging-based volume measurements of the hippocampus. *J Epilepsy* 9:56–64.

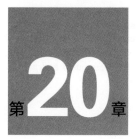

MRI 阴性的局灶性癫痫手术中的神经心理学问题：评估及结局

第 **20** 章　郭倩　译

癫痫手术中神经心理学评估的历史

完全基于临床所见和症状学，19 世纪 80 年代末，Horsley 医生在位于伦敦皇后广场的英国国立医院完成了世界首例癫痫手术。Horsley 展示的第一个病例为陈旧性的颅骨凹陷性骨折，伴有对侧肢体的癫痫发作。Horsley 的第二个病例中，发作开始于左侧拇指和食指。后来，Jackson 发现，在灵长类动物中的运动活动与对手运动区电刺激的运动反应相同。在手术时，Jackson 在预测准确位置发现并切除了一个结核瘤[1]。

20 世纪 30 年代，Berger 首次记录到了人类的脑电图（EEGs），Foerster 采用 EEG 来指导癫痫手术。不久之后，蒙特利尔神经病学研究所（MNI）的 Jasper 和 Penfield 以及芝加哥大学的 Bailey 和 Gibbs 将 EEG 用来确定局灶性的癫痫放电，这带来了"精神运动学发作"的概念通常出现于前颞叶（TL），切除这一区域可控制发作。1950 年，Penfield 和 Flanigin 发表了难治性癫痫前颞叶切除治疗的第一组研究队列[2]。

在这一时代中，随着 Penfield 和 Japer 对皮层功能定位的使用，人们对皮层功能的认识得到了提升，从而能对手术切除进行调整以减少或避免术后功能缺损[3]。John Wada 开发了颈内动脉异戊巴比妥试验来对语言功能偏侧化进行评估，受到 MNI 的邀请，在该中心 John Wada 将该技术（现在通常被称为 Wada 试验）成功用在了癫痫手术上[4]。此后不久，患者 HM 因癫痫接受了双侧 TL 切除术，进而发展为重度遗忘综合征。通过这一病例以及其他的一些病例（包括一些单侧切除但对侧颞叶内侧结构也可能受累的病例），人们认识到了这些结构对于记忆的重要性。在 HM 和其他患者身上，Milner 进行了详细的神经心理学测试，推动了神经心理学在预测认知过程中的常规应用[5]。Milner 同样改良了 Wada 试验，以预测术后记忆转归[6]。

癫痫手术术前评估不仅涉及癫痫发作起始区的定位，还涉及功能区和失能区的定位[7]。当未见异常结构时，功能 / 失能的定位显得更加重要。而结构异常存在，且与发作起始区域一致时，该区域为致痫灶的可能性较高，而且该区域不太可能与功能区相关。对于功能 / 失能区的评估因时而异，且不断发展。其中功能评估的方法包括神经科检查、Wada 试验、神经心理学评估、PET、SPECT、MEG、fMRI、诱发电位以及皮层功能定位。

MRI– 阴性癫痫中的神经心理学问题

MRI 是癫痫手术评估中最常用的神经影像模态[8]。当有致痫灶存在时，该方法可对其进行识别，并可与其他诊断方法同时使用，以帮助致痫区的定位。MRI– 阴性、正常 MRI、以及非病灶性癫痫都指高分辨率 MRI 上未观察到病灶的癫痫。通常包括不伴内侧颞叶硬化的隐源性癫痫或特发性癫痫[9]。

解剖与功能完整性

难治性癫痫患者存在渐进性神经心理功能减退、学习表现差、职场失意、疼痛性疾病、神经行为疾病、以及生活质量降低的风险[10-13]。颞叶癫痫（TLE）是适合于手术切除的最常见的癫痫形式[14]。接受前颞叶切除术（ATL）的患者其术后 1 年无发作率大约为 65% 至 77%[15, 16]。已有报告称，为期 10 年的术后随访中，额叶及 TLE 的无发作率分别为 27% 和 66%[16-17]。已报告的 MRI 非病灶性患者的无发作率有巨大的差异，范围从 18% 至 63%[18, 19]。MRI 阳性对 ATL 后预后良好是一个稳定的预测因子。

高分辨率 MRI 常用于脑结构异常的术前评估。MRI 病灶往往位于癫痫发作起始区域，且通常与区域功能障碍相关。然而，在接受 ALT 的患者中，大约有 1/3 MRI 所见呈阴性[20, 21]。阳性病灶常会改变正常的脑功能，而 MRI 阴性则脑功能完整性更好，但其常预示着切除术后较差的预后[18]。术前，待切除组织的功能完整常意味着 ATL 术后会发生记忆障碍[22]。除了 MRI 阴性这一预测指标外，以下指标也预示着颞区仍具有完整功能：记忆任务中 fMRI 上更大的激活、FDG-PET 上 TL 激活区未见明显的不对称性[23]、以及术前神经心理学评估或 Wada 试验中完好的记忆[24]。

记忆下降是 TLE 患者术后最常报告的障碍。TL 致痫灶位于语言优势侧的患者存在着听觉/言语记忆障碍的风险，而非优势侧的患者可表现为视觉记忆障碍[25, 26]。命名能力下降（觅词、描述命名、对证命名）以及语义流畅性障碍在优势侧 TL 发作患者中也很常见[27, 28]。最近的研究表明，当对象类型的采样范围更广时，这些障碍更为明显（例如，人员和地标的名称比人造物体更易受到影响）[29, 30]。按标准的认知测量，在能力减退病人中尽管功能的明显减退仍可继续，但相比这些得分低者而言，记忆/语言得分正常或更高者术后记忆/语言下降风险更高[31]。

功能储备和功能充分性

同侧和对侧海马功能都与术后记忆改变密切相关。功能储备（Functional reserve）是指在同侧内侧颞叶切除后，对侧海马对记忆的代偿能力，而功能充分性（Functional adequacy）是指被切除的同侧海马的有效能力（Functional capacity）[32]。这两个因素均对决定 TL 切除术后的记忆下降情况至关重要，对侧的功能储备可更好地表征整体记忆下降的风险，而切除术中所包含组织的功能充分性可更好地表征材料特异性记忆下降（Material-specific memory decline）的风险。由于 MRI 阴性颞叶的功能充分性较高，所以可预见到颞叶切除后显著的记忆变化。

神经心理学障碍模式作为一种辅助手段来确定发作定位

由于缺乏异常，MRI 阴性患者的发作定位往往比病灶性患者更具挑战。在这种情况下，神经心理学评估有时可有助于确定发作起始区。绝大多数神经心理学研究都将重点放在 TLE 上，但有一些研究对额叶癫痫（FLE）进行了探讨，极少有对顶叶（PLE）或枕叶癫痫（OLE）的研究。尽管如此，一些特征性的神经心理学缺损随着时间推移逐渐被勾勒出来，并用来确定癫痫患者发作起始的偏侧性或定位。表 20.1A 和表 20.1B 总结了其中一些发现；与每一个脑区相关的认知缺陷出现与否可由特定的神经心理量表来评判，这些量表也被纳入到了该表格中（表改编自[33, 34]）。

通过神经网络，痫样活动的自然播散可使之混淆，而使神经认知缺陷的形式表现为更为宽泛的神经功能缺损，而不再表现出局灶特性。在继发弥漫性发作播散的患者中，此类混沌模式可更为常见。如果达到特定的发作频率和强度，该混沌模式常持续到发作后期。事实上，此类病人中往往存在弥漫性的结构和功能改变，可通过 PET 扫描[35]、弥散张量成像（DTI）[36]、以及体积测量研究观察到[37]。如果发作得到控制，部分此类异常改变可改善或消退。在这种发现弥漫性结构异常的情况下，神经认知表现常与这种大范围区域的异常紧密相关，但各测试之中，仍然经常会有对定位异常区域有帮助的模式。例

表 20.1A 颞叶癫痫中术前障碍的神经心理学特性

分组	术前障碍	偏侧性	神经认知域评估期间要着重的区域	考虑的可能测试
TLE	语言： －命名（听觉/视觉）	左。命名障碍常见（专有名词往往比常用名词更差）。左 & 右。语义流畅性	• 命名（如，视觉，听觉，描述命名，类别相关） • 常用及专有名词语义流畅性类别	• 波士顿命名测试，哥伦比亚听觉测试，类别相关命名测试 • 各种语义流畅性范例
	记忆和学习： －材料特异性记忆障碍	左。常见听觉/言语记忆障碍	• 听觉/言语学习，记忆保留，以及识别： • 列表学习任务 • 情景记忆 • 联想学习（使用简单和较难的词语配对）	• Rey听觉言语学习测试，加利福尼亚言语学习测试，言语选择性抑制测试 • 逻辑记忆分测试（Wechsler 量表），Reitan故事记忆 • 言语配对相关（VPA）分测试（Wechsler量表；WMS-III VPA似乎比其他版本更无帮助，因为它排除了较简单的词语配对）
		右侧。有时视觉记忆障碍	• 视觉学习，记忆保留，以及识别： • 简单几何图案 • 面孔回忆 • 复杂视觉图案 • 路线学习	• 视觉再现（Wechsler记忆量表：对于偏侧性而言，老版本似乎比第3版更有用） • 面孔回忆/医院面孔识别任务 • Rey复杂图形测试，MCG复杂图形
	物体识别： －类别相关物体识别障碍	右。识别障碍常常出现在著名人物/面孔，地标，& 动物上，伴随前TL功能障碍。	• 物体识别	• 著名面孔测试，类别相关物体识别测试
	执行控制处理： －复杂问题解决 －反应抑制	左 & 右。在这些区域中的一个或多个中频繁出现（可能由继发于起始活动的颞额网络的分布引起）	• 复杂问题解决 • 反应抑制 • 生成流畅性任务	• Wisconsin 卡片分类测试，空间预测任务，Iowa博弈任务 • 色字干扰测试（Stroop），Haylings测试，go/no-go任务 • 各种言语及设计流畅性任务

表 20.1B　颞叶外癫痫中术前障碍的神经心理学特性

分组	术前障碍	偏侧性	神经认知域评估期间要着重的区域	考虑的可能测试
FLE	运动： －运动功能	左 & 右。发作灶对侧频繁的运动障碍（如，粗大运动速度，精细运动速度，以及灵敏度）	● 偏手性 ● 粗大运动速度 ● 精细运动速度 ● 握力 ● 精神运动速度	● Edinburgh 偏手性量表 ● 手指敲击测试 ● 槽型拼板测试 ● 握力计 ● WAIS 分测试（如，符号搜索，数字符号）
	执行控制处理： －反应抑制 －复杂问题解决	左 & 右。频繁的障碍	● 反应抑制 ● 复杂问题解决 ● 生成流畅性和言语 ● 排序任务	● 色字干扰（Stroop）测试，Haylings 测试，go/no-go 任务 ● Wisconsin 卡片分类测试，空间预测任务，Iowa 博弈任务 ● 词汇提取测试（字母流畅性，语义流畅性），语又设计流畅性（提示和不提示） ● 动作（动词）流畅性，5 点设计流畅性 ● 连线测试 -B 部分
	注意力	左 & 右。任主要及复杂注意力方面频繁发生障碍	● 主要注意力（听觉 & 视觉） ● 复杂注意力	● 顺序数字记忆广度（WAIS），填图（WAIS） ● 逆序数字记忆广度 & 字母 - 数字排序（WAIS），连线测试，空间跨度
	结构实践	由于手组织 & 计划差，导致结构任务中频繁发生障碍	● 书写运动复制任务 ● 组装任务	● 复制简单的形状（如，希腊十字，内克尔方体），Rey 复杂图形测试（复制）
PCE （OLE&PLE）	语言	左侧 PLE。在命名，背诵，理解方面可能有障碍。右侧 PLE& 右 & 左侧 OLE。不太可能有语言障碍	● 命名	● 波士顿命名测试 ● 句子背诵测试（多语种失语症检查） ● 标记测试（各种版本）
	视觉处理 －视觉感知，敏锐度，视野 －视觉 - 空间处理	左 & 右侧 OLE。w/ 视觉感知可能有问题 左 & 右侧 OLE。有时出现视野缺口（特别是 w/ 内侧功能障碍） 左 & 右侧 OLE。颜色处理 & 物体定位方面可能有障碍 右侧 PLE。w/ 视觉 - 空间处理常常有问题	● 视觉感知 ● 视觉敏锐度和视野 ● 视觉 - 空间	● 视觉物体空间感知觉成套测试（VOSP），面部识别 ● Snellen 视力表，视野检查 ● 线方向判断，VOSP ● 类别相关物体识别测试
	感觉功能	左 & 右侧 PLE。可能表现出问题 w/ 感觉辨别 左 & 右。可能有问题或其他感觉感知障碍	● 视觉、听觉及触觉敏锐度	● Snellen 视力表 ● 双重同时刺激的消退 ● 触觉表识别 ● reitan-klove 感觉检查

L：左，R：右，PCE：后头部癫痫，OLE：枕叶癫痫，PLE：顶叶癫痫

如，虽然记忆障碍常发生 TLE 或 FLE 的患者中，但对子成分进行记忆测定，观察其表现模式可发现某些脑区更大程度的受累。FLE 患者往往会表现出学习组织方面的困难，导致信息的编码和检索问题，而再认回忆（Recognition Recall，即予以一定的再认线索）可仍保持完好[38,39]。相比之下，TLE 患者中，往往再认提示（Recognition cueing）无法改善学习的组织过程。FLE 患者同样存在着前摄抑制解除不能[40]、事件时序回忆障碍[41]、学习情景回忆困难[42]等方面的问题，此类错误可致 "假阳性" 识别的几率增加，并使各测试间的信息混淆。尽管 TLE 和 FLE 患者都经常会表现出语言流畅度的问题[28]，但是当在这些任务中提供结构化提示（structured cueing）时，FLE 患者已经被证明可表现出更大的改善[43]。从传统上看，这种模式被认为能证明其障碍是由搜索记忆的组织性方面（存取问题）导致的，而不是由于信息的直接丢失（退化）。最近的工作表明 TLE 患者也可能有存取问题，其原因是网络区域的结构性 "分离"，而不是 FLE 中观察到的执行功能障碍导致的存取问题[44]。通过手术，如果 TLE 患者获得无癫痫发作，那么他们往往会在更依赖于额叶区域的语言流畅性任务中表现出改善（如，字母和行动 "动词" 流畅性），而更依赖于 TL 网络的功能则倾向于持续或恶化（如，语义/类别流畅性）[45]。

一些缺陷模式与特定的区域更具关联，如左侧 TLE 患者倾向于表现出听觉/言语记忆问题和命名障碍，而右侧 TLE 患者倾向于有时表现出视觉记忆障碍[25,26]。尽管如此，正如所提到的，许多癫痫患者将出现更广泛的结构和功能障碍，并且将不会产生这些灶性神经认知特性[12]。存在更接近内侧功能障碍的左侧 TLE 患者往往会在联想性学习[46]以及在将跨越感觉、运动和认知区域的材料结合起来的方面表现出障碍。一些证据表明，情景学习（如故事回忆）可能更依赖于外侧 TL 区域[47]。命名也与外侧和颞极

区更为相关[48,49]，虽然间接证据已使得一些人得出结论称海马参与了命名[50]。最近的研究发现，右侧 TLE 患者经常会表现出识别障碍，这似乎更类似于一个限制性的 "脸盲" 症（如，不能识别熟悉或著名的面孔、动物或地标）[44,51]。除了上面提到的记忆和言语流畅性模式，FLE 患者也会表现出注意力、运动处理[52]、行为问题[53]、以及更为广泛的执行技能（如，元认知、排序、定势转换、反应抑制）[54-56]方面的障碍。

目前，我们缺乏关于后头部癫痫术前功能的明确特性，并且没有前瞻性术后结局研究可用于这一患者群[33]。存在顶叶损伤的其他神经患者群中的数据表明，这一群体可能会表现出累及视觉感知、感觉处理、视觉空间处理、结构实践、以及基线注意力的障碍。有一些孤立的研究报告表明了，在这些区域中的一些区域（如，视觉空间处理、感觉功能）存在术前障碍[57]。术前视野缺损似乎更常发生于存在内侧 OL 发作起始区，而不是外侧 OL 发作起始区的 OLE 患者中[58]。一项非常小型的回顾性研究对存在枕叶（OL）发作起始的儿童神经认知状态进行了检验，该研究表明，这类患者出现学业困难、精神障碍（即，主要为抑郁症）、以及认知功能障碍（涉及面孔处理及做出空间判断的问题）的比率升高[59]。

MRI 阴性患者中的神经心理学结局

MRI 阴性患者中的神经心理学结局最近获得了越来越多的关注，虽然仅只有少数研究直接对该问题进行了处理。许多较老的结局研究都专注于 MTS 患者，并将更为复杂的病例（如，创伤后或脑炎后癫痫）排除在外，以试图产生最彻底的特征模式。最近，大多数癫痫手术方案中的 MTS 病例数量似乎有所下降，同时 MRI 阴性病例以及存在广泛大脑改变的病例（如，以 TL 发作起始的外伤性癫痫患者中额叶脑软化）数量成比例的升高。从现有的数量有限的研究中来看，MRI

阴性 TL 患者似乎在切除手术后比病灶性 TL 患者更易发生认知下降[19,31,60,61]，尽管一些研究并未发现这些患者群之间存在显著的差异[62]。这些未发现差异的研究往往包含的样本量较小、在为非病灶性患者提供切除手术的选择标准上存在差异、并且所使用的神经心理学测定各不相同。

基于现有的数据，在正确定位、非病灶性病例中的一些基本趋势包括：(a) 左侧 ATL 切除后言语记忆有较大的下降[19,31,60]，(b) 右侧 ATL 手术后视觉记忆有较大的下降[60]，以及(c) 左侧 TL 病例中，对证命名能力和语义流畅性有较大的下降[19]。

Helmstaedter 及其同事[60]在一小组 TLE 个体中报告称，基线时 MRI 阴性患者比 MRI 阳性患者表现出了更好的记忆功能，且在切除手术后下降更为显著。在随访中，发现两组的表现水平均相当，得出的结论是，MRI 阴性组手术后的损伤更多。总体而言，关于左侧 MRI 阴性患者中言语记忆下降的结局最强，但是在右侧 MRI 阴性患者的视觉记忆中也观察到了显著的下降。与此相反，芬兰的一个研究小组[62]报告称，虽然非病灶性患者中的发作结局更差(40%)，但病灶性与非病灶性 TLE 患者的记忆下降程度相当。尽管如此，这项研究采用的认知测定范围有限，且其并不包括已经被证明对于海马功能特别灵敏的任务(如，联想学习任务)。Bell 及其同事[19]采用更为灵敏的列表学习任务、视觉对证命名及语义流畅性，发现一小组(n=40)MRI 阴性 TLE 患者中的言语记忆有较大的下降。他们报告称，其患者中有 60% 的发作得到了改善，尽管他们的研究是回顾性的，且受试者的选择比其他研究可能更具选择性。Seidenberg 及其同事[31]采用了基于回归的措施以确定个体患者的下降，其发现在左侧 ATL 后，MRI 阴性的 TLE 患者在多个言语记忆测定、简单几何图案记忆、对证命名、以及言语概念化方面下降；而 MRI 阳性左侧 TLE 患者的下降则仅限于学习较难的词语配对联想方面。接受右侧 ATL 且无结构性 MRI 异常的患者表现出了简单几何图案记忆的下降，而 MRI 异常的右侧 ATL 患者未表现出显著的术后改变。

关于颞叶外癫痫术后认知结局的知识主要限于 FLE。此外，非病灶性 MRI 状态尚未在任何的颞叶外癫痫中被作为结局的预测因子进行系统性研究。

虽然没有很多 FLE 的术后数据可用，但是有证据表明，FL 手术可使得运动及神经认知功能均下降[38,63,64]。结局似乎取决于手术切除的位置，并没有明确的研究清楚地表明根据 MRI 状态，这是否有差异。似乎病灶位置与 MRI 状态之间很可能有一些相互影响，但是需要进行更大规模的前瞻性研究来确立这一模式。在 FLE 患者中观察到的障碍包括：执行控制处理(如，反应抑制、生成流畅性、复杂问题解决等)、记忆表现方面、以及运动功能中的障碍[38,63,64]。

很少有研究探讨后头部癫痫的术后结局，大多数为小型、回顾性病例系列，其中混合了许多不同类型的患者。虽然许多后头部癫痫本质上是属于病灶性的，但是这些研究中尚未对 MRI 状态进行检查。对于 OLE 而言，一些小型病例系列研究已经强调了基于表现的智力功能、视觉感知处理方面的下降以及各种视觉异常(如，视野缺口、色觉改变)[65-67]。几项研究已经表明，更大的 OL 切除可导致智力功能更大的下降。随着癫痫发作结局的改善，这些患者中的言语智力功能往往也得到改善。顶叶切除已经有感觉障碍的报告，包括右侧切除后的中央后回、视觉感知和结构性障碍，以及左侧顶叶切除后的语言障碍。

神经心理学测试作为一种辅助手段来预测癫痫无发作

神经心理学数据的盲法评估尚未被证明能用于预测术后癫痫无发作，这可能是由于许多患者的结构和功能障碍远远超出了癫痫发作的起始区。尽管如此,当与其他可用数据相结合时,神经心理测试分数对于预测癫痫无发作往往有增量价值。该领域的研究数量一般很少,且经常是检验某些特定的癫痫患者组(例如,仅 TLE 病例,排除了外伤性癫痫);且通常为基于现有的神经学因素、疾病相关因素、神经心理学因素,对癫痫无发作进行的多变量预测分析[31,68,69]。无论癫痫发作部位在何处,MRI 病灶往往是癫痫无发作较强的预测因素之一[70]。然而,神经心理学测试的得分与 Wada 记忆偏侧性得分对预测病灶性及非病灶性癫痫的无发作,均有一定帮助。

例如在 TLE 病例中,强烈支持对侧(未切除)半球功能的 Wada 记忆不对称病例,与无此记忆不对称的病例相比,显著预示着更好的术后发作结局[71]。Hennessy 等[72]报告称,做了基于预期功能模式的半球切除手术准备的患者,比那些没有做相关准备的患者具有更好的发作结局,然而并不是总是如此,尤其是对于右颞叶切除的受试者而言。Potter 等[68]发现,将对证命名和非言语记忆包含在内的语言功能指标,比人口统计学变量(手术侧,癫痫发病年龄)及 MTS 的 MRI 结果,为预测癫痫无发作提供了更多独特的差异。也有一些研究表明,基线智力较低的患者,其术后癫痫控制较差[72-74]。这又一次验证了该理论,即全脑功能障碍的患者,相比定位明确且局灶性障碍与推测癫痫起始区一致的患者而言,其病灶切除更难成功。

最后,神经心理学家为癫痫手术方案提供有关该手术神经心理学潜在风险的建议是非常重要的。虽然患者可能会得到神经学结果所支持的术后无癫痫发作的结局,但是显著的神经心理学障碍带来的风险可能超过了无癫痫发作的潜在获益[75]。

已知的神经心理学结局预测因素

癫痫手术的最佳候选者是那些有单一病灶的患者,其可准确定位到大脑中一个有明确定义的区域,该区域可被切除且不会额外产生难以接受的神经心理学障碍。癫痫切除手术是不可逆的干预措施,因此,潜在神经认知损失风险的术前评估是手术进行与否的决定因素。由于 MRI 阴性患者的术后神经认知损失风险增加,故该评估对其至关重要。

神经心理学评估

尽管癫痫病灶的偏侧性是一个重要的预测因素,但患者在术前神经心理学基线评估中认知测试里的表现,是术后神经心理下降的最佳预测指标之一。对于记忆结局而言,神经心理学评分具有独特差异的强力预测因素[34]。

基线认知表现较高的患者,其术后下降的风险更高[32,69],而那些基线较低的患者则下降风险较小。由于 MRI 阴性患者常具有较高的基线认知得分,因而他们具有较高的下降风险。癫痫发作年龄可能是一个中介变量,发病年龄较小的患者,其脑功能重组的可能性增加,术后下降的风险较低[76]。当患者神经心理学评估结局与其计划手术切除的一侧相同时,往往比评估结局无法准确定位的患者有更好的结局。然而,具有良好术前偏侧定位的脑半球切除患者,其术后神经心理仍会下降。

Wada 测试

大脑中控制语言和记忆功能的区域,个体间差异很大。这些功能的偏侧化一直以来都通过 Wada 测试来进行评估,即术前对每个大脑半球独立支持记忆和语言的功能进行评估[77]。

许多综合性癫痫中心已使用 fMRI 或 MEG 取代了 Wada 试验,且由于 Wada 测试的变异性及缺乏标准化的原因[77],关于 Wada 试验所扮演角色的争论仍在继续。然而,Wada 测试仍然是一种确定语言和记忆优势半球以预测癫痫术后神经心理学结局的重要临床手段[78]。研究表明,Wada 数据在某种程度上独立于 fMRI 或 MEG 数据[77],

更具体地讲，Wada 测试通过失活方式评估行为，而 fMRI 和 MEG 通过激活方式来评估。因此，Wada 测试更接近于手术效果，但由于其有创性，故正在被 fMRI 所部分替代。

如表 20.1 所示，当异戊巴比妥同侧注射比对侧注射的记忆功能更完全时，Wada 测试结局表明了切除手术后记忆功能下降的风险较低。相反，当异戊巴比妥对侧注射比同侧注射的记忆功能更完全时，术后记忆下降的风险较高。

越来越多的证据表明，更具选择性的外科手术相比于扩大标准切除而言，能够减少术后相关的认知障碍[48,60]，从而为功能充分性模型提供支持。

病例
病例 1：左侧 TLE；MRI 阴性

患者是一名 40 余岁的右利手男性，有近 15 年的癫痫病史。他第一次癫痫发作，具有继发性发作所带来的失忆特征。据他描述，他每年有两到三次发作，类似于"恍惚"或"出神"，当他按要求服药时则没有出现过这些情况。他曾酗酒，在戒酒过程中多次出现痉挛，但现已戒酒 10 年以上。由于他描述的痉挛事件和视频脑电图监测的发作之间存在矛盾，故他所说的发作频率可能被低估。虽然发作间期脑电图正常，但有五次左颞脑电图癫痫发作记录。他有一个患有癫痫的表弟。在评估期间，他有服用 500mg 苯妥英和 400mg 托吡酯。

他有高中文凭，虽然从未被诊断患有特定的学习障碍，但他从初中起就参加了特殊教育班。如表 20.2 所示，术前神经心理学评估显示，他的非语言任务比语言任务有略微优势。神经心理特性显示他具有与左侧 TLE 一致的轻度认知困难，包括命名能力差、文字生成流畅性降低，以及通过韦氏记忆量表 III 语言列表上的 11 分差异反映出的语言记忆比视觉记忆差。（生成文字流畅性差往往发生在左颞叶癫痫患者身上，因为其可能在发作扩散中发生额叶区域破坏，但这种破坏可

能也反映了托吡酯在认知方面的副作用。）

Wada 记忆结局表明，其左颞叶切除记忆功能下降的风险不大。他的语言功能偏侧化到左脑半球，记忆得分不对称提示左颞叶（右脑半球注射，Wada 识别 =5/10）与右颞叶（左脑半球注射，Wada 识别 =9/10）相比，左颞叶功能处于更低的水平。导致认知功能降低的风险因素，包括患者在较大年龄 25 岁发病，且 MRI 正常。

患者在左颞叶切除后，出现了命名和非文字记忆能力的明显下降，及视觉记忆表现的小幅度下降（此下降受单一试验限制，该试验需命名功能执行）。虽然术前列表学习能力在受损范围内（估计在 1% 或更低），但 18 点的原始分数下降反映了术后变化。此外，虽然患者仍然可以认出熟人和名人，但他经历了对这些人的严重命名障碍。同时，他在表达适当词汇时出现了严重障碍。例如，他不能立刻说出商店、电视节目、名人或地点的名称。报告称他已无癫痫发作，但仍然受到术后影响。相对于上文提到的认知下降，患者的语言流畅表达能力正在提高。由于他仍在接受相同的 AED 治疗，这种提高可能是由于癫痫发作对额叶区没有影响的原因[45]。

病例 2：右颞叶癫痫；MRI 阴性

患者，男性，40 余岁，右利手。有近 5 年的癫痫病史。药物控制初期，他的发作会迅速蔓延到全身。在评估期间尽管有最佳的药物，他每年仍有两到三次发作。在他的视频脑电图监测中，出现了 3 次右颞脑电图癫痫发作。他正在服用 700mg 卡马西平。

患者是一名大学毕业生，曾工作于一个高层次的岗位，要求无癫痫发作。手术期间，他正在同一家公司做管理类工作，但他希望回到以前的岗位。术前神经心理学评估表明其命名能力、语言学习和记忆能力正常，但 26 分的巨大差异支持了韦氏记忆量表中的非文字记忆延迟指标，且他的视觉记忆表现在平均范围的低值处。

表 20.2 已知的 MRI 阴性手术病例的神经心理学结果预测

影响因素	神经认知结果的影响因素	有利结果（低风险）	不利结果（高风险）
时间因素	发病年龄	早	晚
	手术时年龄	较小	较大
	癫痫持续时间	长	短
神经心理学评估	术前神经认知能力（记忆、面对、命名）	受损	完整
功能/功能障碍的偏侧化和相关证据	计划切除侧（语言优势）	非优势（通常右侧）	优势（通常左侧）
	病灶建立	癫痫表现与病灶同侧	无病灶（MRI 阴性病例）或癫痫表现在病灶对侧
	术前定位的神经心理学数据（相对于计划切除侧的记忆障碍）	记忆障碍在癫痫病灶同侧（即左颞叶癫痫，非文字记忆较差，而视觉记忆良好；或右颞叶癫痫，视觉记忆较差，而非文字记忆良好）	记忆障碍在癫痫病灶对侧（即左颞叶癫痫，视觉记忆较差，而非文字记忆较差；或右颞叶癫痫，非文字记忆较差，而视觉记忆良好）
	术前脑电图异常观察	同侧	两边
	手术前 Wada 测试记忆表现	不对称结果：同侧注射，记忆功能完全；对侧注射，记忆功能差	相反的不对称性：同侧注射，记忆功能差；对侧注射，记忆功能完全
	阳离子衍射断层摄影（PET）	癫痫病灶同侧代谢降低	癫痫病灶同侧无代谢降低
	fMRI	计划切除的对侧更活跃	计划切除的同侧更活跃
	皮层映射	通过皮层映射，确认记忆位点在癫痫病灶对侧	通过皮层映射，确认记忆位点在癫痫病灶同侧
手术方法	切除范围	切除范围较小	切除范围较大

Wada 结局表明，患者的语言功能为左大脑半球占主导地位，双侧颞叶中的记忆功能均正常。（Wada 识别：左大脑半球注射 =9/10，右大脑半球注射 =10/10）。由于患者具有完整的基线认知功能，Wada 记忆双侧评分正常，癫痫的发病年龄较大，且 MRI 正常，故认为患者术后记忆力下降的风险增加。然而，由于手术计划切除非优势的右颞叶，非文字记忆和语言并无风险。病人选择了继续手术，希望他能回到以前的职业水平。

表 20.3　癫痫患者单侧颞叶切除的术前和术后神经心理学数据

神经心理学测量	左颞叶癫痫		右颞叶癫痫	
	术前	术后	术前	术后
WAIS-Ⅲ FSIQ	96	75	116	106
言语理解指数	89	82	118	114
知觉推理指数	106	82	111	111
工作记忆指数	N/A	65	124	86
处理速度指数	N/A	86	N/A	88
Boston 命名	50	40	59	56
BNT 识别	57	56	60	60
COWA	13	30	49	27
动物流畅性	13	11	22	14
名人流畅性	10	2		
韦氏记忆量表 -Ⅲ 言语延迟	92	80	117	108
韦氏记忆量表 -Ⅲ 视觉延迟	103	94	91	59
Rey AVLT 学习	32	18	55	57
Rey AVLT 延迟	5	2	15	15

右前颞叶切除后，患者无癫痫发作，但他的视觉记忆大大下降（32 分），且有其他损伤，包括对象识别和注意力损伤。尽管学习列表没有改变，但患者的工作记忆和语言流畅性严重下降。他也出现了识别熟人、名人或著名地标的能力下降，且选择性的下降了识别动物的能力（即识别某些种类的动物出现障碍，比如鸟类）。例如，当给出一个粉红色火烈鸟单腿站立的图片时，他回应道，"这是一个火鸡，我们在感恩节吃的"。他也无法在术后完成空间记忆。据他描述，他无法认出熟悉的人，路线学习困难，且人脸和名字难以正确关联。这些损伤使他难以在术后进行销售方面的工作，而且出现了新的情绪问题。他没能回到他之前的工作水平，他的妻子也在婚后几年与他离婚。

神经心理学研究领域

未来的神经心理学研究应包括 MRI 阴性癫痫患者的前瞻性评价，以系统采用适当的认知测试方法为目标，直接将这些测试方法与功能连接和神经影像学结局相关联，并探索术后结局预测的算法。也应研究更广泛的认知领域功能，新证据表明，重要的功能领域并未得到充分研究。外颞叶癫痫研究或与皮损状态共同研究，均未深入进行。即使在研究较多的颞叶癫痫人群中，很多重要功能未得到充分评估，如对象识别、分类相关的命名、语义影响、语义记忆、面部识别学习、情绪和社会 / 心理的处理。研究各种治疗措施对非皮损及皮损患者认知和功能的影响也非常重要（例如，射频或超声消融、选择性激光手术、伽玛刀）。

总结

MRI 阴性的癫痫患者通过切除手术来控制癫痫发作，将会有认知功能下降的较大风险。癫痫发作的识别手段仍在继续改进发展，将能够更好的预测术后效果。除了许多前景较好的改善癫痫发作定位的技术，新治疗方法的干预也将最大程度减少功能组织的影响，有助于改善认知结局。

参考文献

1. Meador KJ, Loring DW, Flanigin HF. History of epilepsy surgery. *Journal of Epilepsy.* 1989;2:21–5.

2. Penfield W, Flanigin H. Surgical therapy of temporal lobe seizures. *Transactions of the American Neurological Association.* 1950;51:146–9.

3. Penfield W, Flanigin H. *Epilepsy and the Functional Anatomy of the Human Brain.* Boston: Little, Brown, & Company; 1954.

4. Wada J, Rasmussen T. Intracarotid injection of sodium amytal for the lateralization of cerebral speech dominance: Experimental and clinical observations. *Online article:* http://wwwc3hu/~mavideg/jns/1-4-prev1html. 1960;17:266–82.

5. Milner B. Psychological deficits produced by temporal lobe excision. In Solomon HC, Cobb S, Penfield W, editors. The Brain and Human Behavior: Proceedings of the Association for Research in Nervous and Mental Disease. Baltimore: The Williams and Wilkins Company; 1958.

6. Milner B, Branch C, Rasmussen T. Study of short-term memory after intracarotid injection of sodium amytal. *Transactions of the American Neurological Association.* 1962;87:224–6.

7. Engel JJ. *Surgical Treatment of the Epilepsies.* New York: Raven; 1993.

8. Duncan JS. Neuroimaging methods to evaluate the etiology and consequences of epilepsy. *Epilepsy Research.* 2002;50:131–40.

9. Engel JJ. Surgery for seizures. *New England Journal of Medicine.* 1996;334:647–52.

10. Gilliam F, Kanner AM. Treatment of depressive disorders in epilepsy patients. *Epilepsy & Behavior.* 2002;3(5, Supplement 1):2–9.

11. Helmstaedter C, Kurthen M, Lux S, Reuber M, Elger CE. Chronic epilepsy and cognition: A longitudinal study in temporal lobe epilepsy. *Annals of Neurology.* 2003;54(4):425–32.

12. Hermann B, Seidenberg M, Lee EJ, Chan F, Rutecki P. Cognitive phenotypes in temporal lobe epilepsy. *Journal of the International Neuropsychological Society.* 2007;13:12–20.

13. Jacoby A, Baker GA, Steen N, Potts P, Chadwick DW. The clincial course of epilepsy and it psychosocial correlates: Findings from a U.K. community study. *Epilepsia.* 1996;32(2):148–61.

14. Wiebe S, Blume WT, Girvin JP, Eliasziw M. Effectiveness and safety of epilepsy surgery: What is the evidence? *CNS Spectrum.* 2004;9:120–2, 126–32.

15. Wiebe SB, Girvin JP, Eliasziw M. A randomized controlled trial of surgery for temporal-lobe epilepsy. *New England Journal of Medicine.* 2001;345:311–18.

16. Engel JJ, Wiebe S, French J, Sperling M, Williamson P, Spencer D, Gummit R, Zahn C, Westbrook E, Enos B. Practice parameter: Temporal lobe and localized neocortical resections for epilepsy. *Neurology.* 2003;60:538–47.

17. Tellez-Zenteno JF, Dhar R, Wiebe S. Long-term seizure outcomes following epilepsy surgery: A systematic review and meta-analysis. *Brain.* 2005;128(Pt. 5):1188–98.

18. McGonigal A, Bartolomei F, Regis J, Guye M, Gavaret M, Trebuchon-Da Fonseca A, et al. Stereoelectroencephalography in presurgical assessment of MRI-negative epilepsy. *Brain.* 2007;130 (Pt. 12):3169–83.

19. Bell ML, Rao S, So EL. Epilepsy surgery outcomes in temporal lobe epilepsy with a normal MRI. *Epilepsia.* 2009;50:2053–60.

20. McIntosh AM, Wilson SJ, Berkovic SF. Stereo-encephalography in presurgical assessment of MRI-negative epilepsy. *Brain.* 2007;130:3169–83.

21. Radhakrishnan K, So EL, Sibert PL, Jack CR Jr, Cascino GD, Sharbrough FW, et al. Predictors of outcome of anterior temporal lobectomy for intractable epilepsy: A multivariate study. *Neurology.* 1998;51:465–71.

22. Dulay MF, Busch RM. Prediction of neuropsychological outcome after resection of temporal and extratemporal seizure foci. *Neurosurgical Focus.* 2012;32(3):E4.

23. Lin TW, de Aburto MA, Dahlbom M, Huang LL, Marvi MM, Tang M, et al. Predicting seizure-free status for temporal lobe epilepsy patients undergoing surgery: Prognostic value of quantifying maximal metabolic asymmetry extending over a specified proportion of the temporal lobe. *Journal of Nuclear Medicine.* 2007;48(5):776–82.

24. Loring DW, Meador KJ, Lee GP, Smith JR. Structural versus functional prediction of memory change following anterior temporal lobectomy. *Epilepsy & Behavior.* 2004;5(2):264–8.

25. Loring DW, Lee GP, Martin RC, Meador KJ. Verbal and visual memory index discrepancies from the Wechsler Memory Scale – revised: Cautions in interpretation. Psychological assessment. *A Journal of Consulting and Clinical Psychology.* 1989;1(3):198–202.

26. Milner B. Visual recognition and recall after right temporal-lobe excision in man. *Neuropsychologia.* 1968;6(3):191–209.

27. Saykin AJ, Stafiniak P, Robinson LJ, Flannery KA, Gur RC, O'Connor MJ, et al. Language before and after temporal lobectomy: Specificity of acute changes and relation to early risk factors. *Epilepsia.* 1995;33(11):1071–7.

28. Martin RC, Loring DW, Meador KJ, Lee GP. The effects of lateralized temporal lobe dysfunction on formal and semantic word fluency. *Neuropsychologia.* 1990;28:823–9.

29. Drane DL, Ojemann GA, Aylward E, Ojemann JG, Johnson LC, Silbergeld DL, et al. Category-specific naming and recognition deficits in temporal lobe epilepsy. *Neuropsychologia.* 2008;46(5):1242–55.

30. Glosser G, Salvucci AE, Chiaravalloti ND. Naming and recognizing famous faces in

temporal lobe epilepsy. *Neurology.* 2003;61:81–6.

31. Seidenberg M, Hermann B, Wyler AR, Davies K, Dohan JFC, Leveroni C. Neuropsychological outcome following anterior temporal lobectomy in patients with and without the syndrome of mesial temporal lobe epilepsy. *Neuropsychology.* 1998;12(2): 303–16.

32. Chelune GJ. Hippocampal adequacy versus functional reserve: Predicting memory functions following temporal lobectomy. *Archives of Clinical Neuropsychology.* 1995;10(5): 413–32.

33. Drane DL. Neuropsychological evaluation of the epilepsy surgery patient. In Barr B, Morrison C, editors. Handbook of the Neuropsychology of Epilepsy. New York: Springer; in press.

34. Schoenberg MR, Werz MA, Drane DL. Epilepsy and seizures. In Scott MRSJ, editor. Black Book of Neuropsychology. New York: Springer; 2011. pp. 423–519.

35. Jokeit H, Seitz R, Markowitsch H, Neumann N, Witte O, Ebner A. Prefrontal asymmetric interictal glucose hypometabolism and cognitive impairment in patients with temporal lobe epilepsy. *Brain.* 1997;120:2283–94.

36. Concha L, Beaulieu C, Gross DW. Bilateral limbic diffusion abnormalities in unilateral temporal lobe epilepsy. *Annals of Neurology.* 2005;57:188–96.

37. Hermann B, Seidenberg M, Bell B, Rutecki P, Sheth RD, Wendt G, et al. Extratemporal quantitative MR volumetrics and neuropsychological status in temporal lobe epilepsy. *Journal of the International Neuropsychological Society.* 2003; 9(3):353–62.

38. McDonald CR, Bauer RM, Grande L, Gilmore R, Roper S. The role of the frontal lobes in memory: Evidence from unilateral frontal resections for relief of intractable epilepsy. *Archives of Clinical Neuropsychology.* 2001;16:571–85.

39. Nolan MA, Redoblado MA, Lah S, Sabaz M, Lawson JA, Cunningham AM, et al. Memory function in childhood epilepsy

syndromes. *Journal of Paediatric Child Health.* 2004;40:20–7.

40. Pigott S, Milner B. Memory for different aspects of complex visual scenes after unilateral temporal- or frontal-lobe resection. *Neuropsychologia.* 1993;31(1):1–15.

41. Milner B, Petrides M, Smith ML. Frontal lobes and the temporal organization of memory. *Human Neurobiology.* 1985;4:137–42.

42. Milner B, Corsi P, Leonard G. Frontal-lobe contribution to recency judgments. *Neuropsychologia.* 1991;29:601–18.

43. Drane DL, Lee GP, Cech H, Huthwaite JS, Ojemann GA, Ojemann JG, et al. Structured cueing on a semantic fluency task differentiates patients with temporal versus frontal lobe seizure onset. *Epilepsy & Behavior.* 2006;9(2):339–44.

44. Drane DL, Ojemann JG, Phatak V, Loring DW, Gross RE, Hebb AO, et al. Famous face identification in temporal lobe epilepsy: Support for a multimodal integration model of semantic memory. *Cortex.* 2013;49:1648–67.

45. Martin RC, Sawrie SM, Edwards R, Roth DL, Faught E, Kuzniecky RI, et al. Investigation of executive function change following anterior temporal lobectomy: Selective normalization of verbal fluency. *Neuropsychology.* 2000; 14(2):501–8.

46. Saling MM. Verbal memory in mesial temporal lobe epilepsy: Beyond material specificity. *Brain.* 2009;132:570–82.

47. Helmstaedter C, Grunwald T, Lehnertz K, Gleissner U, Elger CE. Differential involvement of left temporolateral and temporomesial structures in verbal declarative learning and memory: Evidence from temporal lobe epilepsy. *Brain and Cognition.* 1997;35(1):110–31.

48. Drane DL, Loring DL, Voets NL, Price M, Gross RE, Willie JT, et al., editors. MRI-guided laser ablation of hippocampus leads to better cognitive outcome than standard temporal lobe resection for the treatment of epilepsy. Montreal, Canada: International League Against Epilepsy; 2013.

49. Damasio H, Grabowski TJ, Tranel D, Hichwa RD, Damasio A. A neural basis for lexical retrieval. *Nature.* 1996;380:499–505.

50. Hamberger MJ, Seidel WT, McKhann GM 2nd, Goodman RR. Hippocampal removal affects visual but not auditory naming. *Neurology.* 2010;74(19):1488–93.

51. Benke T, Kuen E, Schwarz M, Walser G. Proper name retrieval in temporal lobe epilepsy: Naming of famous faces and landmarks. *Epilepsy & Behavior.* 2013;27:371–7.

52. Helmstaedter C, Kemper B, Elger CE. Neuropsychological aspects of frontal lobe epilepsy. *Neuropsychologia.* 1996;34(5): 399–406.

53. Nishida T, Kudo T, Nakamura F, Yoshimura M, Matsuda K, Yagi K. Postictal mania associated with frontal lobe epilepsy. *Epilepsy & Behavior.* 2005;6:102–10.

54. McDonald CR, Delis DC, Norman MA, Wetter SR, Tecoma ES, Iragui VJ. Response inhibition and set shifting in patients with frontal lobe epilepsy or temporal lobe epilepsy. *Epilepsy & Behavior.* 2005;7:438–46.

55. Upton D, Thompson PJ. General neuropsychological characteristics of frontal lobe epilepsy. *Epilepsy Research.* 1996;23:169–77.

56. Rzezak P, Fuentes D, Guimaraes CA, Thome-Souza S, Kuczynski E, Li LM, et al. Frontal lobe dysfunction in children with temporal lobe epilepsy. *Pediatric Neurology.* 2007;37(3):176–85.

57. Salanova V, Andermann F, Rasmussen T, Olivier A, Quesney LF. Parietal lobe epilepsy: Clinical manifestations and outcomes in 82 patients treated surgically between 1929 and 1988. *Brain* 1995;118:607–27.

58. Blume WT, Wiebe S, Tapsell LM. Occipital epilepsy: Lateral versus mesial. *Brain* 2005;128:1209–25.

59. Chilosi AM, Brovedani P, Moscatelli M, Bonanni P, Guerrini R. Neuropsychological findings in idiopathic occipital lobe epilepsies. *Epilepsia.* 2006;47:76–8.

60. Helmstaedter C, Petzoid I, Bien CG. The cognitive consequence of

resecting nonlesional tissues in epilepsy surgery-results from MRI- and histopathology-negative patients with temporal lobe epilepsy. *Epilepsia*. 2011;52(8):1402–8.

61. Helmstaedter C, Richter S, Roske S, Oltmanns F, Schramm J, Lehmann TN. Differential effects of temporal pole resection with amygdalohippocampectomy versus selective amygdalohippo-campectomy on material-specific memory in patients with mesial temporal lobe epilepsy. *Epilepsia*. 2008;49(1):88–97.

62. Immonen A, Jutila L, Muraja-Murro A, Mervaala E. Long-term epilepsy surgery outcomes in patients with MRI-negative temporal lobe epilepsy. *Epilepsia*. 2010;51(11):2260–9.

63. Helmstaedter C, Gleibner U, Zentner J, Elger CE. Neuropsychological consequences of epilepsy surgery in frontal lobe epilepsy. *Neuropsychologia*. 1998;36(4):333–41.

64. Lendt M, Gleissner U, Helmstaedter C, Sassen R, Clusmann H, Elger CE. Neuropsychological outcome in children after frontal lobe epilepsy surgery. *Epilepsy & Behavior*. 2002;3:51–9.

65. Davis KL, Murro AM, Park YD, Lee GP, Cohen MJ, Smith JR. Posterior quadrant epilepsy surgery: Predictors of outcome. *Seizure*. 2012;21(9):722–8.

66. Lippe S, Bulteau C, Dorfmuller G, Audren F, Delalande O, Jambaque I. Cognitive outcome of parietooccipital resection in children with epilepsy. *Epilepsia*. 2010;51(10):2047–57.

67. Luerding R, Boesebeck F, Ebner A. Cognitive changes after epilepsy surery in the posterior cortex. *Journal of Neurology, Neurosurgery and Psychiatry*. 2004;75(4):583–7.

68. Potter JL, Shefft BK, Beebe DW, Howe SR, Yeh HS, Privitiera MD. Presurgical neuropsychological testing predicts cognitive and seizure outcomes after anterior temporal lobectomy. *Epilepsy & Behavior*. 2009;16:246–53.

69. Sawrie SM, Martin RC, Gilliam FG, Roth DL, Faught E, Kuzniecky R. Contribution of neuropsychological data to the prediction of temporal lobe epilepsy surgery outcome. *Epilepsia*. 1998;39(3):319–25.

70. Téllez-Zenteno JD, Dhar R, Wiebe S. Long-term seizure outcomes following epilepsy surgery: A systematic review and meta-analysis. *Brain*. 2005;128:1188–98.

71. Loring DW, Meador KJ, Lee GP, Nichols ME, King DW, Gallagher BB, et al. Wada memory performance predicts seizure outcome following anterior temporal lobectomy. *Neurology*. 1994;44:2322–4.

72. Hennessy MJ, Elwes RD, Honavar M, Rabe-Hesketh S, Binnie CD, Polkey CE. Predictors of outcome and pathological considerations in the surgical treatment of intractable epilepsy associated with temporal lobe lesions. *Journal of Neurology, Neurosurgery, and Psychiatry*. 2001;70:450–8.

73. Lieb JP, Raousch R, Engel J Jr, et al. Changes in intelligence following temporal lobectomy: Relationship to EEG activity, seizure relief, and pathology. *Epilepsia*. 1982;23:1–13.

74. Dodrill CB, Wilkus RJ, Ojemann GA, Ward AA, Wyler AR, van Belle G, Tamas L. Multidisciplinary prediction of seizure relief from cortical resection surgery. *Annals of Neurology*. 1986;20:2–12.

75. Hermann B, Loring DW. Improving neuropsychological outcomes from epilepsy surgery. *Epilepsy & Behavior*. 2008;13:5–6.

76. Yucus C, Tranel D. Preserved proper naming following left anterior temporal lobectomy is associated with early age of seizure onset. *Epilepsia*. 2007;48(12):2241–52.

77. Loring DL, Meador KJ. The Wada test: Current perspectives and applications. In Barr W, Morrison C, editors. Handbook of the Neuropsychology of Epilepsy. New York: Springer; in press.

78. Loring DL, Bowden SC, Lee GP, Meador KJ. Diagnostic utility of Wada memory assymetries: Sensitivity, specificity, and likelihood ratio characterization. *Neuropsychology*. 2009;23:687–93.

总　结

第21章　魏宇魁　赵国光　译

本书的前20章全面回顾了目前MRI阴性癫痫患者手术的相关知识。可见，在治疗这些最具挑战性的癫痫患者方面，我们业已迈进了一个新时代。对本书中最重要的三方面信息，实有强调的必要。

第一方面的信息：凭借理想的（信息）采集（序列更敏感，场强更高）、后处理工具、与其它检查数据（尤其是FDG-PET）的融合以及专家再评价等手段对MRI数据进行再评估，能在很大程度上提高对MRI阴性的病变发现率，如局灶性皮质发育不良（FCD）（第3章）。小的FCD可能被专家所忽视，但其中高达89%可通过诸多复杂的3D-T1MR影像后处理方法结合神经元网络自动化检测而发现（第3章）。

第二方面的信息：阐述了术前评估的理念和策略。当难治性局灶性癫痫患者的MRI显示明确的致痫性病变时，术前评估的焦点在于所切除的致痫区域（EZ）的优化。而对于MRI阴性的患者，术前评估还需要预判潜在的病理学基础，其理由在于：（ⅰ）不同类型的病理学改变对于术后是否无癫痫发作有很大影响，如局灶性皮质发育不良（FCD）Ⅱ型和终板硬化型的颞叶癫痫手术效果最佳，而所切除的脑组织病理学检查正常时，患者结局最差；（ⅱ）致痫灶范围的大小随着病理学基础的不同而改变，在FCDⅡ型MRI阴性的患者中，致痫灶通常局限于某一脑沟，而在FCDⅠ型患者中则广泛得多（第11章）；（ⅲ）正确解读分析术前评估结果，如发作间期FDG-PET低代谢区域显示为边界清晰或界限模糊，这些信息都有利于推测可能的病理学改变。换言之，对于MRI阴性患者手术治疗前，了解"是什么（病理改变）"和"（致痫灶）在哪里"同等重要。

第三方面的信息：对于传统上的有关"MRI阴性患者术后的结局普遍要比MRI阳性的患者差"这一争议看法，作者给出了自己的解释。尽管大多数的颞叶癫痫和颞叶外癫痫中都印证了这一观点，但有证据显示，倘若仔细把握手术适应证的话，情况就不是这样了。例如，MRI阴性但FDG-PET阳性的颞叶癫痫（TLE）与MRI有显著海马硬化的患者术后都可以获得同样高的治愈率（第4、14章）。再如，在MRI阴性的FCD患者中，当发现其FDG-PET局限性低代谢区与MRI阳性FCD患者代谢表现相同时，术后也可以获得满意的结果（EngelⅠ级预后的比例约90%）（第4章）。总而言之，对于MRI阴性癫痫的最新认识和先进的术前评估手段，增添了我们对于处理好这一组棘手病例的信心，MRI阴性癫痫患者值得考虑接受手术治疗。

MRI阴性的手术患者中最常见的病理表现包括：（ⅰ）各个脑叶的正常组织；（ⅱ）新皮层癫痫中的ⅡA和Ⅰ型FCD；（ⅲ）内侧颞叶癫痫（TLE）中轻微的海马硬化或终板硬化（第19章）。上述病理表现的确切占比还不得而知，所占比重受到不同癫痫外科中心收治病人的偏倚性影响。根据欧洲癫痫脑库（European Epilepsy Brain Bank）的大样本序列，在所有切除的标本中组织学正常的占8%（第19章）。研究发现，在颞叶癫痫手术中组织学正常并不意味着手术效果不好，而当颞叶以外癫痫手术病理结果呈阴性时，则往往预示着手术效果不佳（第 15 章）。目前，难以确定上述情况究竟是因为致痫灶的定位错误所导致，还是由于组织学正常的致痫灶具有某些特质而影响了手术的疗效，或者两者兼而有之。尽管如此，这一未确定的结论还是间接影响了 MRI 阴性的 FCD 颞叶以外癫痫患者的手术选择。

与 MRI 融合的 FDG-PET 技术（PET-MRI）尤其有助于 FCD 的检出（第 4 章）。PET-MRI 不仅能在大约 80% 的病例中正确地辨认出 MRI 隐匿性 FCD 的位置，还可清晰地勾勒出非常局限且显著的低代谢区域的边界，这样的代谢形式在大多数的患者中高度提示 FCD。在 MRI 阴性的 TLE 患者中，当 FDG-PET 正常时，针对 5-HT1A 受体的 PET 检查可能在确定癫痫的颞叶起源上有诊断价值，这一技术在一些 FDG 未显示低代谢的患者中也具有判定良好预后的作用。（第 4 章）。然而，有能力开展 5- 羟色胺能系统 PET 示踪剂检查的中心数量有限。

发作期 SPECT 后处理技术的进步，特别是基于 SPM 方法（例如 STATISCOM）的进展，有助于将致痫灶范围的勾画从脑叶水平深入到各亚区水平（第 5 章）。这种提高空间分辨率的技术，切实保证了 MRI 阴性患者的评估，最大限度地降低了因不必要的过度放置颅内电极所带来的风险（第 5 章）。

同样的，采用高分辨的 EEG 技术，通过电源性成像（ESI）、MEG 和磁源性成像，或是使用 EEG-fMRI，这些用于记录发作间期癫痫样放电技术的进步，使得更精确地辨认所谓的激惹区成为可能（第 6、7、8 章）。我们认同激惹区与致痫灶并不总保持一致这一结论，但因二者通常有重叠，上述的各种监测技术才能更好地发挥作用。而且，研究发现，对 MRI 阴性的新皮层癫痫患者进行评估以期发现 MRI 隐匿性的 FCD 时，棘波确凿性地聚集出现，间接印证了 FCD 的存在，反之，若没有出现这样的棘波聚集，FCD 的可能

性就很低。而当 MEG 检测不到偶极子放电时，则可以更强有力的证实不太可能有深在的 FCD（其在头皮 EEG 上无棘波可见），这是因为 MEG 通常在探测源自深在 FCD 的棘波方面非常敏感。较之其他的 FCD 亚型，在 Ⅱ 型 FCD 中，激惹区与致痫灶似乎有更好的一致性。无论如何，最新的研究结果显示，在 80% 到 90% 的 MRI 阴性患者中，ESI、MSI 和 EEG-fMRI 上的异常区域与致痫灶重叠，而且，通过这些技术所描绘出的棘波聚集区域所进行的切除越彻底，术后癫痫治愈的可能性就越大（第 6、7、8 章）。

虽然神经影像和电生理监测在 MRI 阴性患者的术前评估中起着重要的作用，但还是不能低估发作期症状学的价值。事实上，随着通过颅内 EEG 记录所揭示的电 – 临床相互关系认识的深化，认真解读发作期临床表现的序贯性分析方法，较之既往更值得信赖和清楚（第 2 章）。

大部分的 MRI 阴性患者在手术治疗前需要接受颅内 EEG 检查。一个可能的例外是非优势侧的内侧颞叶癫痫，直接手术似乎是一个合理的选项。相反，在优势侧的颞叶癫痫，保留形态正常的海马且手术仍有效的可能性，证实了基于适当的颅内 EEG 记录而推出的假说，即：致痫灶系选择性地累及了新皮层、内嗅皮层、颞极或杏仁核（第 14 章）。事实上，较之海马硬化患者，MRI 正常的患者在语言优势侧行前颞叶切除后的言语记忆缺失要明显严重得多（第 20 章）。在颞叶以外癫痫患者中，侵袭性的 EEG 评估也似乎是必不可少的（第 15、16 章）。对栅状电极与深部电极，两者各自的优劣仍然存在争议（第 10 和 11 章）。然而，在许多大的癫痫外科中心，目前的趋势是弃前者（栅状电极）、取后者（深部电极）（第 11 章）。立体定向脑电图（立体定向 EEG 或 SEEG）近期受到推崇的原因包括：(ⅰ) 受益于机器人引导下的立体定向，技术门槛更低;(ⅱ) 虽然有 1%~3% 颅内血肿的发生率，但严重并发症的

发生率确实低于之前的估计，极少导致永久性的功能缺失或死亡（≤ 0.6%）;（iii）在搜寻 MRI 隐匿性的深在 FCD（其常常位于脑沟底部）方面，SEEG 比栅状电极更加敏感；（iv）SEEG 可以在记录结束时，对可疑的致痫灶进行热凝，其对癫痫发作的影响有助于优化切除性手术的方案;（v）根据 SEEG 的结果，通常就能确认是否将行切除性的癫痫手术治疗（第 11 章）。

无论采取哪种类型的侵袭性评估手段，或是涟波，或是快涟波，高频振荡（HFOS）的存在有助于勾勒致痫灶（第 12 章）。至于发作间期棘波源的影像，对 HFO 起源的组织的切除范围与手术结局呈正相关（第 12 章）。持续性的或是近似持续性的局灶性棘波活动的存在强烈提示 Ⅱ 型 FCD 的可能。

关于颞叶和颞叶以外癫痫的诊断，需要考虑一些其他的特殊问题。在 MRI 阴性而怀疑是颞叶癫痫的患者中，需要考虑颞叶癫痫叠加（temporal-plus epilepsy/TPE）或颞叶以外癫痫的 TLE 拟型（第 14 章）。颞叶癫痫叠加是指致痫灶主要涉及颞叶但延展到邻近的结构，例如眶额皮层、岛叶、额盖或顶盖，或是颞 – 顶 – 枕交界区（第 14 章）。在这些患者中，标准的（前）颞叶切除通常不能控制癫痫，而在 SEEG 引导下进行更广泛的切除，可在 2/3 的患者中获得 Engel Ⅰ 级的结果（第 14 章）。目前，侵袭性 EEG 仍然是唯一可信赖的鉴别 TPE 与 TLE 的手段（第 11 章）。针对是否为颞叶以外癫痫的 TLE 拟型（通常起源于颞叶以外的后头部皮层），可从不同的方面来推测，包括缺乏 TLE 典型的 FDG-PET 表现（第 4 和 14 章）。目前，对于 MRI 阴性的起源于后头部皮层的颞叶以外癫痫，相关数据很少（第 16 章）。

MRI 阴性的 FLE 患者见诸于既往的数个报道，与有病灶的 FLE 相比，术后的癫痫治愈率要降低一半（第 15 章）。需要强调的是，造成这种不良的结局，既有不恰当地选择了部分缺乏 FCD 相关证据的患者，也有因颅内电极植入方案的缺陷导致的对患者在 MRI 上阴性的 FCD 的疏漏。而 FCD 可以累及任何额叶脑回，特别要注意的是额上沟深面，通常会在神经影像上被忽略，也为硬膜下栅状电极监测所不及。基于客观的和 / 或整合性的非侵袭性（检查）结果（视频脑电、FDG-PET、间 期 SPECT、ESI、MEG、EEG-fMRI 等），我们应该努力制定相关标准，选择适合接受侵袭性 EEG 的癫痫患者。